MANUEL D'OBSTÉTRIQUE.

OUVRAGES DU MÊME AUTEUR.

MÉMOIRE SUR LA CONFORMITÉ ORGANIQUE DANS L'ÉCHELLE ANIMALE.
In-4º, fig. Montpellier, 1832.

RECHERCHES SUR L'OSTÉOLOGIE ET LA MYOLOGIE DES BATRACIENS A
LEURS DIFFÉRENTS AGES. Ouvrage couronné par l'Académie royale
des sciences. In-4º, fig. Paris, 1834.

ESSAI PHYSIOLOGICO-PATHOLOGIQUE SUR LA NATURE DE LA FIÈVRE,
DE L'INFLAMMATION ET DES PRINCIPALES NÉVROSES. 2 vol. in-8º.
Paris, 1823.

TRAITÉ PRATIQUE DES MALADIES DE L'UTÉRUS DE ET SES ANNEXES
(conjointement avec Mᵐᵉ Boivin). 2 vol. in-8º, atlas colorié.
Paris, 1833.

PRATIQUE DES ACCOUCHEMENTS, OU MÉMOIRES ET OBSERVATIONS
CHOISIES SUR LES POINTS LES PLUS IMPORTANTS DE L'ART, par
Mᵐᵉ Lachapelle ; rédigée et publiée par Ant. Dugès, son neveu.
3 vol. in-8º. Paris, 1821-1825.

ELOGE DE MEJAN, POUTINGON, MONTABRÉ ET FAGES. In-8º. Montpellier, 1836.

TRAITÉ DE PHYSIOLOGIE COMPARÉE DE L'HOMME ET DES ANIMAUX.
Montpellier, 3 vol. in-8º, et planches lithographiées.

Montpellier. — Imprimerie de Jean MARTEL aîné.

MANUEL

D'OBSTÉTRIQUE,

OU

TRAITÉ DE LA SCIENCE ET DE L'ART DES ACCOUCHEMENTS,

contenant

L'EXPOSÉ DES MALADIES DE LA FEMME ET DE L'ENFANT NOUVEAU-NÉ,

SUIVI D'UN PRÉCIS SUR LA SAIGNÉE ET LA VACCINATION,

PAR ANT. DUGÈS,

PROFESSEUR A LA FACULTÉ DE MÉDECINE DE MONTPELLIER, MEMBRE CORRESPONDANT
DE L'ACADÉMIE ROYALE DES SCIENCES DE PARIS ET DE CELLE DE BERLIN, DE L'ACA-
DÉMIE ROYALE DE MÉDECINE, ETC.

3e **ÉDITION**, corrigée et augmentée par L'AUTEUR,

revue et publiée sous les yeux DE M. LALLEMAND, professeur de clinique externe
à la Faculté de médecine de Montpellier,

et de M. FRANC, professeur-agrégé près la même Faculté;

accompagnée de 46 figures gravées.

MONTPELLIER,

CHEZ LOUIS CASTEL, LIBRAIRE-ÉDITEUR, GRAND'-RUE 52.

PARIS,

J.-B. BAILLIÈRE.	FORTIN MASSON ET Cᵉ.
GERMER BAILLIÈRE.	BÉCHET JEUNE ET LABÉ.
JUST ROUVIER.	GARDEMBAS.

Strasbourg, DÉRIVAUX.   **Lyon, C. SAVY JEUNE.**

1840.

Le *Manuel d'Obstétrique* du professeur Dugès peut être regardé comme un modèle parmi les ouvrages de cette nature : telle est l'opinion des hommes qui se sont le plus occupés d'accouchements. La promptitude avec laquelle les deux éditions précédentes se sont épuisées ne peut plus laisser de doute à cet égard.

Ceux qui sont en état d'apprécier l'importance d'un travail aussi complet et aussi profondément scientifique, comprendront facilement l'empressement de la librairie médicale à combler une pareille lacune quand elle existe.

Dugès avait profité de ses lectures assidues pour préparer une nouvelle édition encore plus exacte et plus complète que les deux premières, lorsque la mort est venue le frapper. Ses amis se sont empressés de rassembler les notes éparses qu'il avait recueillies; mais la plupart sont très-laconiques et ne peuvent servir que d'indication à de nouvelles recherches, ou bien à quelques simples rectifications.

Toutefois il était possible à ceux qui vivaient dans son intimité ou qui s'occupaient des mêmes objets que lui, de retrouver souvent le fond de sa pensée, de s'identifier assez avec elle pour pouvoir espérer de la reproduire exactement. Dans l'intérêt de la science et par affection pour la mémoire de Ducès, nous nous sommes chargés de tirer parti de ces notes pour cette nouvelle édition.

Il est bien déplorable sans doute que l'auteur n'ait pas pu exécuter lui-même les améliorations qu'il méditait ; mais le *Manuel d'Obstétrique*, à sa deuxième édition, était déjà une œuvre excellente, que l'on pouvait au besoin reproduire sans additions ni corrections.

Nous l'avons cependant modifiée toutes les fois que Ducès l'a indiqué clairement. De notre côté, nous avons ajouté les annotations les plus indispensables et celles que l'auteur a formulées de la manière la plus explicite.

Mais nous n'avons touché nous-mêmes au texte primitif qu'avec la plus grande circonspection ; car le *Manuel d'Obstétrique* est devenu par la mort de son savant auteur un monument scientifique que nous nous sommes fait une loi de respecter.

LALLEMAND et FRANC.

PRÉFACE

DE LA DEUXIÈME ÉDITION.

Le titre et le format d'un livre n'ôtent rien à sa valeur intrinsèque, et j'ai lieu de croire que le public en a jugé ainsi du *Manuel d'Obstétrique*. J'ose espérer un accueil plus favorable encore pour cette seconde édition, que je pourrais presque présenter comme un ouvrage tout nouveau, vu le nombre, l'étendue des changements que j'y ai faits, et les soins minutieux que j'ai apportés aux moindres détails. J'ai cherché à profiter de toutes les critiques raisonnables auxquelles ce livre avait donné naissance, et j'ai puisé plus encore dans mes propres réflexions pour les modifications que j'ai fait subir, au plan à la rédaction, et enfin aux figures destinées à faciliter l'intelligence du texte.

Un coup-d'œil jeté comparativement sur les deux éditions fournira facilement la preuve de ce que j'avance.

On verra, par exemple, pour ce qui concerne le plan, que, des cinq parties qui composent cet ouvrage, les deux dernières sont distribuées sur des données plus naturelles et mieux en rapport avec l'état actuel de la science médicale. Pour ce qui est de la rédaction, on s'apercevra aisément que j'ai substitué, autant que possible, la clarté et le coulant du style ordinaire, à la sécheresse, à l'obscurité du style aphoristique. J'ai conservé cependant un laconisme sans lequel il m'eût été impossible de rassembler, dans un espace aussi restreint, l'obstétrique tout entière et dans l'acception la plus étendue de ce mot. Quant aux figures, celles de la première édition, lithographiées sans soin et loin de ma surveillance, ont dû perdre beaucoup de l'utilité qu'elles auraient dû avoir, si mes dessins avaient été fidèlement rendus. Je n'ai pas hésité à les refaire tous avec plus de soin encore que la première fois, après avoir consulté de nouveau la nature, quand j'ai pu me guider sur elle; j'ai ajouté plusieurs figures, j'en ai retranché de moins utiles, et toutes ont été reproduites sur cuivre, avec la plus parfaite exactitude, par un homme dont l'habileté est connue.

Outre ces changements qui concernent plus peut-être la forme que le fonds, j'ai emprunté à tous les ouvrages publiés dans ces dernières années, à tous les journaux de médecine, ce qu'ils m'ont paru offrir d'un intérêt ou d'une importance réelle relativement à mon sujet; mais je n'ai pas eu assez tôt connaissance de quelques travaux tout récents et qui renferment des notions intéressantes. Je citerai entre autres les idées de M. Cruveilhier sur la structure du vagin, dont la couche contractile est comparée par lui au tissu du dartos; je mentionnerai encore les remarques de Bauër sur l'existence des nerfs dans le cordon ombilical et le placenta du phoque, et celles de M. Breschet sur la présence d'une matière verte, analogue à celle de la bile, dans le placenta de quelques carnassiers, circonstance bien propre à motiver un rapprochement entre le placenta et le foie, organes d'hématose (1).

(1) Cette opinion avait déjà été émise par Prévost et Dumas. *(Annales des sciences naturelles, tom. III, pag. 105.)* (*Note des éditeurs.*)

MANUEL

D'OBSTÉTRIQUE,

ou

PRÉCIS DE LA SCIENCE ET DE L'ART
DES ACCOUCHEMENTS.

PROLÉGOMÈNES.

La science et l'art des accouchements forment une branche très-importante des études médicales ; nous la désignerons par la dénomination d'*Obstétrique (Ars obstetricia)*. Sous ce titre nous comprendrons non-seulement ce qui a rapport à l'état de couche, mais encore les phénomènes qui *appartiennent exclusivement* au sexe féminin et à la première enfance. C'est dire assez qu'il sera principalement question dans cet ouvrage, des fonctions, des lésions et des soins qui ont trait à la part que prend la femme dans l'acte de la reproduction de l'espèce humaine ; fonction dont elle est presque seule chargée, et à laquelle elle semble avoir été spécialement destinée par la nature.

La constitution particulière au sexe féminin modifie jusqu'à un certain point toutes les fonctions, toutes les affections, et leur donne souvent un caractère différent de celui qu'elles ont chez l'homme ; mais, pour entrer dans tous ces détails, il faudrait parcourir la physiologie et la

1

pathologie entières, et nous écarter ainsi bien loin de notre objet. Nous ne devons, en effet, considérer de la femme que ce qui est propre et exclusif à son sexe. L'enfant nouveau-né lui appartient encore pendant toute la durée de l'allaitement ; son histoire se lie donc naturellement à celle de la mère : cette époque dépassée, l'enfant devient le sujet de la physiologie et de la pathologie communes, comme la femme le devient également toutes les fois qu'il ne s'agit plus de ses fonctions génitales.

L'obstétrique n'est donc qu'un démembrement de la médecine ; c'est un recueil de connaissances empruntées à l'anatomie, à la physiologie, à l'hygiène, à la pathologie et à la thérapeutique, pour en faire un tout dont les parties s'éclairent mutuellement par leur rapprochement, et fournissent des conséquences que leur séparation rendrait moins faciles, moins nombreuses, moins évidentes, et par conséquent moins utiles. Ces considérations suffiront sans doute pour justifier la division que nous avons établie dans les matériaux de notre étude ; ils seront distribués dans cinq parties principales : 1° partie anatomique ; 2° physiologique ; 3° hygiénique ; 4° pathologie de la femme ; 5° de l'enfant.

Ire PARTIE. — ANATOMIQUE.

Elle comprend cinq divisions principales : 1° *le bassin et ses annexes ; 2° l'utérus ; 3° les dépendances internes de l'utérus ; 4° ses dépendances externes ; 5° les mamelles.*

ARTICLE Ier. — Du Bassin.

§ Ier. *Définition. — Idée générale.*

Le bassin de la femme adulte est une grande cavité osseuse, irrégulièrement conoïde, élargie en travers, dont la partie la plus évasée, tournée en avant et en haut, forme les *hanches*, tandis que la plus étroite, dirigée en bas et en arrière, constitue la *croupe,* saillie séparée de la région lombaire par un enfoncement qu'on nomme la *chute des reins.* Situé à la partie inférieure du tronc, supporté par les fémurs et servant de base à la colonne vertébrale, le bassin renferme le rectum, la vessie et les organes génitaux internes ; lors de l'accouchement, il livre passage au produit de la conception.

§ II. *Régions.*

Le bassin offre deux surfaces, une extérieure, une intérieure, et deux grandes ouvertures qu'on nomme ses bords et qu'on distingue en supérieure et inférieure.

A. *Surface extérieure.* Fort courte en avant, irrégulière et plus étendue sur les côtés, raboteuse, convexe et fort étendue en arrière.

En avant (fig. 1), on y remarque la trace longitudinale de la *symphyse pubienne,* une surface un peu concave conduisant à une large fosse nommée *sous-pubienne,* percée à son fond d'un trou de forme ovale ou triangulaire à angles émoussés, nommé *trou sous-pubien*, lequel offre en haut une coulisse dirigée en avant et en dedans.

Latéralement, on y voit : 1° la fosse iliaque externe, concave en haut et en arrière, où elle offre deux lignes saillantes, demi-circulaires et un trou nourricier ; convexe en bas et en avant, où elle avoisine la *cavité cotyloïde ;* 2° cette cavité même, qui, hémisphérique et revêtue d'un cartilage, excepté à son milieu et à sa partie antérieure, présente trois échancrures à son bord, une antérieure profonde et deux postérieures (supérieure et inférieure) plus légères ; 3° les deux *échancrures sciatiques*, grande ou supérieure, petite ou inférieure, converties en trous par les ligaments sacro-sciatiques.

En arrière, on observe : 1° au milieu, la rangée des apophyses épineuses du sacrum, et en bas l'ouverture inférieure du canal rachidien ; 2° en dehors, les gouttières vertébrales percées, chacune dans son fond, des cinq trous sacrés postérieurs ; 3° plus en dehors encore, les restes des apophyses transverses des fausses vertèbres du sacrum, la trace des symphyses sacro-iliaques et les tubérosités ou *épines iliaques postérieures.*

B. *Surface intérieure*. Séparée en deux portions, l'une supérieure et l'autre inférieure, par une sorte de pli ou de saillie nommée *détroit supérieur* ou *abdominal (fig. 3).*

1° Ce détroit est formé en arrière par la base du sacrum, sur les côtés par l'inflexion de l'os coxal, en avant par le bord antérieur du même os. Il a ordinairement une forme ovalaire ou ellipsoïde, plus large en travers que d'avant en arrière, légèrement échancrée dans le dernier sens par le corps de la première vertèbre du sacrum *(fig. 4 et 6).*

2° La partie supérieure, ou *grand bassin*, est composée de deux surfaces triangulaires, concaves, nommées *fosses iliaques internes*, dont le plan regarde à la fois (mais à des degrés divers chez différents individus) en haut, en dedans et en avant.

3° La partie inférieure, dite *petit bassin* ou *excavation pelvienne*, représente une cavité cylindroïde recourbée en avant *(fig. 5)*, plus large en haut dans le sens transversal, et en bas dans le sens antéro-postérieur. Sa paroi antérieure est fort courte, convexe de haut en bas, concave en travers : on y remarque la trace de la symphyse pubienne, la fosse sous-pubienne interne et le trou sous-pubien avec l'extrémité externe et postérieure de sa coulisse. La paroi latérale, plus longue, est plane et inclinée en haut et en dedans jusqu'à l'épine sciatique ; au-dessous de cette épine, elle se déjette en dehors et fait partie du plan incliné antérieur dont il sera question plus loin. En outre, cette paroi latérale offre la trace de chaque symphyse sacro-iliaque, et l'ouverture interne des deux échancrures sciatiques, ainsi que la face interne des deux ligaments qui les ferment *(fig. 4)*. La paroi postérieure est fort étendue et concave ; on y découvre les traces de la soudure des fausses vertèbres du sacrum entre elles et de l'articulation de cet os avec le coccyx, sous forme de lignes saillantes, transversales, situées entre les trous sacrés antérieurs ; ceux-ci, au nombre de cinq de chaque côté, sont très-évasés en dehors.

C. *Bord supérieur*. Il manque en avant, où il est remplacé par une grande échancrure ; en arrière, on rencontre la facette ovalaire du sacrum, ses apophyses articulaires et l'ouverture triangulaire de son canal. Sur les côtés, ce bord est formé par la majeure partie du bord supérieur de l'ilium ou *crête iliaque*, contourné en forme d'S italique, terminé en arrière par *l'épine iliaque postérieure et supérieure*, en avant par *l'épine iliaque antérieure et supérieure*. Au-dessous de celle-ci est une échancrure, puis une autre épine, *l'antérieure et inférieure*, qu'une seconde échancrure sépare de l'*éminence* arrondie dite *ilio-pectinée*. Cette éminence fait partie du fond de la grande échancrure susdite, le reste appartient au détroit abdominal déjà décrit ; on y voit l'épine pubienne à un pouce de la ligne médiane, et sur cette même ligne la trace de la symphyse pubienne.

D. *Bord inférieur.* Sa circonférence, ovalaire d'avant en arrière, mais rentrée dans ce dernier sens, porte le nom de *détroit inférieur* ou *périnéal* du bassin. Il offre trois saillies et trois échancrures. Le coccyx et les tubérosités sciatiques forment les trois saillies ; les échancrures sciatiques ou les bords des ligaments qui les ferment, et l'*arcade des pubis* forment les trois échancrures. Toutes trois sont d'une courbure fort ouverte et non anguleuse. Dans un bassin pourvu de ses ligaments, l'arcade pubienne est la plus profonde et la plus large des trois ; elle doit surtout sa largeur au déjettement des ischions en dehors (*fig.* 1 *et* 6).

§ III. *Dimensions.*

A. Prises à l'extérieur :

1° De la région pubienne à la première épine du sacrum (avec le tissu cellulaire et la peau), environ 7 pouces ;

2° De la partie moyenne d'une crête iliaque à l'autre, 10 pouces environ ;

3° De la partie moyenne d'une crête iliaque au milieu de la tubérosité sciatique correspondante, environ 7 pouces.

Ces dimensions servent à déterminer celles de l'excavation pelvienne, et notamment du détroit supérieur. On va voir, 1° que le diamètre sacro-pubien de ce détroit est indiqué par celui du bassin mesuré à l'extérieur, en défalquant 3 pouces pour l'épaisseur des parois et particulièrement du sacrum ; 2° que le diamètre transverse du même détroit est généralement moitié moindre que celui du grand bassin ; 3° enfin, que la hauteur de la paroi latérale de l'excavation pelvienne est, en général aussi, moitié moindre que celle de tout le bassin.

B. Dimensions prises à l'intérieur :

1° DÉTROIT supérieur ou abdom.
- Diamètre sacro-pubien ou antéro-postérieur, 4 pouces (*fig.* 4).
- Diamètre iliaque ou transverse, 5 pouces.
- Diamètres ilio-cotyloïdiens ou obliques, chacun 4 pouces 1/2.

2° EXCAVATION pelvienne.
- Diamètre horizontal et sacro-pubien (partie moyenne), 5 pouces (1 pouce de plus qu'au détroit supérieur, pour la profondeur de la courbure du sacrum).
- Hauteur des parties :
  - antérieure ou pubienne, 1 pouce 1/2.
  - latérale ou ischiatique, 3 pouces 1/2.
  - postérieure ou sacro-coccygienne, 4 pouces 1/2 (sans en suivre la courbure).

3° DÉTROIT inférieur ou périnéal.
- Environ 4 pouces en tout sens.
- 4 pouces 1/4 de diamètre coccy-pubien, quand le coccyx est repoussé en arrière.

§ IV. *Direction, Plans, Axes.*

Nous avons déjà dit un mot de la direction du bassin considéré en totalité ; mais celle des différentes parties de l'excavation pelvienne et des deux ouvertures qui la terminent, mérite d'être examinée avec plus de précision.

1° L'excavation représente un canal cylindroïde fortement recourbé en avant, et coupé perpendiculairement à son axe, à ses deux extrémités (*fig.* 5) ; de là, la brièveté de la paroi antérieure comparée à la postérieure. L'axe de cette excavation ne pourrait donc être représenté que par une ligne courbe (*fig.* 4), à peu près parallèle à la courbure du sacrum, et les plans qu'on pourrait disposer perpendiculairement à l'axe de cette excavation auraient des directions différentes, suivant la hauteur où l'on voudrait les supposer ; tous convergeraient en devant, et s'écarteraient en arrière, les supérieurs se rapprochant du plan du détroit abdominal, et les inférieurs de celui du détroit périnéal.

Les parois antérieure et postérieure de l'excavation ont une courbure uniforme en rapport avec l'axe courbe dont nous venons de parler ; mais les parois latérales offrent deux plans diversement inclinés, et séparés par l'épine sciatique et la portion de l'ischion qui la surmonte. L'un

de ces plans, *antérieur* et *inférieur*, dû surtout au déjettement de la partie la plus basse de l'ischion en dehors,
tend à faire glisser vers l'arcade pubienne tout corps qui
vient s'appuyer sur lui ; l'autre, *postérieur* et *supérieur*,
conduit, au contraire, dans la concavité du sacrum. Dans
l'état frais, le premier est complété par le muscle obturateur interne ; le deuxième par le pyramidal et les jumeaux.
Ces plans inclinés favorisent la rotation par laquelle le
grand diamètre de tout corps volumineux traversant le
bassin devient antéro-postérieur quand il arrive au détroit
périnéal, de transverse qu'il était en pénétrant par le
détroit abdominal.

2° *Détroit abdominal.* Sa forme est celle d'un cœur
large, court, obtus et peu échancré. Son inclinaison varie
beaucoup sur différents sujets, et selon l'attitude plus ou
moins penchée en avant, ou renversée en arrière, que
prend le corps dans la station, le décubitus, etc. On
peut estimer, terme moyen, à 135 degrés (la moitié en
sus d'un angle droit) l'angle que son plan forme en haut
et en avant avec l'axe du corps. Ce plan regarde donc à
la fois autant dans un de ces sens que dans l'autre, et
l'axe fictif qui le traverse par son centre fait avec celui
du corps un angle de 45 degrés (estimé de 55 à 60 par
Nægelé) aussi en haut et en avant. Pour donner de cette
disposition une idée plus exacte, ajoutons qu'une ligne
horizontale, qui passerait sur le bord supérieur des pubis,
tomberait au milieu de la première vertèbre coccygienne
(*fig.* 1, 3 et 4) (1).

3° *Détroit périnéal.* L'aire de ce détroit ne peut être
représentée que par deux plans dirigés en sens inverse
(*fig.* 4) : l'un, qui regarde *en arrière et en bas*, est celui
de l'espace triangulaire compris entre les tubérosités

---

(1) Ce n'est pas de l'angle sacro-vertébral au pubis qu'il faut estimer ce
plan ; mais parallèlement à l'anneau même fait par le bord mousse de la base
du sacrum, l'inflexion de l'ilium et le bord ilio-pectiné. (*Note des éditeurs.*)

ischiatiques et le coccyx ; l'autre, incliné *en avant et en bas*, comprend l'espace que circonscrivent et le bord inférieur des pubis et les branches ischio-pubiennes ; en un mot, l'arcade des pubis. Le premier de ces espaces, que je nomme *coccy-périnéal*, *anal* ou *ischio-coccygien*, n'appartient point en propre au détroit inférieur ; fermé dans l'état frais par un plancher de parties molles, il ne fait que prolonger la paroi postérieure de l'excavation pelvienne. Le deuxième, que j'appellerai *vulvaire* ou *ischio-pubien*, et qui correspond à la vulve dans son état de dilatation, est le véritable détroit inférieur du bassin : son inclinaison varie en raison de la mobilité du plancher charnu qui en forme seul le véritable bord postérieur (périnée); mais on peut la considérer comme faisant un angle droit avec celle du détroit supérieur. Son plan fait donc sur l'axe du corps un angle de 45 degrés, et son axe un angle de 135 degrés, toujours considéré en haut et en avant. Il résulte de cette disposition opposée des deux détroits, qu'un corps d'un certain volume ne peut passer du grand bassin dans l'excavation pelvienne qu'en descendant d'avant en arrière, ni sortir de celle-ci qu'en descendant d'arrière en avant.

§ V. *Composition anatomique.*

A. *Parties osseuses.* Sacrum, coccyx, os coxaux.

1° *Sacrum.* Os impair, situé à la partie postérieure du bassin, entre la dernière vertèbre des lombes et le coccyx de haut en bas, et entre les deux os coxaux d'un côté à l'autre. Triangulaire, large, aplati et concave en avant, plus épais en haut qu'en bas; offrant *en arrière* les rangées médiane et latérales d'éminences que nous avons indiquées pour la face postérieure du bassin, et les deux gouttières, ainsi que la rangée de trous, aussi indiquées. De plus, à la partie inférieure et sur les côtés de l'ouverture du canal sacré, deux éminences articulaires appelées *cornes,* destinées à s'unir à celles du coccyx. *En avant,* la concavité, les saillies transversales et les trous sacrés antérieurs. *Sur les côtés,* un bord inégal, épais en haut, où il est marqué d'une empreinte semi-lunaire ou en **S,** encroûtée de cartilage et destinée à l'articulation sacro-iliaque ; marqué partout ailleurs d'empreintes ligamenteuses. *En haut,* la base de cet os présente la surface ovale, et les éminences articulaires qui se joignent à la dernière vertèbre des lombes, l'orifice triangulaire du canal sacré, et enfin les deux bords mousses qui commencent le détroit supérieur, surmontés chacun d'une surface triangulaire (ailerons) qui fait partie du grand bassin. *En bas,* le sommet du sacrum offre une petite facette ovale, articulée avec le coccyx.

Cet os spongieux est traversé par le canal sacré ; il se développe par cinq points d'ossification principaux, nommés *fausses vertèbres,* dont la première, la supérieure, n'est souvent encore soudée à la deuxième, dans l'âge adulte, que par ses parties latérales.

2° *Coccyx.* Petit os impair, situé à la pointe du sacrum, dont il a la forme en petit. Composé d'une file de trois ou quatre osselets spongieux, qui ne se soudent que dans un âge très-avancé : il est, par conséquent, flexible ; son sommet est mousse ; sa base offre une facette ovale articulée avec le sommet du sacrum, deux cornes qui recouvrent celles de cet os, et deux échancrures latérales.

5° *Os coxal ou iliaque.* Os large, double, situé sur les côtés du bassin, irrégulièrement quadrangulaire ; la partie inférieure, à peu près verticale, est courbée en dedans ; la supérieure est renversée en dehors, de manière à faire un angle obtus avec la première.

Face externe. Offrant, en haut, la face iliaque externe ; en bas, la fosse et le trou sous-pubiens ; au milieu, la cavité cotyloïde articulée avec la tête du fémur.

Face interne. Elle présente, en haut, la fosse iliaque

interne; en bas et en arrière, une facette semi-lunaire articulée avec le sacrum et environnée d'empreintes ligamenteuses; plus bas et en avant, la fosse et le trou sous-pubiens; vers le milieu, un bord mousse, mais saillant et demi-circulaire, qui se confond en avant avec le bord antérieur de l'os, et fait la majeure partie du détroit supérieur : il résulte de l'inflexion en sens inverse des deux portions (supérieure et inférieure) de l'os coxal.

Bord supérieur. C'est la crête iliaque, courbée uniformément dans le sens vertical, courbée en forme d'S dans le sens horizontal; la convexité en dehors pour la partie antérieure, qui est plus longue; en dedans pour la postérieure, qui est plus courte.

Bord inférieur. Remarquable en devant par une facette articulée avec celle de l'os du côté opposé (symphyse pubienne); en arrière il fait partie de l'arcade pubienne, et il est concave et renversé en dehors.

Bord antérieur. Réuni avec le bord supérieur par un angle saillant, nommé *épine iliaque antérieure et supérieure*; il offre ensuite une échancrure, puis l'épine iliaque antérieure et inférieure que suit une deuxième échancrure; jusque-là vertical, il devient presque horizontal, se réunit à la saillie du détroit supérieur, et forme une éminence large, nommée *ilio-pectinée*. En dedans, il est plus mince et se joint à angle droit avec le bord inférieur, après avoir formé, à un pouce de cet angle, l'épine du pubis.

Bord postérieur. Il commence en produisant, avec le supérieur, l'épine iliaque postérieure et supérieure qu'une échancrure sépare de l'épine iliaque postérieure et inférieure; vient ensuite la grande échancrure sciatique; puis l'*épine sciatique*, séparée, par la petite échancrure du même nom, d'une grosse *tubérosité*, nommée aussi *sciatique*, et qui réunit ce bord à l'inférieur.

L'os coxal se développe par trois points principaux d'ossification (*fig. 4*), dont la réunion complète s'opère un peu après la puberté (16 ans). Ces trois pièces, réunies au fond de la cavité cotyloïde, sont : l'*ilium*, auquel appartient toute la partie supérieure ; l'*ischion*, auquel appartient la partie inférieure ; le *pubis*, qui forme la partie antérieure.

B. *Parties articulaires.* 1° *Articulation sacro-coccygienne.* Les deux facettes ovalaires et celles des cornes de ces os sont réunies par un fibro-cartilage fortifié de fibres ligamenteuses antérieures et postérieures. Le même mode d'articulation joint ensemble les diverses pièces du coccyx.

2° *Articulations ou symphyses sacro-iliaques.* Opérées au moyen des facettes semi-lunaires mentionnées, recouvertes chacune d'un cartilage rugueux, épais au sacrum, mince à l'ilium, chaque symphyse est fortifiée : *a.* par un *plan ligamenteux* antérieur, assez mince et continu avec le périoste (ligament sacro-iliaque antérieur) ; *b.* par des trousseaux nombreux et courts, dirigés un peu obliquement de bas en haut et de dedans en dehors (ligament sacro-iliaque postérieur) ; *c.* par un ligament étendu des parties latérales du sacrum à l'épine iliaque postérieure et supérieure (sacro-épineux, Boyer) ; *d.* par les deux ligaments sacro-sciatiques, tous deux triangulaires, plats et larges, convertissant en trou la grande échancrure sciatique, et laissant entre eux un intervalle qui convertit en trou la petite échancrure du même nom *(fig. 4)* ; formés de fibres convergentes, attachées à toute la moitié inférieure des bords latéraux du sacrum et à toute l'étendue du coccyx, rassemblées en deux faisceaux, dont l'un, fixé à l'épine sciatique (petit ligament sacro-sciatique), provient des fibres les plus antérieures et les plus inférieures ; l'autre, fixé à la tubérosité sciatique (grand ligament sacro-sciatique), est formé par les fibres postérieures et supérieures ; en sorte que ces fibres se croisent à angle aigu.

3° *Articulation ou symphyse pubienne.* Réunion des deux

facettes pubiennes presque partout liées au moyen d'un fibro-cartilage, laissant seulement en arrière un espace de simple contiguïté. Maintenues, en arrière, par des faisceaux ligamenteux fort minces et dépendants du périoste ; en avant, par un plan fibreux assez épais (de sorte que les os du bassin sont à peine maintenus vers l'intérieur de la cavité, mais fortement soutenus à l'extérieur) ; en bas, par un fort ligament à fibres transversales, de forme *triangulaire*, et qui circonscrit le haut du cintre de l'arcade pubienne.

§ VI. *Connexions du bassin.*

Le bassin, considéré dans le cadavre entier, est en rapport anatomique : 1° avec des os ; 2° des muscles ; 3° des vaisseaux et des nerfs ; 4° enfin, des viscères.

A. *Os.* 1° Les deux cavités cotyloïdes reçoivent la tête des fémurs ; leur rebord est surmonté d'un fibro-cartilage qui en augmente la profondeur. Ces os sont maintenus en contact par le *ligament rond*, fixé d'une part au milieu de la tête du fémur, et de l'autre au fond de la cavité, et par un *ligament capsulaire*, tapissé par une synoviale, et plus épais en avant, où il forme un *faisceau* (Scarpa) qui empêche la cuisse de se porter en arrière au-delà de l'axe du corps.

2° La facette supérieure du sacrum est unie, par un *fibro-cartilage*, à la facette inférieure du corps de la dernière vertèbre lombaire : les *surtouts ligamenteux* antérieur et postérieur fortifient cette union, et un *ligament jaune* joint les lames de cette vertèbre avec la partie postérieure de l'orifice supérieur du canal sacré. En outre, un ligament capsulaire unit ensemble les apophyses articulaires du sacrum et de la vertèbre susdite.

3° L'apophyse transverse de la dernière vertèbre lombaire donne attache au *ligament ilio-lombaire*, fixé d'autre part à la partie postérieure de la crête iliaque.

B. *Muscles.* Beaucoup de muscles sont attachés au bassin ; une partie de ces muscles le recouvre, soit en dedans, soit en dehors.

ATTACHÉS AUX :

- **SURFACE extérieure** (SURFACE)
  - En avant : droit interne, adducteurs, obturateur externe.
  - En arrière, sacro-lombaire et long-dorsal.
  - Sur les côtés, les trois fessiers.
- **SURFACE inférieure** (intér.)
  - En avant, obturateur interne, releveur de l'anus.
  - En arrière, pyramidal.
  - En haut, iliaque.
- **BORD supérieur** (supér.)
  - Carré des lombes, transverse, oblique interne, oblique externe, couturier, fascia-lata, droit antérieur, pectiné, pyramidal et droit de l'abdomen.
- **BORD inférieur** (infér.)
  - Transverse du périnée, ischio-coccygien, ischio-clitoridien, biceps, demi-membraneux, demi-tendineux, carré, deux-jumeaux, sphincter externe de l'anus ou coccy-anal.

La plupart de ceux qui sont attachés au bord supérieur forment les parois de l'abdomen, et méritent l'attention de l'accoucheur à cause de leur action expulsive qui seconde celle de l'utérus ; tels sont surtout les deux obliques, le transverse et le droit de l'abdomen. L'obturateur interne remplit la fosse sous-pubienne, et fait partie du plan incliné antérieur ; le pyramidal remplit partiellement l'échancrure sciatique, et, avec les ligaments sacro-sciatiques, il fait partie du plan incliné postérieur. L'iliaque remplit la fosse iliaque interne, côtoyé en dedans par le psoas qui rétrécit un peu le diamètre transverse du détroit supérieur ; rétrécissement peu important, vu le peu de résistance que ce muscle offre aux parties qui font effort pour pénétrer dans le bassin (Solingen) (1). Le muscle oblique externe présente, au bord inférieur de son aponévrose, un repli qui s'étend obliquement de l'épine antérieure et supérieure de l'ilium au pubis, où il se bifurque. Ce repli porte le nom de ligament de Fallope ou de Pou-

----

(1) On a dit que ce muscle devenait plus résistant dans le travail, à cause de sa contraction, lorsque la femme s'appuie sur le membre inférieur, etc. Remarquez qu'il ne peut que *fléchir* la cuisse sur le bassin ou le bassin sur la cuisse. Or, dans les efforts du travail, la femme, s'appuyant sur les talons, cherche à porter le membre dans l'*extension* pour soulever le bassin ; mouvement opposé à celui que produit le psoas, et qui doit le laisser dans l'inaction.

part. Le vide qu'il laisse sous lui se nomme *arcade crurale ;* la bifurcation forme un anneau ovalaire nommé *anneau inguinal ;* la branche inférieure ou externe de cette bifurcation s'attache à l'épine du pubis ; l'interne s'attache au corps du pubis opposé, en croisant ses fibres avec celles du ligament de l'autre côté. Les muscles releveurs de l'anus, transverses du périnée, ischio-coccygiens, et le coccy-anal remplissent l'espace coccy-périnéal ; les aponévroses qui séparent ces couches musculaires augmentent encore la force et l'élasticité de cet espace, dont il a déjà été question plus haut (§ IV, 5°).

C. *Vaisseaux et nerfs.* L'artère aorte se divise un peu au-dessus du bassin ; les artères iliaques marchent le long des psoas, et ne sont en contact avec le bassin que vers l'éminence ilio-pectinée, en traversant l'arcade crurale. Au-devant de la symphyse sacro-iliaque, l'artère hypogastrique descend dans l'excavation et fournit des branches aux parties qu'elle contient et aux os eux-mêmes. Les veines suivent la même marche. Les nerfs lombaires forment deux cordons principaux, dont l'un, le nerf crural, passe sous le ligament de Fallope avec les vaisseaux cruraux ; l'autre, l'obturateur, passe, avec une artère et deux veines, dans la coulisse du trou sous-pubien, appliqué ainsi sur le haut des parois latérales de l'excavation. Les nerfs sacrés sont logés, à leur sortie des trous sacrés antérieurs, dans des gouttières qui les mettent en grande partie à l'abri de la compression ; ils forment, par leur réunion, les nerfs sciatiques, qui traversent l'échancrure de ce nom et achèvent de la remplir.

D. *Viscères.* Le grand bassin contient, au milieu, les circonvolutions de l'iléon, à droite le cœcum, à gauche l'S du colon.

L'excavation contient la vessie, l'urètre et la partie inférieure des uretères, le vagin, l'utérus avec les trompes, les ovaires, les ligaments ronds, le rectum, et enfin le péritoine qui revêt toutes ces parties, ou forme des replis autour d'elles. En outre, le bassin soutient en bas le clitoris et la vulve, le périnée et l'anus.

§ VII. *Variétés.*

Il ne sera ici question que des différences qui existent entre le bassin, tel qu'il vient d'être décrit, et celui 1° de l'enfant, 2° de l'homme, 3° de quelques espèces de mammifères.

1° *Différences produites par l'âge. a.* Dans le fœtus, le bassin est fort petit relativement au reste du corps; l'excavation est fort étroite, même relativement au grand bassin; aussi ne contient-elle que le col de la vessie, le vagin et l'extrémité du rectum. Le détroit supérieur est allongé d'avant en arrière et très-fortement incliné en avant; le sacrum est presque parallèle au rachis. *b.* Dans l'enfance, ces caractères s'effacent peu à peu, et, à deux ans, les différences sont déjà grandes dans le bassin des deux sexes; le sacrum devient par degrés plus concave, le détroit supérieur elliptique en travers; le trou souspubien s'élargit, ainsi que l'arcade pubienne, etc. Ce n'est guère qu'à seize ans que le bassin a toute sa grandeur, et que les pièces du coxal sont soudées. *c.* Dans la vieillesse, les pubis se soudent fréquemment l'un à l'autre; le bassin semble s'incliner davantage en avant, à cause de l'inclinaison générale du tronc dans ce sens (Bichat); mais, en réalité, il se relève, et le détroit supérieur fait avec le rachis un angle presque droit (Bailly).

2° *Bassin de l'homme.* En général, plus haut et plus étroit en travers que chez le sexe féminin; hanches moins larges que les épaules, c'est le contraire chez la femme. Os plus raboteux, plus compactes; facettes articulaires plus larges (Verheyen); fibro-cartilages moitié moins épais, articulations plus serrées (Riolan); trou souspubien plus étroit, réellement ovale ou elliptique; fosses iliaques plus inclinées en dedans ; excavation pelvienne plus conique ; sacrum moins concave, moins large, moins incliné sur le rachis ; ischions rapprochés et non renversés en dehors ; détroit supérieur cordiforme (Meckel), allongé d'avant en arrière ; angle sacro-vertébral très-ouvert ; arcade pubienne anguleuse ; branches des pubis épaisses, droites et non renversées en avant ; coccyx souvent soudé au sacrum *(fig. 2)*.

5° *Anatomie comparée du bassin.* Les trois derniers ordres d'animaux vertébrés ont un bassin bien différent de celui de l'homme ; chez eux, il ne doit donner passage qu'à des œufs. Les cétacés n'en offrent qu'un rudiment. Il est si étroit dans la taupe, qu'il ne peut servir au passage du fœtus ; le vagin lui est antérieur, aussi bien que l'urètre et le rectum : celui du cabiai, quoique fort étroit, suffit à l'accouchement, moyennant un écartement considérable des os qui le composent. Chez les marsupiaux et chez les monotrêmes, les pubis portent des os destinés à soutenir la poche dans les premiers, rudimentaires dans les seconds.

Chez les autres mammifères, en général, le bassin n'offre pas d'angle sacro-vertébral, le sacrum est presque en ligne avec le rachis ; les os coxaux sont fort étroits, et, quoique très-allongés, ne forment qu'une sorte d'anneau sans excavation ; les deux détroits ont alors un seul et même axe, qui fait avec l'axe du corps un angle fort peu ouvert. Le bassin des singes ressemble un peu plus à celui de l'espèce humaine : chez le Nègre, on lui trouve encore plus de longueur et d'étroitesse que chez l'Européen (Camper).

ARTICLE II. — De l'Utérus ou Matrice.

§ Ier. *Définition.*

Muscle creux, susceptible d'un développement suffisant pour contenir, nourrir et expulser le fœtus ; servant habituellement à l'exhalation du sang menstruel. Entièrement plongé dans l'excavation pelvienne, entre la vessie et le rectum, au-dessus du vagin *(fig. 7)*.

§ II. *Forme, Régions.*

L'utérus est piriforme ou conoïde, à base tournée en haut, aplati d'avant en arrière, un peu étranglé dans son milieu *(fig. 8)*.

A. Il présente *au-dehors :* 1° une *face antérieure* plus plane, tapissée en haut par le péritoine, adossée et adhérente en bas à la vessie ; 2° une *face postérieure* plus convexe, tapissée entièrement par le péritoine, appuyée contre le rectum ; 3° deux *bords latéraux* concaves vers leur milieu, cachés dans la duplicature des *ligaments larges*, et donnant naissance en haut au *ligament de l'ovaire*, à la *trompe utérine* et au *cordon sous-pubien*, recevant en bas les vaisseaux et nerfs nommés utérins, plus haut une partie des spermatiques ; 4° une *base*, ou bord supérieur, épais, convexe, recouvert du péritoine, et en contact avec les intestins grêles ; 5° un *sommet*, ou angle inférieur, embrassé par le vagin, offrant une fente transversale nommée *orifice externe* de l'utérus, ou *utéro-vaginal*, bordé par *deux lèvres*, une antérieure, qui paraît plus courte et plus épaisse, une postérieure, qui semble plus mince et plus longue, en raison de l'obliquité relative du vagin et de la matrice *(fig. 7)*.

B. *A l'intérieur* (*fig.* 8), l'utérus offre une *cavité* aplatie d'avant en arrière, divisée dans sa hauteur en deux parties par un léger étranglement qui répond à la concavité des bords latéraux de la surface extérieure. La partie supérieure, ou *cavité du corps* utérin, est triangulaire, bornée : 1° par deux faces de même forme, plates et presque contiguës chez les vierges, écartées et concaves chez les femmes déjà accouchées ; 2° par trois lignes ou bords convexes et saillants à l'intérieur, chez les vierges ; concaves, chez les femmes qui ont eu des enfants. Elle a de plus trois angles, deux supérieurs et latéraux, terminés en entonnoir par l'*orifice des trompes utérines*; l'autre inférieur, continué avec la seconde partie de la cavité utérine, et formant l'*orifice interne* ou *cervico-utérin*.

Cette deuxième partie est la *cavité du col utérin*; un peu plus courte que la précédente, aplatie aussi d'avant en arrière, ovale, terminée en haut par l'orifice cervico-utérin, en bas par l'orifice utéro-vaginal, sur les côtés par deux lignes ou bords concaves. Sa face postérieure offre des rides saillantes et disposées en forme de palme (*arbor vitæ*), moins marquées à la face antérieure.

§ III. *Dimensions, Poids.*

Vierge adulte. Longueur totale, 27 lignes; largeur du corps à l'extérieur, 20 lignes; largeur du col, 15 lignes; largeur de l'étranglement qui les sépare, 9 lignes. Epaisseur du corps, 9 à 10 lignes; épaisseur du col, 6 lignes; épaisseur de l'étranglement, 4 lignes; épaisseur des parois, au corps, 4 lignes environ; au col, 5 lignes environ. Saillie des bords de l'orifice, 4 lignes ½; largeur de l'orifice utéro-vaginal, qui est presque circulaire, 5 lignes (Rœderer) (1). *Poids*, 7 à 8 gros (Meckel) (2).

Femme déjà mère. Longueur totale, 5 pouces; largeur du corps, 2 pouces; du col, 18 lignes; de l'étranglement, 15 lignes. Epaisseur du corps, 14 lignes; du col, 10 lignes; de l'étranglement, 8 lignes. Epaisseur des parois du corps, 6 lignes. Largeur de l'orifice utéro-vaginal, 6 lignes. *Poids*, 2 onces environ.

---

(1) Ces mesures de Rœderer sont prises en pieds et lignes de Leyde, qui sont moindres que les nôtres. La différence n'est guère que d'un vingt-neuvième, qu'il faudrait retrancher sur ces mesures.

(2) Dugès a mis en note, qu'il avait trouvé les dimensions un peu moindres et le poids de 5 gros seulement, sur une fille de 25 ans, vierge.

§ IV. *Direction.*

La matrice est généralement considérée comme dirigée selon l'axe du détroit supérieur du bassin (*fig.* 7): elle fait avec l'axe du vagin un angle presque droit, de sorte que son orifice regarde en bas et en arrière, et que la lèvre antérieure est plus basse que la postérieure. Cette direction varie suivant la situation de la femme et la plénitude du rectum ou de la vessie; mais, dans l'état de spasme ou de contraction, elle doit se rapprocher toujours de la direction susdite, à l'aide de ses cordons sus-pubiens. Elle est ordinairement inclinée un peu à droite.

§ V. *Organisation.*

1° *Tunique externe ou péritonéale.* Recouvrant en arrière tout l'utérus; en avant, elle ne revêt que le corps, le col restant adossé à la vessie. Sur les côtés, elle forme deux replis triangulaires en se portant vers les parois du bassin; ces replis sont les *ligaments larges* (*fig.* 17). Leur feuillet antérieur et le postérieur, appliqués l'un contre l'autre, laissent cependant passer entre eux les vaisseaux et nerfs utérins et ovariques, avec quelques faisceaux ou fibres musculaires, douteux chez la femme, mais évidents chez les grands mammifères. Leur bord supérieur forme trois replis secondaires ou ailerons, un antérieur, un moyen et un postérieur, qui contiennent le ligament rond, la trompe et l'ovaire. En avant et en arrière de l'utérus, le péritoine forme aussi quelques petits replis falciformes, dans lesquels on voit quelquefois des fibres charnues.

2° *Tissu musculaire.* Fibrineux (Schwilgué), dense et comme fibro-cartilagineux dans l'état de vacuité; comparé, mais improprement, au tissu fibreux et jaune des artères et de certains ligaments; plus mou, plus rouge dans la grossesse, il offre des fibres alors évidentes, longitudinales et obliques à l'extérieur (Rosenberger, Mme Boivin);

transversales à l'intérieur du col (Verheyen), et formant un plan circulaire autour de chaque orifice tubaire (Weitbrecht). Les fibres extérieures se réunissent, en haut et sur les côtés, en deux faisceaux entremêlés de vaisseaux, et qui forment les *ligaments ronds* (Rosenberger): ceux-ci partent au-devant et au-dessous de l'orifice des trompes, gagnent les côtés du bassin, le canal inguinal, et sortent par l'anneau du même nom pour se perdre dans le mont-de-Vénus.

3° *Membrane interne.* Fort mince et d'une existence contestée (Azzoguidi ; Chaussier). J'ai vu à l'intérieur de la matrice une sorte d'*épithélium*. Le tissu de la membrane muqueuse semble confondu avec les fibres charnues. Des *follicules* muqueux, vésiculeux (œufs de Naboth), occupent le col et l'orifice externe.

4° Les *artères*, très-flexueuses, viennent des spermatiques et des hypogastriques. Les *veines* forment, entre les plans musculaires externe et interne, un lacis considérable, une sorte de *tissu caverneux*, plus développé dans la grossesse. Elles s'ouvrent dans l'utérus par des orifices peu visibles dans l'état de vacuité. Les *lymphatiques* sont gros et nombreux surtout pendant la grossesse ; ils suivent les artères et les veines.

5° Les nerfs viennent en partie d'un plexus fourni, à droite et à gauche, par la portion rénale du grand sympathique : ce plexus, assez peu considérable, va aux ovaires et de là au fond de l'utérus. Un autre plexus, presque totalement né des ganglions lombaires, remonte vers le corps de l'utérus avec l'artère utérine ; le col reçoit aussi des nerfs provenant des premières paires sacrées par le plexus hypogastrique (Tiedemann).

§ VI. *Propriétés vitales ; Sympathies, Synergies.*

Sensibilité obscure dans l'état ordinaire, vive dans l'inflammation, fortement excitée à la fin de la grossesse par les crampes utérines. *Contractilité* (1) nulle dans l'état ordinaire, se développant par l'extension et l'excitation de l'utérus, même sans ampliation considérable. (Douleurs menstruelles, faux travail des grossesses extra-utérines, tranchées utérines sans caillots après l'accouchement, l'avortement.)

L'utérus est en rapport d'activité avec les organes génitaux externes et internes dans la génération ; il l'est aussi avec les mamelles dans la menstruation, la grossesse, les couches ; et avec le cœur, l'estomac, le cerveau, etc., dans l'hystérie, la chlorose, les accidents puerpéraux.

§ VII. *Différences.*

1° Selon l'*âge*, voyez la *Partie physiologique*; 2° selon l'*individu*, l'utérus offre plus ou moins de grosseur, de longueur, etc. On voit des femmes qui ont deux matrices accolées latéralement, avec une trompe et un ovaire seulement pour chacune (Mme de La Marche, Gravel, Cassan, etc.) ; quelquefois il y a même deux vagins (Eisenmann, Tiedemann). D'autres fois l'utérus n'existe qu'à moitié, l'autre portion manque ; il manque aussi une trompe et un ovaire : nous l'avons vu une fois, ainsi que la première disposition. La matrice est parfois seulement bilobée ; nous en avons vu plusieurs exemples. Elle peut manquer tout-à-fait. (Voy. *Partie physiologique.*)

5° *Anatomie comparée.* La partie de l'utérus qui répond au corps de celui de la femme, est composée de deux cornes ou *ad uterum* (Geoffroy-Saint-Hilaire) intestiniformes, pourvues de deux plans musculeux, l'un externe et longitudinal, l'autre interne et circulaire. Cette bifurcation n'existe pas chez les singes, les édentés et les tardigrades.

(1) Cette propriété semble subsister dans la matrice quelque temps après la mort; du moins on a des exemples d'enfants nés plusieurs jours après que la mère avait expiré. Souvent, il est vrai, cet effet a été dû au développement de gaz putrides qui ont mécaniquement expulsé le fœtus (Meli, Chaussier).

La matrice des didelphes est multiloculaire ; elle manque aux ovipares, ou du moins n'est représentée que par la poche copulatrice (Fabrice d'Aquapendente, Audouin).

ARTICLE III. — Des Annexes internes de l'utérus.

§ Ier. *Ovaires.*

Organes sécréteurs des germes ; testicules de la femme. Situés sur les côtés de l'utérus dans l'excavation pelvienne ; mobiles et soutenus par le repli postérieur du ligament large ; attachés à l'utérus par un ligament solide caché par le même ligament large ; oblongs, aplatis en bas, convexes en haut ; inégaux et bosselés, souvent ridés et cicatrisés ; d'un gris-jaunâtre ; longs d'un pouce et demi au plus. Composés, 1° d'une *tunique péritonéale* fort mince et adhérente ; 2° d'une *membrane fibreuse*, épaisse et dure, peut-être charnue comme l'utérus et le ligament ovarique, dont elle ne serait que l'épanouissement (Velpeau) ; 3° d'un *tissu rougeâtre*, dense et résistant, qui renferme, 4° des *vésicules* miliaires ou pisiformes, au nombre de 8 à 20 (*fig.* 9), remplies d'une liqueur albumineuse ; 5° quelquefois un corps d'un jaune-grisâtre, chiffonné et comme festonné, recouvert d'une cicatrice : c'est le reste d'un corps jaune ou *corpus luteum. (Ibid.)*

Les ovaires entrent en *activité* à la puberté, et produisent, par *consensus*, une foule de changements dans l'utérus et ses autres annexes, les mamelles, le larynx, etc. (Voy. *Partie physiologique.*)

Dans divers animaux, même des mammifères, les ovaires sont des grappes de vésicules ; il en est de même de tous les ovipares.

§ II. *Trompes utérines.*

Canaux flexueux de 4 à 5 pouces de long, sur 1 à 4 lignes de diamètre, étendus de l'utérus à l'ovaire : flottant dans l'excavation pelvienne, et contenus dans le repli moyen du ligament large ; terminés , 1° en dehors, par une extrémité ouverte , élargie en pavillon , garnie d'une vingtaine de languettes laciniées , dont une est adhérente à l'ovaire ; 2° en dedans, par un orifice fort étroit, ouvert dans l'angle supérieur de l'utérus (*fig.* 7, 8, 17). Cavité intérieure, large au milieu et au pavillon , étroite partout ailleurs, garnie de rides longitudinales , et souvent remplie de mucus blanchâtre.

Organisation. 1° Une membrane péritonéale ; 2° une muqueuse, interne ; 3° une musculo-vasculaire , intermédiaire.

Peut-être elles sont érectiles et contractiles , mises en jeu par l'utérus et par l'ovaire.

Dans divers animaux elles ne sont distinctes des cornes de l'utérus, dont elles forment la continuation, que par l'étroitesse de leurs dimensions. Chez les ovipares elles prennent le nom d'*oviductes,* et souvent il n'en existe qu'une seule.

ARTICLE IV. — Des Annexes externes.

§ Ier. *Vagin.*

Conduit membraneux , étendu de l'utérus à la vulve. Situé dans le bas de l'excavation pelvienne , entre le rectum qui est derrière, et la vessie et l'urètre qui sont en devant (*fig.* 7). Distendu , il forme une sorte de cylindre un peu recourbé, dont la concavité est en avant et en haut. Sa surface extérieure, environnée de tissu cellulaire, est presque partout adhérente au voisinage ; elle n'est libre que dans le quart ou le cinquième supérieur de sa face postérieure : là elle est revêtue par le péritoine qui, après avoir couvert l'utérus et formé le feuillet postérieur des ligaments larges , descend entre le vagin et le rectum , et remonte sur celui-ci en formant une espèce de cul-de-sac ;

de sorte que les ruptures vaginales opérées en cet endroit pénètrent directement dans la cavité du péritoine.

Modérément distendue, la cavité de ce canal a environ un pouce de diamètre; elle est ordinairement affaissée, surtout chez les femmes mariées et déjà accouchées, chez lesquelles aussi elle prend aisément une ampleur plus considérable. La surface interne offre des rides transversales, saillantes, surtout en avant, traversées de haut en bas par une ride ou colonne longitudinale, située au milieu de la paroi antérieure et de la paroi postérieure, quelquefois même par 4 à 5 colonnes semblables, disposées à distances à peu près égales.

Les deux extrémités du vagin sont coupées obliquement à son axe; de sorte que le plan de l'ouverture supérieure, qui environne le col utérin, regarde en haut et un peu en avant, et que celui de l'ouverture inférieure, qui se voit au fond de la vulve, regarde en avant et en bas : aussi la paroi postérieure est-elle beaucoup plus longue que l'antérieure; la longueur moyenne est de 3 à 4 pouces (Rœderer), et même de 5 dans quelques cas d'extension forcée. Le vagin a aussi en totalité une direction qui se rapproche beaucoup de l'axe du plan vulvaire; direction tout opposée, par conséquent, à celle de l'utérus.

Ce canal est formé : 1° d'un *tissu spongieux*, érectile, comparé au dartos par Cruveilhier, particulièrement composé de veines; 2° de *fibres musculaires* peu distinctes, de même nature que celles de la matrice, plus évidemment musculaires, et circulaires vers la partie inférieure, où elles prennent le nom de *muscle constricteur du vagin*; 3° d'une *membrane muqueuse* ou folliculeuse bien distincte, épaisse, ridée, et qu'on peut suivre jusqu'au bord de l'orifice utérin. Ses vaisseaux et ses nerfs lui viennent des hypogastriques.

Le vagin est susceptible d'*érection* et de *contraction* musculaire, mais à des degrés peu marqués. Sa sensibilité est assez obtuse dans l'état naturel ; cependant il participe aux sensations que produit le coït.

Ce canal existe chez tous les mammifères ; chez les ruminants, les pachydermes, on a trouvé dans les parois latérales et antérieures, deux canaux étroits, ouverts près de l'orifice de l'urètre, et prolongés en haut le long de l'utérus, jusque près de l'origine de la trompe (Malpighi, Gartner). On a vu une fois quelque chose de semblable chez la femme (Baudelocque neveu) ; mais le plus ordinairement ces canaux ne sont que des lacunes muqueuses ramifiées dans un tissu glanduleux placé entre l'urètre et le vagin, et nommé *prostate* par les anciens anatomistes (de Graaf, etc.) Chez les marsupiaux, le vagin est double (Geoffroy-Saint-Hilaire).

§ II. *Vulve ou Pudendum.*

Fente ou cavité peu profonde, située à la partie inférieure de l'abdomen, sous la symphyse pubienne, au-devant de laquelle elle s'étend même un peu. L'aire de cette ouverture, aussi bien que celle de l'orifice inférieur du vagin, est inclinée comme la partie antérieure du détroit périnéal ou inférieur du bassin ; de sorte que leur axe est le même.

Dans l'état de fraîcheur et d'intégrité, la vulve n'a qu'une étendue médiocre, mesurée par la longueur des grandes lèvres, et ses bords se tiennent habituellement en contact. Examinée en détail, elle offre les dépendances suivantes (*fig.* 7) :

1° Le *mont-de-Vénus* ou *pénil*, éminence graisseuse, garnie de poils, qui recouvre la symphyse pubienne, la dépasse en haut de 1 à 2 pouces, et en bas se termine, sur les côtés en se confondant avec les grandes lèvres, au milieu en s'amincissant, s'enfonçant entre elles, et prenant la mollesse et la rougeur des membranes muqueuses.

2° Les *grandes lèvres*. Replis épais de la peau, velus en

dehors, muqueux en dedans. Le bourrelet que forme chacune des deux grandes lèvres prolonge en arrière leur saillie jusqu'au milieu du périnée, en s'effaçant peu à peu. Leur longueur est de 3 pouces à 5 pouces et demi.

3° Le *périnée* est un espace qui sépare la vulve de l'anus; la partie visible au-dehors a 1 ou 1 pouce et demi d'étendue d'avant en arrière; une ligne médiane, saillante, le *raphé*, la partage dans toute sa longueur; mais il faut aussi regarder comme appartenant au périnée toute la partie inférieure de la *cloison recto-vaginale*. Cette partie inférieure, épaisse, triangulaire dans sa coupe, répond par sa face antérieure à la fosse naviculaire, par la postérieure au rectum ; son angle antérieur est représenté par un bord aminci, souvent considéré comme la commissure postérieure des grandes lèvres, et qu'on nomme la *fourchette*. Cette commissure est souvent échancrée chez les femmes qui ont eu des enfants.

4° A l'intérieur des grandes lèvres sont deux crêtes saillantes, insensiblement effacées vers le milieu de la vulve, réunies l'une à l'autre sous la symphyse pubienne, composées d'un tissu érectile recouvert par la muqueuse: ce sont les *nymphes*. Leur réunion en avant est double; chaque nymphe est bifide ; les deux branches externes, plus prolongées en avant, coiffent un tubercule nommé *gland du clitoris*; cette coiffe se nomme *prépuce*; les branches internes, dirigées plus transversalement, se confondent avec le gland du clitoris, et là le tissu spongieux des nymphes se continue avec celui de ce gland, qui est bien distinct du reste de l'organe et seul apparent au-dehors.

5° Le *clitoris*, corps érectile, allongé, est composé d'un corps caverneux, spongieux, vasculaire, divisé, après un pouce de longueur, en deux racines, longues de deux pouces et plus, insérées aux branches des pubis et des ischions, et recouvertes de fibres musculaires. Un ligament suspenseur attache le corps du clitoris à la symphyse pubienne.

6° Derrière le gland du clitoris et entre les nymphes est un espace triangulaire, de 1 pouce d'étendue, nommé *vestibule*.

7° Postérieurement, et par conséquent à quelque distance de la symphyse pubienne (6 lignes environ), cet espace est borné par le *méat urinaire*, ou orifice inférieur de l'urètre, petite ouverture arrondie, resserrée d'un côté à l'autre par deux lèvres, et environnée d'orifices propres aux lacunes muqueuses mentionnées plus haut (§ Ier).

8° Ce méat est placé sur la partie antérieure d'un repli saillant, à peu près circulaire, et qui borde l'*orifice infé-rieur du vagin*. Ce dernier n'a donc guère que le tiers de l'étendue de la fente vulvaire, même chez les femmes mariées (*fig. 7*).

9° Chez les vierges il est rétréci encore par une valvule membraneuse, ordinairement adhérente au bord postérieur et en forme de croissant : c'est l'*hymen*, qui, chez les femmes mariées, est détruit et remplacé par quelques boutons irréguliers, au nombre de quatre selon Velpeau, nommés *caroncules myrtiformes* (*fig. 22*).

10° Enfin, au-dessous et derrière l'orifice du vagin se voit un petit enfoncement, qui le sépare de la fourchette : on le nomme *fosse naviculaire*.

La peau, une membrane muqueuse, garnie de nombreux follicules, un tissu caverneux et érectile, quelques fibres musculaires (muscles constricteur de la vulve, et trans-verse du périnée), constituent la substance de ces diverses parties, que vivifient beaucoup de vaisseaux et de nerfs ; aussi jouissent-elles d'une vive sensibilité, surtout lors-qu'elles sont stimulées à un certain degré : le clitoris paraît être la plus sensible de toutes.

La vulve est très-extensible, surtout le périnée et les grandes lèvres : les nymphes, quoi qu'on en ait dit, ne sont point susceptibles de déplissement.

La membrane muqueuse, excitée convenablement,

sécrète, ainsi que celle du vagin, une grande quantité de mucus (coït, accouchement).

Chez les animaux ovipares, une seule ouverture répond à une cavité commune, dans laquelle s'ouvrent et le rectum et les organes génito-urinaires : c'est le cloaque. Chez un grand nombre de mammifères, la vulve est un véritable canal qu'on a nommé urétro-sexuel (Geoffroy-St-Hilaire), et qui n'est distingué du vagin que par la situation du méat urinaire qui en trace les limites. Quant à l'ouverture extérieure proprement dite, elle n'est pas toujours en forme de fente longitudinale ; elle est transversale chez l'hyène, circulaire chez une foule d'autres mammifères.

ARTICLE V. — Des Mamelles.

Organes sécréteurs du lait. Au nombre de deux en général. Situés sur le devant du thorax ; de forme à peu près hémisphérique, mais variable suivant leur consistance et leur volume. Couverts d'une peau blanche, assez épaisse chez les vierges, mince, molle et veinée de bleu chez les femmes faites.

Le milieu de la mamelle offre une saillie conique, susceptible d'une sorte d'érection, nommée *mamelon,* colorée d'un rouge vif chez les jeunes filles, brune et rugueuse chez les femmes. Il en est de même de *l'auréole* qui l'entoure.

Chaque mamelle est composée: 1° d'une peau garnie de follicules sébacés fort saillants, et quelquefois en forme de verrue sur l'auréole et le mamelon; 2° d'un tissu graisseux, souvent fort épais ; 5° d'un corps granuleux, d'un gris-jaunâtre ou rosé, assez ferme et lobulé, qui en constitue la partie principale ; convexe en devant, concave ou plat en arrière, où il appuie sur le muscle grand pectoral. Le centre de sa face antérieure n'offre point de granulations; mais, 4° un faisceau de quinze à vingt-quatre canaux excréteurs, terminés par de petits orifices vers le sommet du mamelon, élargis un peu au-dessous de sa base (réservoir du lait), mais sans s'anastomoser ensemble : plus loin ces canaux reçoivent toutes les ramifications parties des lobules de la glande, et peut-être même du tissu cellulaire (Haller) : ces ramifications ont de fréquentes anastomoses mutuelles.

Les mamelles reçoivent les vaisseaux et les nerfs mammaires externes et des lymphatiques nés des ganglions axillaires.

Elles sont douées d'une assez vive *sensibilité*, qui souvent est mise en jeu par l'excitation des organes génitaux, avec lesquels elles communiquent par le moyen des nerfs intercostaux et du grand sympathique. De là vient, dans la grossesse et l'état de couche, parfois même lors de la menstruation, une sorte de turgescence et une activité sécrétoire qu'elles n'ont pas dans l'état ordinaire.

Les mamelles contiennent une sorte de lait dans le fœtus naissant ; elles sont alors fort semblables au thymus, et s'enflamment aisément. Chez l'homme elles restent rudimentaires ; chez la femme elles se développent à la puberté, grossissent par l'effet du mariage, se ramollissent par cela même et surtout après la lactation, s'atrophient ou deviennent entièrement graisseuses dans la vieillesse.

Les animaux vivipares en ont ordinairement autant qu'ils font de petits à la fois. Chez les marsupiaux, les mamelons sont cachés dans une grande poche qui loge les petits long-temps encore après leur naissance. Le jabot (*ventriculus succenturiatus, ingluvies*) de certains oiseaux fournit, dit-on, une humeur laiteuse, et semble leur tenir lieu de mamelles. Les véritables mamelles n'existent point chez les ovipares.

IIe PARTIE. — PHYSIOLOGIQUE.

Elle offre quatre divisions principales :

1° *Nubilité*; 2° *Grossesse*; 3° *Accouchement*; 4° *Lactation*.

SECTION PREMIÈRE.

NUBILITÉ.

On désigne par cette expression l'aptitude de la femme à remplir les fonctions génératrices. L'histoire de la nubilité comprend quatre périodes distinctes : 1° stérilité puérile, ou *enfance*; 2° établissement de la fécondité, ou *puberté*; 3° fécondité établie, ou *menstruation périodique*; et 4° cessation de la fécondité et de la menstruation, ou *âge critique* et vieillesse.

§ Ier. *Stérilité puérile; Enfance.*

Depuis la naissance jusqu'à la douzième ou quatorzième année, les organes génitaux sont loin de suivre le développement du reste du corps; leurs fonctions et leur influence sympathique sont presque nulles; aussi les deux sexes diffèrent-ils peu jusqu'à l'âge de la puberté. Il y a cependant des différences dans les goûts, les habitudes, les manières, même dans la voix, qui est plus aiguë chez les filles.

A. Le *bassin* grandit peu à peu, et même beaucoup plus à proportion que les organes génitaux proprement dits; il prend aussi peu à peu la forme qu'il doit avoir chez l'adulte; et, dès les premières années, il a déjà l'arcade pubienne cintrée, le détroit supérieur plus large en travers, l'excavation plus arrondie, etc., que celui du garçon. Le sacrum est encore composé de vingt-une pièces dans le principe, de cinq dans un âge plus avancé, et le coxal de trois. Les crêtes et éminences de ce dernier sont cartilagineuses.

B. La *matrice* ne prend presque aucun accroissement depuis la naissance jusqu'à la puberté : elle a, selon Rœderer, environ 13 à 14 lignes de longueur chez l'enfant nouveau-né, et 18 chez la fille de dix ans. Ses fonctions se bornent à la sécrétion d'un mucus tenace et peu abondant; le col est plus gros, plus dur, plus cylindrique que le corps, ce qui est le contraire par la suite. D'abord située hors du bassin, la matrice s'y cache bientôt tout-à-fait.

C. Les *trompes* et les *ovaires* ont, dans le fœtus, une bien plus grande étendue proportionnelle que la matrice. L'ovaire est fort allongé, vermiforme et prismatique, rouge et compacte, sans vésicules : dans l'enfant nouveau-né, il a de 8 à 10 lignes de longueur; il grandit beaucoup plus graduellement que la matrice, et à dix ans il a 16 lignes; il n'en a que 20 après la puberté (Rœderer). Il grossit et s'arrondit aussi peu à peu. Les vésicules de l'ovaire se montrent souvent dès les premières années de la vie, quelquefois avant la fin de la première année, quelquefois seulement vers huit ou dix ans. Les trompes sont très-flexueuses dans le fœtus; elles grandissent aussi plus graduellement que l'utérus, mais moins que l'ovaire; en sorte qu'elles tiennent le milieu entre ces deux organes.

D. Le *vagin* reste fort étroit et ridé pendant toute cette période : il est plus mou et plus lâche dans les premières années; il se développe plus graduellement que la matrice; mais non pas pourtant en proportion du reste du corps, puisqu'il a 2 pouces chez l'enfant naissant, et seulement 4 pouces chez l'adulte (Meckel), ce qui tient en partie à l'élévation de l'utérus durant le premier âge. Le vagin, dans l'enfance, est plus étroit en bas qu'en haut; un repli fort lâche, et pendant en forme de luette à la partie postérieure de son orifice, représente souvent l'hymen chez l'enfant naissant ; ce n'est d'ordinaire que dans les années suivantes qu'il s'étend, prend la forme demi-circulaire, et obstrue ou rétrécit réellement l'orifice du vagin.

La vulve est petite, dégarnie de poils ; les grandes lèvres sont épaisses, plates et fort peu saillantes ; leur peau de même couleur que celle du reste du corps. Le mont-de-Vénus est large et peu proéminent ; les nymphes assez saillantes, ainsi que le clitoris, ce qui empêche la vulve d'être bien close dans les premiers temps de la vie. La membrane muqueuse est rouge ou rosée, lisse, ferme et peu humide.

E. Les *mamelles*, dont la glande, grosse comme le bout du doigt, rouge, ferme et d'un tissu semblable à celui de la glande thyroïde, fournit une humeur laiteuse chez l'enfant nouveau-né, mâle ou femelle, restent inertes dans les années subséquentes ; la région antérieure du thorax est à peine saillante ; le mamelon et l'auréole fort petits, rosés ; la peau environnante est de même apparence que celle du reste du corps ; enfin, il n'y a là aucune distinction entre les deux sexes.

§ II. *Etablissement de la fécondité ; Puberté.*

L'époque de son apparition varie suivant le climat, l'éducation et la constitution : une température élevée, une imagination exaltée, un tempérament sanguin l'accélèrent et la font arriver vers neuf à dix ans ; le froid, une vie inactive, un tempérament lymphatique n'en permettent souvent l'arrivée qu'à la dix-septième ou dix-huitième année. D'ordinaire c'est de douze à quatorze ans qu'elle a lieu en France.

A. *Phénomènes généraux ou sympathiques.* Le corps approche de son développement complet ; le tempérament prend la nuance sanguine ou nerveuse ; la constitution change et prend plus de vigueur. Certaines maladies (scrophules, rachitis, dartres, teigne, épilepsie), jusque-là fort opiniâtres, cessent spontanément, et d'autres, jusque-là inconnues, se développent parfois (chlorose, hystérie, goître, phlegmasies et hémorrhagies diverses). Le caractère perd de sa hardiesse et de sa vivacité; les goûts deviennent plus analogues à ceux d'une femme faite, et les passions prennent plus de force, de durée; la sensibilité morale et physique est plus grande, et le désir du mariage commence à naître. Le larynx, jusque-là fort petit, et presque semblable chez l'enfant de trois ans et celui de douze (Meckel), grandit notablement en peu de temps, quoique bien moins chez la femme que chez l'homme, puisqu'il double de grandeur en une année chez celui-ci (Richerand). De cet accroissement dépend le changement de la voix, qui reste incertaine et mue, dit-on; elle ne reprend sa fixité qu'avec un ton un peu plus grave et souvent moins d'étendue, lorsque l'accroissement en question est terminé. La transpiration est plus odorante, l'urine plus chargée, etc.

B. *Phénomènes locaux.* 1° Le *bassin* ne grandit point par une progression rapide, mais il achève de se développer et de s'élargir; il n'est complétement ossifié (crêtes et épines) qu'à vingt ans. A seize ans, il a ordinairement toute sa grandeur.

2° L'*utérus*, au contraire, prend, dans l'espace d'un an au plus, des dimensions presque doubles de celles qu'il avait d'abord, ou du moins son grand diamètre s'allonge de moitié; le corps de cet organe prend plus d'épaisseur, de rondeur, de fermeté et de longueur que le col; le tout devient plus ferme, plus rouge; un état fluxionnaire, ou de congestion, d'érection, s'y établit; de-là, des douleurs, des pesanteurs, des tiraillements dans les lombes, les aines et les cuisses. Cet état est accompagné d'un *molimen* général, quelquefois d'un état fébrile ou de bouffées de chaleur. Bientôt, enfin, survient une exhalation sanguine, une hémorrhagie critique : c'est la *première menstruation*. La quantité du sang qui s'écoule du vagin est ordinairement très-faible alors ; il est d'un rouge vif, puis devient plus séreux, et s'arrête bientôt pour reparaître plus ou moins régulièrement, un mois ou six semaines après ; car les premières apparitions sont rarement bien périodiques. L'utérus devient ainsi apte à la reproduction ; les exemples de grossesse survenue avant l'âge de la puberté sont fort douteux ou du moins fort rares (Schurigius).

3° Les *trompes* et les *ovaires* prennent plus d'accroissement, de rougeur, de sensibilité. Les premières prennent plus évidemment la structure musculaire, et sont souvent affectées d'un mouvement péristaltique et d'une sorte d'érection du pavillon qui s'applique à l'ovaire, comme dans la fécondation (Vallisnieri, Cruikshank) ; elles contiennent en abondance un mucus blanc, opaque, qui paraît avoir été pris souvent pour du sperme, soit féminin, soit masculin. Les ovaires sont plus arrondis, les vésicules plus grosses (Nisbet) ; quelquefois on y trouve des corps jaunes produits probablement par une excitation vive, soit spontanée, soit provoquée, des organes génitaux, sans approche du mâle (Home, Brugnone, Cruikshank, etc.) Les ovaires paraissent être le centre d'où émane l'excitation sympathique générale et celle des autres organes génitaux ; l'utérus est influencé par eux ; ses changements sont effets et non causes. En effet, les ovaires s'accroissent peu à peu ; ils arrivent *lentement* et *progressivement* à leur état parfait : on peut donc supposer que, arrivés par cette progression à l'état convenable, ils entrent en action. L'utérus, au contraire, long-temps inerte, éprouve un *changement brusque*, qui doit reconnaître une cause à lui étrangère. En second lieu, on a vu des femmes avoir un utérus sans ovaires et être privées de toutes les prérogatives et de tous les signes de la puberté et de la nubilité (Pears) ; d'autres, chez qui les ovaires ont été extirpés dans l'état nubile (Pott), ont perdu tous les caractères de la nubilité et de la fécondité, quoique la matrice restât saine. L'utérus, au contraire, manquait chez certaines femmes, sans que les désirs et même les besoins manquassent ; sans doute les ovaires existaient alors sans l'utérus, c'est ce qu'a constaté Engel sur le cadavre d'une femme dont les mamelles et les organes génitaux externes portaient tous les signes de la nubilité mise en œuvre. Plus récemment, la même disposition anatomique a été trouvée chez une femme vivant en concubinage ; les mamelles étaient développées, et il y avait souvent des signes d'un *molimen*, qu'on faisait disparaître par l'application de sangsues à l'anus (Dupuytren).

4° Le *vagin*, jusque-là plus large que l'utérus, **grandit** peu, mais devient plus sensible, plus spongieux, plus érectile. La *vulve* se ferme mieux par l'agrandissement de ses lèvres, qui se recouvrent de poils et brunissent ainsi que le pénil. La membrane muqueuse devient plus rouge, plus vasculaire, plus sensible et plus humide.

5° Les *mamelles* se prononcent, soulèvent la peau sous la forme d'un conoïde, qui bientôt s'arrondit en hémisphère à mesure que son volume s'accroît : elles sont alors fermes, écartées, de sorte que le mamelon est dirigé en dehors. Celui-ci est saillant, conique et obtus, d'un rouge vif ou brunâtre ; l'auréole est de la même couleur, beaucoup plus large que dans l'enfance, et encore assez lisse. Le mamelon jouit d'une érectilité prononcée ; quelquefois il est douloureux, et l'on en voit même suinter alors un liquide séreux.

§ III. *Fécondité établie ; Menstruation périodique.*

Depuis l'âge ci-dessus indiqué jusqu'à quarante-cinq ans environ, dure l'état de nubilité ou de fécondité (à peu près le double de l'état impubère). Les règles reviennent alors périodiquement de mois en mois à peu près.

Chez certaines femmes c'est tous les vingt-sept à vingt-huit jours ; chez d'autres, de trois en trois semaines ; chez d'autres encore, de quinze en quinze jours. Il en est, au contraire, qui ne sont réglées que de six en six semaines.

La *durée* de l'écoulement et sa *quantité* ne sont pas moins variables ; les extrêmes sont deux et huit jours, une demi-once et quatre onces. Le sang qui s'écoule ainsi est ordinairement liquide, d'un rouge assez vif ; fourni par des veines qui s'anastomosent directement avec les artères ; il n'est coagulé, fétide et noirâtre que dans des cas morbides (dysménorrhée), ou quand il est retenu par l'hymen. Souvent son apparition est précédée et suivie d'un flux séro-muqueux, qui prend et quitte peu à peu la teinte sanguinolente. Chaque éruption est précédée de symptômes de pléthore *(molimen)*, de mélancolie, de désirs plus vifs ; les yeux sont cernés, les forces opprimées, etc. L'utérus à cette époque entre en turgescence, se gonfle, se remplit de sang et rougit fortement à l'intérieur de son corps ; on y trouve même quelques ecchymoses (Morgagni, Ruysch) ; son orifice est plus mou, plus ouvert ; aussi la conception est-elle quelquefois alors, ou un peu avant ou un peu après, plus facile. Le vagin est plus lâche, plus extensible, au point de rendre parfois la virginité momentanément équivoque. La vulve est aussi plus humide et même un peu gonflée ; les mamelles participent plus ou moins à ce gonflement, et leur auréole prend souvent alors une teinte plus foncée. L'ovaire parait fortement excité, et l'on y trouve des corps jaunes qui paraissent n'être le résultat que de son activité spontanée accrue à cette époque. De-là vient qu'il est ordinairement plus cicatrisé, plus ridé chez la femme faite que chez la jeune fille, sans que cela s'accorde avec le nombre des enfants qui ont été portés par la première.

Le sang menstruel s'écoule évidemment de l'utérus : des prolapsus de cet organe ont permis d'en acquérir la preuve sensible ; les hémorrhagies vaginales qui ont lieu parfois, ne sont que supplémentaires, comme on en voit aussi se faire par le nez, les bronches, les mamelons et quelques autres ouvertures naturelles ou morbides, même par les pores de la peau. La périodicité ne tient point au cours de la lune, puisqu'elle n'en suit point les phases ; elle tient sans doute aux mêmes causes que l'intermittence des fièvres, c'est-à-dire aux retours réguliers des excitations diurnes, des saisons, etc. ; c'est une sorte d'hémorrhagie fluxionnaire ou avec *molimen*.

§ IV. *Cessation des menstrues; Stérilité sénile.*

Vers quarante-cinq ans les règles cessent, après des irrégularités souvent prolongées pendant plusieurs années, tant dans la périodicité du retour que dans la quantité du sang : tantôt elles surviennent huit ou quinze jours après leur disparition ; tantôt elles mettent deux, trois mois d'intervalle entre leurs éruptions ; tantôt elles ne donnent que quelques gouttes ; tantôt elles constituent des hémorrhagies alarmantes. En même temps la constitution change ; souvent il survient plus d'embonpoint ; souvent aussi ont lieu des affections organiques de l'utérus, des mamelles et des viscères digestifs : de-là, le nom d'*âge critique,* vulgairement donné à cette époque de la vie. C'est alors aussi que les lèvres se couvrent fréquemment de poils rares et durs ; que le caractère devient plus semblable à celui de l'homme ; que les goûts de la toilette et des plaisirs font souvent place à celui de l'étude, de la dévotion dans la classe aisée, de l'ivrognerie dans la classe inférieure.

Le bassin soude ses articulations, et les parsème d'éminences irrégulières, épaissit ses os et les rend plus calcaires, plus compactes. L'utérus cesse d'exhaler du sang ; il s'atrophie, perd sa couleur rouge, et devient parfois fort mince et fort grêle. J'ai vu souvent ses orifices interne ou externe oblitérés en tout ou en partie. On a regardé même l'oblitération de l'orifice cervico-utérin comme constante dans la vieillesse (Mayer). Il est arrivé quelquefois pourtant que la matrice a repris ses fonctions après une longue torpeur, raisonnablement attribuée aux progrès de l'âge (Haller). Des changements non moins marqués s'opèrent à l'âge critique dans les trompes et les ovaires ; ceux-ci se ramollissent, perdent leurs vésicules, se rident, s'atrophient et disparaissent presque totalement ; celles-là s'oblitèrent fréquemment vers l'un ou l'autre de leurs orifices. Les rides du vagin s'effacent ; il devient lâche et sujet au flux muqueux, ainsi que l'utérus. La vulve est flasque, ses lèvres pendantes s'écartent aisément ; la membrane muqueuse en est molle et grisâtre. Les mamelles se flétrissent ou bien se chargent d'une graisse abondante, dans laquelle la glande semble étouffée et finit par disparaître presque totalement. Il semble que ces organes ayant joui d'une vie double en activité de celle du reste du corps, vieillissent et tombent, avant les autres parties, dans la plus complète décrépitude.

SECTION DEUXIÈME.

GROSSESSE.

La *grossesse* ou *gestation* est l'état de tout individu femelle qui porte dans son sein un être de son espèce nouvellement produit, et la production de cet être se nomme *conception*. On appelle *fécondation* ou *imprégnation*, l'action par laquelle le mâle détermine la formation de ce *nouvel être* ; et *coït* ou *copulation*, le rapprochement des sexes à l'aide duquel la fécondation s'exécute.

Nous ne parlerons ici que de la conception et de la grossesse proprement dite, et nous diviserons cette section en trois articles : 1° *Théorie et phénomènes considérés chez la mère ;* 2° *Théorie et phénomènes considérés dans le produit de la conception ;* 3° *Résumé médico-légal des signes de la grossesse.*

ARTICLE Ier. — Théorie et phénomènes de la conception et de la grossesse, considérés chez la mère.

§ Ier. *Organes génitaux externes.*

La vive excitation qu'ils éprouvent à l'instant du coït produit une secousse générale qui indique qu'il se passe, dans cet acte, des effets nerveux très-puissants; une sorte de concentration et de secousse électrique semble s'opérer sur les organes génitaux internes qui participent à l'orgasme et peut-être à l'état sécrétoire des externes. Il est à remarquer que le mouvement nerveux s'opère parfois en sens inverse, et qu'une excitation spontanée des organes internes (puberté), ou de l'encéphale (songes lascifs), que l'excitation, même provoquée, des mamelons, produisent quelquefois la même commotion nerveuse et l'excitation sympathique des organes génitaux externes.

§ II. *Ovaires.*

Les *ovaires* partagent éminemment les phénomènes ci-dessus mentionnés. On les a trouvés rouges et gonflés (Rœderer), et leur tissu change souvent de nature dans un de ses points. Une de leurs vésicules se gonfle, fait saillie au dehors, acquiert des parois épaisses, pulpeuses, a deux substances semblables à celles des capsules surrénales (Rœderer). D'abord rouge et du volume d'une cerise, puis jaunâtre, cette vésicule paraît ensuite rompue vers son centre, vidée du liquide et peut-être de l'ovule que contenait sa cavité; plus tard, elle est marquée d'une cicatrice plissée comme le corps rhomboïde du cervelet et rentrée alors dans l'intérieur de l'ovaire (*fig.* 9), dans lequel elle est visible pendant plusieurs années, perdant toutefois sans cesse de son volume. Ce corps vésiculeux est le *corps jaune,* décrit d'abord par Fallope, puis par Coïter, Malpighi, de Graaf, etc., etc. Son développement n'est pas l'effet de l'action directe du sperme ou liqueur fécondante du mâle, mais seulement celui de la synergie des ovaires, lors de l'excitation des organes génitaux externes, ou même l'effet d'une excitation spontanée de l'ovaire (voy. *Puberté*). Elle n'est pas un produit de la conception, mais une condition nécessaire, un préliminaire indispensable pour que cette fonction s'opère ; aussi Meckel l'a-t-il nommé *testicule temporaire*. Ces assertions sont prouvées par l'existence du corps jaune chez des femmes qui n'avaient point conçu (Rœderer, Haighton), chez des vierges (Vallisnieri, Santorini, Bertrandi, Home, Brugnone, Cruikshank), chez des femelles d'animaux naturellement stériles, comme les mules (Brugnone), et enfin chez des femelles dont la trompe avait été liée avant le coït (Haighton).

Mais si ces changements sont indépendants de la présence du sperme, il en est d'autres (*fécondation* de l'ovule) qui en dépendent incontestablement. Le sperme est porté en *substance* jusqu'à l'ovaire par une absorption et un mouvement péristaltique de l'utérus et de la trompe. Galien, Fallope, Morgagni, Hunter, mais surtout Verheyen, Leeuwenhoeck, Ruysch et Haller, l'ont vu dans la matrice et la trompe, soit sur des femmes, soit sur des animaux femelles tués peu après le coït. Haighton a vu d'ailleurs que les corps jaunes, développés après la section ou la ligature de la trompe (*vid. supr.*), étaient stériles. Les grossesses ovariques bien constatées (de Graaf) viennent à l'appui de cette opinion. Enfin, la fécondation des œufs des reptiles batraciens et des poissons prouve encore en partie ce fait, puisqu'elle n'a lieu que par l'effusion du sperme sur les œufs déjà mis au jour. Ces observations prouvent : 1° contre Grasmeyer, que ce n'est point par les vaisseaux absorbants et les voies de la circulation proprement dite que s'opère le transport du sperme aux ovaires, qui d'ailleurs devraient le recevoir aussi-bien lorsqu'il est appliqué sur une partie quelconque de la femelle, que quand il est poussé dans les organes génitaux; 2° que l'on ne peut attribuer l'imprégnation à une simple vapeur spermatique *(aura seminalis)*, vérité d'ailleurs mise hors de doute par Spallanzani, Prévost et Dumas.

§ III. *Trompes.*

Les *trompes* s'érigent en même temps, et embrassent l'ovaire à l'aide de leurs franges ou languettes; la simple injection des vaisseaux a suffi pour produire ce phénomène sur le cadavre; on a trouvé cette disposition chez plusieurs animaux tués peu après le coït (de Graaf, Cruikshank), chez des truies en chaleur (Baër), chez des femmes enceintes depuis peu (Littre), et même chez une vierge morte hystérique (Vallisnieri). Des mouvements péristaltiques et anti-péristaltiques, visibles chez certaines femelles (Béclard), portent le sperme à l'ovaire, et reportent l'ovule dans l'utérus. Ce dernier point a été prouvé par l'inspection (de Graaf, Prévost et Dumas), par les expériences de Nuck et Duverney, qui ont arrêté l'œuf dans la trompe à l'aide d'une ligature faite trois jours après le coït, et enfin par les grossesses tubaires et abdominales dans lesquelles la trompe a retenu ou a laissé échapper un ovule (Lallemand). Une probabilité est fournie encore par cette dilatation brusque des trompes au-delà du pavillon *(antrum tubæ,* Rœderer) qui ne se voit que chez les femmes enceintes, et a servi sans doute à contenir quelque temps l'ovule.

§ IV. *Utérus.*

La même synergie fait rougir et gonfler l'utérus (Harvey, Ruysch). Il s'érige et s'étend par une expansion active (Kunh), et sa surface interne irritée sécrète des concrétions albumineuses *(épichorion).* Ces effets sont purement sympathiques, puisqu'ils ont lieu même avec une grossesse extra-utérine (Levret, etc.); mais des effets plus durables sont produits par la présence de l'œuf.

A. *Changement de grandeur et de forme de l'utérus.* Son fond s'arrondit, ses parois antérieure et postérieure s'écartent, et il prend d'abord la forme d'une gourde, le col conservant seul son étroitesse et devenant surtout plus cylindrique (*fig.* 17). A dater du sixième mois, le col s'efface peu à peu, et la matrice acquiert enfin une forme ovalaire un peu aplatie d'avant en arrière; l'orifice vaginal perd alors sa saillie et s'arrondit tout-à-fait, disposition qu'il commence à prendre dès les premiers mois. Le fond de la matrice s'est plus dilaté que le reste, moins pourtant qu'on ne l'imagine en général, parce qu'on en juge par l'écartement des trompes, qui est plus apparent que réel; elles rampent assez loin appliquées et serrées contre l'utérus (Rœderer). La paroi postérieure s'est aussi un peu plus élargie que l'antérieure. A la fin de la grossesse, l'utérus a de 7 à 9 pouces d'un côté à l'autre, 4 à 5 pouces d'avant en arrière, et 10 à 12 pouces de hauteur.

B. La *direction* de la matrice est, pendant les premiers mois, celle de l'axe du détroit supérieur du bassin; mais peu à peu les parois abdominales cèdent vers l'ombilic, les muscles droits s'écartent, la ligne blanche s'élargit et l'utérus s'incline davantage en avant (*fig.* 24); souvent aussi il penche vers un des côtés, plus souvent à droite qu'à gauche, et alors il y a en même temps un mouvement de *torsion*, qui dirige constamment sa face antérieure vers le côté même de l'inclinaison latérale.

C. L'agrandissement du viscère dont nous parlons entraîne des *relations* nouvelles; le péritoine est non-seulement distendu, mais encore attiré, emprunté aux parties voisines; les ligaments larges se dédoublent et s'effacent; les trompes, les ovaires, les ligaments ronds s'appliquent sur les parties latérales de l'organe, qui, en s'élevant, déplace les intestins grêles, et les repousse ordinairement en arrière, ainsi que l'épiploon, lequel parfois pourtant reste au-devant de lui; en outre, il comprime la vessie et le rectum, et cause ainsi souvent la constipation et les micturitions, plus rarement les ténesmes et la rétention d'urine. Il gêne aussi, par son contact, l'estomac et le foie; enfin, il refoule le diaphragme, quelquefois jusqu'au niveau de la quatrième ou de la troisième côte (Chaussier). Il gêne ainsi le cœur et les poumons.

Dans les trois premiers mois, l'utérus, plus pesant, s'enfonce davantage, et son col est situé plus bas dans le bassin; dans les derniers, plus volumineux, il s'élève davantage au-dessus de l'excavation qui ne peut plus le contenir. Son fond se trouve, à trois mois, au niveau du détroit supérieur; à quatre, dans l'hypogastre; à cinq, il entre dans la région ombilicale; à six, il est au niveau de l'ombilic; à sept, au-dessus; à huit, dans l'épigastre; à neuf, il y reste, ou même descend un peu, tant à cause de l'élargissement de tout l'organe, dont le col achève de se dilater, qu'à cause de la pénétration de la tête du fœtus dans l'excavation pelvienne, dont elle avait été jusqu'alors éloignée par la constriction du col.

Outre ces rapports anatomiques, l'utérus en a de sympathiques très-étendus. De-là, l'état pléthorique qui dépend de l'activité nouvelle qu'il imprime à toute l'économie; de-là, les hallucinations, les goûts dépravés, la disposition convulsive, la dyspepsie, les vomissements, etc.; de-là aussi les taches de la peau (masque), la surdité, la cécité, etc., qui ont quelquefois accompagné la grossesse. Mais il agit surtout sur les mamelles, qui grossissent, sécrètent une matière laiteuse et séreuse, et dont l'auréole brunit, le mamelon s'allonge, etc.

Le bassin participe aussi à cette activité nouvelle et à cet afflux de liquides vers l'abdomen; les symphyses s'humectent, se ramollissent, se relâchent, et les os deviennent plus mobiles.

D. Des changements non moins remarquables s'opèrent dans l'organisation de la matrice. Ce viscère acquiert d'abord plus d'épaisseur dans ses parois, qu'il n'en a dans l'état habituel ; il s'amincit un peu vers la fin (5 à 6 lignes) ; mais il a tellement accru son étendue, que, malgré cet amincissement, sa *masse* n'en est pas moins arrivée à une énorme augmentation. L'utérus à terme pèse souvent 2 à 3 livres, au moins une livre et demie ; et, en le comparant à celui de la vierge, qui pèse une demi-once, on voit que sa substance est devenue au moins quarante-huit fois plus considérable. En le comparant à celui de la femme déjà mère (2 onces), on observe que le poids est multiplié au moins par 12 (Levret), et au plus par 24. Cet accroissement tient à une véritable nutrition : les vaisseaux, les lymphatiques (Hunter, Wrisberg, Mascagni) et les nerfs (Chaussier, Tiedemann) y participent ; les artères se déploient, leurs sinuosités sont moindres ; les veines s'amplifient énormément ; elles forment un vaste réseau caverneux, qui constitue les *sinus utérins*, plus volumineux et plus nombreux sous l'insertion du placenta. En cet endroit, ils s'ouvrent à l'intérieur de l'utérus par des orifices obliques qui ont jusqu'à 5 lignes de diamètre *(fig. 10)*. Aussi, l'utérus, *distendu* après le décollement du placenta, est-il exposé à de graves hémorrhagies.

Les *fibres* utérines, par l'effet de cette nouvelle activité nutritive (Lobstein), prennent une structure évidemment musculaire. On les voit alors en faisceaux rouges et distincts, formant deux couches séparées par les sinus (voy. la *Partie anatomique*) ; le ligament rond lui-même s'épaissit, devient plus charnu et plus vasculaire, surtout du côté où l'utérus s'incline.

E. Cette structure nouvelle indique une *contractilité* fort énergique ; et les douleurs qui accompagnent la contraction prouvent que la *sensibilité* de l'organe est aussi accrue. La circulation a changé dans les vaisseaux, comme nous le verrons plus bas. Les menstrues sont supprimées, et le sang des vaisseaux utérins passe au fœtus par le moyen du placenta. L'exhalation est aussi bien plus active ; elle fournit, par le moyen des communications du viscère avec l'amnios, une grande quantité de liquide.

ARTICLE II. — Théorie et phénomènes de la vie intra-utérine, considérés dans le produit de la conception.

§ Ier. *Origine du nouvel être.*

On en a successivement attribué la *production* exclusive à la femelle (ovaristes), puis au mâle (animalculistes). Les anciens attribuaient cette production à la participation des deux sexes, et cette opinion est aussi celle des modernes, soit qu'ils admettent, comme Buffon et Haighton, qu'une substance *amorphe* s'échappe de l'ovaire, soit qu'ils pensent avec Malpighi, de Graaf, Cruikshank, Prévost, Dumas et Baër, que l'ovaire fournit un *ovule* destiné à contenir l'embryon. Prévost et Dumas, et avant eux Rolando, attribuent au mâle la production du système nerveux du nouvel organisme (*fig.* 12 *et* 13), et à la femelle celle du système vasculaire, etc. Cette assertion s'accorde avec la remarque de Haller, que les vaisseaux du jaune ou *vitellus* communiquent avec ceux du fœtus des oiseaux ; que, ce jaune existant dans les œufs non fécondés, les vaisseaux du fœtus (mais non tout l'embryon, comme le voulaient Haller, Bonnet, Spallanzani, etc.) doivent être fournis par la mère. On peut en dire autant du tube digestif, qui est en communication directe avec le vitellus, et se forme à ses dépens, comme on l'a observé dans les vertébrés (Baër), dans l'œuf des batraciens (Dutrochet), et ceux de divers animaux invertébrés (Hérold et l'auteur même).

Quant au *mode* d'origine du nouvel être, on a abandonné aujourd'hui le système des germes préexistants et emboîtés les uns dans les autres depuis la création du monde, système qui suppose aussi l'existence primordiale de tous les organes qui doivent successivement apparaître par *évolution*. L'*épigénèse*, c'est-à-dire la formation successive des parties qui composent l'embryon, est seule maintenant en faveur.

§ II. *Développement ultérieur et marche de l'ovule.*

L'ovule a été vu par Malpighi, sous forme d'un globule appendiculé, de la grosseur d'un grain de millet, dans le corps jaune de la vache avant sa rupture ; il a été trouvé depuis, même dans des vésicules ovariques non tuméfiées, par Baër, soit chez des mammifères de famille très-diverse, soit même chez la femme ; il n'a, selon lui, qu'un vingtième à un trentième de ligne ; il est blanc, opaque et entouré d'un disque granuleux.

Détaché de l'ovaire par la rupture du corps jaune, l'ovule a été aperçu, dans la trompe, le troisième jour, par de Graaf, Cruikshank, chez les lapines ; du sixième au huitième chez les chiennes, par Prévost et Dumas. Le premier lui donne un quart de ligne de diamètre ; les derniers lui en accordent le double ; Baër en a vu qui n'avaient encore qu'un quinzième de ligne. Un ou deux jours suffisent, d'après ces observateurs, pour que l'œuf ait parcouru la trompe et soit tombé dans la matrice. Là, suivant Cruikshank, il reste libre pendant deux jours, après lesquels il commence à adhérer à l'utérus par quelques filaments vasculaires.

§ III. *Développement et description des annexes du fœtus.*

Ces annexes (*fig.* 14, 15, 17 *et* 18) se composent de plusieurs membranes, du placenta et du cordon ombilical.

A. *Epichorion. Membrana decidua* de Hunter, *caduque* des modernes, *membrane corticale* de Baër, etc. Il a été souvent pris pour le feuillet externe du chorion. C'est le produit d'une sécrétion presque morbide de la face interne de la matrice surexcitée. L'œuf s'enfonce dans cette substance albumineuse, concrète et jaunâtre, qui s'organise peu à peu de deux côtés différents, savoir : du côté de l'ovule et du côté de l'utérus ; une séparation complète s'établit souvent entre ces deux portions : l'une est alors la *caduque utérine*, l'autre la *caduque réfléchie*.

Cette dernière n'est distincte que depuis deux mois de grossesse jusqu'à quatre et demi, et on ne la voit que là où le placenta n'existe point, parce que cet organe remplit l'intervalle des deux lames, dont la plus interne semble même incorporée à sa substance.

Suivant plusieurs physiologistes (Moreau, Velpeau, etc.), la caduque réfléchie serait due au décollement et au refoulement d'une partie du sac formé par l'exsudation albumineuse lors de l'entrée de l'ovule dans la matrice. Ne semble-t-il pas qu'alors l'œuf, en grossissant, devrait achever de décoller cette production et la repousser dans quelque coin de la cavité utérine? et si le placenta se forme seulement sur le point du chorion que la caduque réfléchie ne touche point, comme le disent les mêmes écrivains, cet organe ne devrait-il pas constamment être greffé sur l'orifice d'une des trompes?

Epaisse et fongueuse d'abord, plus mince et plus vasculaire par la suite, simple dans les derniers mois de la grossesse, la caduque est toujours plus épaisse au pourtour du placenta, avec lequel elle est entièrement unie et confondue. Lors de l'accouchement, elle se sépare en partie ou en totalité de l'utérus, et y laisse, dit-on, des lambeaux adhérents, qui sortent avec les lochies. Ses vaisseaux sont abouchés avec les ramuscules des artères utérines prolongés à la surface interne du viscère; ils sont irréguliers, serpentins, larges et semblables à ceux des *fausses membranes* (Hunter); ce sont eux que Ruysch attribuait au chorion des ruminants : ces vaisseaux communiquent sans doute avec les villosités du chorion.

B. *Chorion.* Membrane située entre l'épichorion et l'amnios, auxquels elle adhère par des filaments nombreux. Dans les premiers mois, le chorion est très-villeux à toute sa face externe : ces villosités sont veineuses, suivant Lobstein, celluleuses et spongieuses selon Baër, Raspail et Velpeau ; presque toutes sont granulées et semblables à un chapelet de petits corps pulpeux ou vésiculeux. A deux mois, le quart du chorion est privé de ces villosités considérables ; le reste de sa surface en est plus garni : elles sont serrées, et forment une masse qui perce la caduque, pour communiquer avec les vaisseaux de nouvelle formation développés à la surface de l'utérus ; cette masse constitue le placenta. Plus tard, la surface externe du chorion adhère fortement à la face fœtale du placenta, dans l'épaisseur duquel elle envoie de nombreux filaments solides, et dont elle reçoit de nombreux vaisseaux (Ruysch). Partout ailleurs cette membrane est très-mince, transparente, et ne parait contenir que des vaisseaux blancs ou des porosités qui donnent passage au liquide de l'amnios.

C. *Amnios.* Membrane transparente, plus épaisse que la précédente à la fin de la grossesse, plus mince au commencement. A cette époque, elle est séparée du chorion dans une assez grande étendue par l'allantoïde et la vésicule ombilicale ; plus tard, elle lui est unie par sa surface externe au moyen de filaments très-fins et très-mous. A sa surface interne ou fœtale, l'amnios est lisse et mouillé par l'eau qu'il renferme. On dit l'avoir vu enflammé (Mercier), et l'immersion dans l'alcool y a souvent fait apercevoir des filaments ramifiés et opaques (Béclard) : cependant on doute que cette membrane contienne des vaisseaux ; au moins est-il probable qu'elle offre des ouvertures qui permettent aux *eaux* exhalées par les capillaires utérins, reçues par les vaisseaux de la caduque et les porosités du chorion, de s'épancher autour du fœtus. L'eau poussée dans les vaisseaux utérins transsude à la surface de l'amnios (Chaussier). Il en est de même de celle qu'on injecte par les vaisseaux ombilicaux (Monro, Wrisberg). On a vu l'eau de l'amnios teinte par le safran ou la rhubarbe administrés à la mère.

Née de la source que nous venons d'indiquer, c'est-à-dire du sang maternel, et peut-être en *partie*, vers la fin de la gestation (Meckel), du sang du fœtus, cette eau est proportionnellement d'autant plus abondante, que celui-ci est plus petit. Sa quantité absolue augmente jusqu'à mi-terme ; son poids égale alors celui du fœtus (une livre et demie); elle diminue ensuite peu à peu (Meckel), de sorte qu'il n'en reste à terme que 14 ou 18 onces (*Idem* et Wrisberg), quelquefois même seulement 4 à 8 (Van den Bosch); tandis que souvent on en trouve 2 livres (Chaussier), et même parfois plusieurs pintes. D'abord limpide et ténue, elle devient trouble et un peu visqueuse ; sa pesanteur spécifique est de 1,005 ; son odeur est celle de la viande récente, sa saveur semblable à celle du petit-lait un peu salé. Elle contient de l'albumine et de la gélatine en petite quantité, de l'acide fluorique (Berzélius), plus des sels de soude et de chaux avec excès de base. L'acide nommé *amniotique* par Vauquelin et Buniva paraît appartenir à l'humeur de l'allantoïde (Lassaigne). La présence de l'oxigène (Schèele) ou d'un gaz respirable (Lassaigne et Geoffroy-Saint-Hilaire) dans l'eau de l'amnios a été réfutée par Chevreul. Cette eau sert à défendre le fœtus, à soutenir les membranes, à lubrifier les passages et à nourrir l'enfant. Elle est cependant quelquefois fétide, mêlée de méconium, même sans que l'enfant soit mort.

Il est à remarquer que le fœtus mort *pendant la grossesse* est macéré par l'eau de l'amnios, et qu'il s'y flétrit plutôt qu'il ne s'y putréfie.

D. *Vésicule ombilicale.* Vésicule aplatie, de 5 à 6 lignes de diamètre, *préexistant* peut-être à l'embryon, et qui d'abord accolée à son abdomen, puis placée à la racine placentale du cordon entre le chorion et l'amnios (*fig.* 14 et 15), s'en éloigne ensuite de quelques lignes, se flétrit et disparaît après deux ou trois mois d'existence. On l'a souvent prise pour une hydatide. Chez les ruminants et autres animaux, sa forme est celle d'un boyau fort long et fort étroit, couché entre le chorion et l'allantoïde.

Cette vésicule est l'analogue du vitellus ou jaune des ovipares ; comme chez eux, il existe chez les mammifères un *canal* nommé *vitellin*, qui établit communication entre elle et la fin de l'intestin grêle (Meckel) ; on s'en est assuré chez divers animaux (Oken, Bojanus) et même chez l'embryon humain (Velpeau). Nous avons suivi la cavité de ce canal jusque dans l'abdomen d'un embryon fort jeune, et nous avons trouvé, chez un fœtus monstrueux, un cordon solide, étendu d'un diverticulum de l'intestin grêle à la base du cordon ombilical. Tiedemann l'a trouvé creux chez un fœtus à terme.

A la surface extérieure de la vésicule ombilicale se ramifient des vaisseaux artériels et veineux, bientôt réunis en deux troncs nommés *omphalo-mésentériques*. L'artère est une branche de la mésentérique supérieure ; la veine se rend dans la veine-porte, sous le foie. Nous les avons vu persister jusqu'à la naissance chez le fœtus humain, et on les a même trouvés chez l'adulte (Spangemberg) ; ils sont constants, jusqu'à la fin de la vie intra-utérine, chez la plupart des autres mammifères. Velouté à sa surface intérieure, le petit sac dont nous parlons paraît servir, comme le vitellus, à la nutrition de l'embryon, par l'absorption du liquide albumineux et jaunâtre qu'il contient.

E. *Allantoïde.* Son existence, révoquée en doute pour l'homme, ne saurait l'être chez la plupart des quadrupèdes : celle des ruminants représente un boudin aussi long, mais bien plus large que la vésicule ombilicale, embrassant un amnios ovoïde, et recouvert par le chorion. Du milieu de sa longueur part un canal qui traverse l'ombilic et s'ouvre dans la vessie : c'est l'*ouraque* qui s'oblitère de bonne heure chez le porc (Fabrice), le lapin (de Graaf), les plantigrades (Dutrochet). L'allantoïde du cheval est large, et forme à l'amnios une enveloppe complète qui le sépare du chorion (Needham). Il en est de même de l'œuf des oiseaux, et une disposition semblable a été admise chez l'homme même par Hales, Dutrochet, Breschet, Velpeau. Comme ce dernier, j'ai vu sur un œuf humain de deux mois le chorion et l'amnios séparés dans les deux tiers de leur étendue (*fig.* 14) par un espace tapissé d'une membrane très-mince et rempli d'une gelée transparente. On a vu l'ouraque se rendre de la vessie à cette gelée, mais il était déjà oblitéré (Velpeau). Il s'oblitère, en effet, de très-bonne heure du côté opposé au fœtus, et sa cavité, chez l'enfant à terme, ne dépasse pas ou dépasse à peine l'ombilic ; j'ai maintes fois injecté alors au mercure, par la vessie, son canal étroit et flexueux. La cavité de l'allantoïde s'efface aussi avant que la grossesse soit arrivée à mi-terme ; quelquefois pourtant elle s'agrandit par l'accumulation d'un liquide anormal qui s'échappe de l'utérus plusieurs semaines ou plusieurs mois avant l'accouchement : c'est ce qu'on nomme *fausses eaux* (1). La gélatine qui s'y trouve dans les premiers temps de la gestation sert sans doute à la nourriture de l'embryon (Lobstein). Cette poche, en effet, ne peut être, comme on l'a cru longtemps, destinée à recevoir l'urine, puisqu'elle est d'autant plus grande que les reins sont plus petits et moins capables de sécrétion. La liqueur de l'allantoïde des animaux ruminants ne contient point les principes de l'urine, comme l'avait cru Daubenton ; une putréfaction commençante lui

---

(1) Les fausses eaux proviennent-elles réellement de la cavité de l'allantoïde, comme l'indique Bugès ? Ne seraient-elles pas plutôt ce fluide si bien décrit par Breschet (hydro-périone), conservé morbidement jusqu'aux derniers mois de la gestation dans la cavité de la caduque ? (Breschet, *Études de l'œuf. Mémoires de l'Académie royale de médecine*, tom. II, pag. 79.) (*Note des éditeurs.*)

en a sans doute imposé. M. Lassaigne n'y a point reconnu d'urée ; il y a trouvé un acide qu'il appelle *allantoïque,* de l'osmazôme, du mucilage et des sels.

F. *Placenta, arrière-faix, délivre.* Masse spongieuse et vasculaire destinée à l'hématose ou sanguification du fœtus. Dans les deux premiers mois, on ne trouve à l'extérieur du chorion que des villosités, qui peu à peu se prolongent et s'enfoncent dans l'épichorion ; bientôt les capillaires veineux qui font partie de ces villosités s'anastomosent avec les capillaires artériels provenant comme eux des vaisseaux du cordon ombilical (Lobstein) ; leurs faisceaux se rassemblent alors, en laissant à nu une portion du chorion dont les dimensions ne cessent de s'accroître. Le placenta croît aussi, mais avec une rapidité proportionnellement moindre ; de-là vient qu'à deux mois et demi il ne recouvre plus que les trois quarts de l'œuf, à mi-terme les deux tiers seulement, et à terme rien que le tiers ou le quart.

A cette époque, il représente un gâteau mollasse, rouge, arrondi pour l'ordinaire, et pédiculé à son centre, où il est plus épais qu'à la circonférence ; quelquefois il est ovale ou piriforme, en raquette, réniforme, ou divisé en plusieurs lobes. Ses *dimensions* ordinaires sont de 6 pouces dans son plus petit diamètre, de 8 dans son plus grand : son centre offre 12 à 15 lignes d'épaisseur. Son poids est d'une livre à peu près.

Face externe ou utérine. Accolée ou adhérente à l'intérieur de l'utérus, tantôt sur un point, tantôt sur un autre, plus souvent en arrière, en haut et à droite (Meckel) : elle est convexe quand l'organe est encore en place ; on y voit des lobes assez lisses et sans déchirures (*cotylédons*), séparés par des scissures nommées *sinus* du placenta, dont le fond laisse voir, de distance en distance, de grandes ouvertures qui communiquent dans le tissu spongieux du placenta, et laissent sortir du sang quand on le comprime (*fig.* 18).

Face interne ou fœtale. Plus uniforme que la précédente, et concave (*fig.* 17), recouverte par le chorion qui y adhère intimement, et par l'amnios qui est uni à ce dernier; on y voit ordinairement à son centre l'insertion du cordon ombilical, d'où partent, comme en rayonnant, une foule de branches saillantes, ramifiées de plus en plus, anastomosées de toutes parts, et dues à la veine et aux artères ombilicales.

Circonférence. Graduellement aminci, le placenta se continue d'une part avec le chorion, dans lequel il envoie quelques ramuscules vasculaires; d'autre part avec la caduque, qui est là fort dense, fort épaisse, et contient un *sinus* triangulaire, lequel suit tout le pourtour du placenta, communiquant avec son tissu spongieux par des ouvertures grandes et nombreuses.

Organisation. 1° La face utérine du placenta est revêtue d'une *membrane pulpeuse* (Ruysch), molle et blanchâtre, qui en suit les dépressions, les saillies, et donne aussi quelques prolongements lamelleux qui agglutinent en partie les cotylédons. Continue avec l'épichorion, dont elle semble n'être qu'un reste, cette membrane m'a paru criblée de trous dans les premiers temps de sa formation: plus tard elle est remplie de vaisseaux semblables à ceux de la caduque, mais plus abondants, plus volumineux que les siens (*fig.* 10): c'est cet amas de vaisseaux nouveaux qu'on a nommé *placenta utérin* (Wharton, Reuss), ou portion maternelle du placenta; ces vaisseaux, que nous nommerons *artères utéro-placentales*, pénètrent de toutes parts la membrane, et s'ouvrent, par des radicules libres et sans anastomoses, dans le tissu spongieux de l'organe.

2° Ce tissu spongieux n'est autre que l'assemblage des ramifications des vaisseaux ombilicaux et des filaments produits par le chorion: le sang maternel s'épanche dans leurs interstices, qu'on peut comparer aux aréoles d'une éponge.

5° Les ramifications de la veine et des artères ombilicales paraissent s'anastomoser, puisque l'injection passe des unes dans les autres, surtout si l'on pousse l'injection par les artères; mais une portion s'épanche aussi dans le tissu spongieux, ce qui indique l'existence ou de radicules libres, ou de porosités assez larges. Ces anastomoses sont nombreuses dans les vaisseaux de chaque lobe ou cotylédon; mais il n'y en a pas entre les vaisseaux d'un cotylédon et ceux du voisinage (Wrisberg); chacun de ces lobes a ses artères et ses veines qui s'y plongent perpendiculairement à la surface du placenta : il n'y a point cependant de cloison entre les lobes, et leur tissu spongieux communique de toutes parts avec celui du voisinage.

Le placenta sert à vivifier le sang du fœtus et à lui en fournir de nouveau. Chez les animaux ruminants, il est composé d'une foule de petites masses isolées à la surface du chorion (*cotylédon fœtal*), et implantées chacune sur une élévation spongieuse et vasculaire de l'utérus (*cotylédon maternel*). Celui des rongeurs n'offre qu'une seule masse, où l'on voit deux couches bien distinctes : l'une blanchâtre, albumineuse, percée de sept à huit ouvertures (*placenta utérin*); l'autre spongieuse et remplie de sang (*placenta fœtal*) : celui des carnivores est, en général, annulaire.

Le placenta a été quelquefois trouvé squirrheux, hydatique, hypertrophié; des calculs siègent parfois dans sa membrane pulpeuse. Dans le cas de jumeaux, il y a souvent deux placentas isolés, ou bien un seul à deux cordons, plus communément un bilobé avec anastomoses vasculaires.

G. *Cordon ombilical.* Corde vasculaire étendue du placenta au fœtus. Elle est nulle dans les premiers temps de la vie embryonnaire, puisque le germe est d'abord immédiatement appliqué aux membranes de l'œuf; dès la fin de la deuxième semaine (Velpeau) ou du premier mois

il est déjà bien distinct et a une longueur égale à celle du
fœtus ; d'abord assez grêle, il ne tarde pas à s'épaissir
dans le cours du deuxième mois. Jusqu'à la fin du troisième
il contient une partie du canal intestinal (*fig.* 15), le
canal vitellin, les vaisseaux omphalo-mésentériques, probablement l'ouraque, et enfin les trois vaisseaux qu'on y
trouve jusqu'à la fin de la grossesse ; savoir, les deux artères et la veine ombilicale (*fig.* 14 et 17). Cette dernière
est plus grosse à elle seule que les deux premières. Ces
vaisseaux sont droits d'abord ; au commencement du troisième mois, ils se contournent en spirale ordinairement
de gauche à droite ; les deux artères sont accolées, et c'est
à leur allongement, plus rapide que celui de la veine, qu'il
faut attribuer leurs spirales autour de ce vaisseau, qui se
trouve plutôt cannelé par les artères qui l'enlacent que
contourné sur lui-même ; c'est ce qu'on voit fort bien
en y poussant une injection solidifiable et laissant les
artères vides.

A mi-terme la longueur du cordon égale celle du
fœtus ; à la naissance elle est de 18 pouces à 2 pieds. Sa
grosseur et sa consistance sont en rapport inverse : un
cordon maigre résiste beaucoup aux sections et aux déchirures ; le contraire a lieu pour le cordon infiltré, mou et
épais. Sa couleur est d'un gris jaunâtre ; sa surface, bos-
selée par les circonvolutions et quelquefois les varicosités
des vaisseaux, est polie et humide ; son insertion à l'ombilic du fœtus offre une distinction nette et bien tranchée
entre son tissu et celui de la peau ; cette limite est le lieu
d'où il doit se détacher par la suite. Son insertion au placenta est plus élargie ; on y voit une anastomose des deux
artères ombilicales, qui souvent sont confondues en un
seul tronc.

Outre les vaisseaux susdits, le cordon contient encore
une substance celluleuse imbibée d'un fluide visqueux et
gélatiniforme (gélatine de Wharton), qui offre tantôt

deux, tantôt trois cloisons destinées à séparer les vaisseaux et à leur fournir autant de gaines. Toutes ces parties sont enveloppées par une expansion du chorion et de l'amnios ; ce dernier se voit distinctement à l'origine placentale du cordon.

Cet organe varie en grosseur depuis 5 lignes jusqu'à 9 de diamètre, et en longueur depuis 2 pouces jusqu'à 4 pieds. On y a trouvé des hydatides : parfois il est adhérent, noué, ramifié, etc. Chez beaucoup d'animaux il contient, jusqu'à la naissance du fœtus, deux veines et deux artères ombilicales, un ouraque et des vaisseaux omphalo-mésentériques distincts.

§ IV. *Développement du fœtus même.*

Chez certains mammifères (chiens), on a constaté qu'une tache se formait d'abord sur l'ovule ; on l'a comparée à la cicatricule de l'œuf des oiseaux. Bientôt une ligne un peu renflée s'y fait voir (*fig.* 12) : rudiment de la moelle épinière qui s'entoure rapidement des autres organes (Prévost et Dumas), ou plutôt sillon qui sépare les deux moitiés du système cérébro-spinal, ou bien encore, selon Baër, cordon particulier (*chorda dorsalis*) analogue à celui des lamproies. C'est chez les oiseaux surtout qu'on s'est bien assuré que la moelle épinière est la première partie formée ou du moins apparente (Malpighi, Rolando, Serres, etc.)

Chez la femme, l'embryon est déjà visible dans un œuf de trois lignes de diamètre (Béclard) ; c'est vers le quinzième jour de la grossesse qu'on peut l'apercevoir bien distinctement pour la première fois (Meckel). L'œuf a alors 6 à 8 lignes de diamètre. D'abord piriforme, allongé, recourbé, libre par l'extrémité grosse et arrondie qui appartient à la tête, fixé aux membranes par l'extrémité opposée qui est fort mince. l'embryon n'offre qu'une apparence d'homogénéité complète, à peine y dis-

tingue-t-on un filet blanc, qui est la moelle épinière
(Velpeau). *Vers la fin du premier mois,* les membres
paraissent sous la forme de boutons, bientôt allongés,
aplatis, élargis en palette; une sorte de queue fait saillie
derrière l'insertion du cordon ombilical dont la base renferme l'intestin; le foie est rouge et remplit presque tout
l'abdomen. *Dans le cours du mois suivant,* le tronc devient
autant et même plus volumineux que la tête; celle-ci offre
encore un crâne très-renflé; les yeux se montrent comme
deux globules noirs, les narines sont deux petit trous, la
bouche une fente transversale, l'oreille un pertuis légèrement bordé. Déjà le clitoris ou la verge font saillie, la
vulve est perceptible, et à l'extérieur comme à l'intérieur
on peut fort bien reconnaître le sexe, quoique le clitoris
soit aussi saillant alors que le pénis, que la matrice soit
petite et profondément bifide, et que les testicules soient,
comme les ovaires, placés dans l'abdomen au-dessous des
reins. Le bras, la cuisse commencent à paraître; la main,
le pied montrent des doigts bien distincts, sinon séparés,
et plusieurs os offrent des points solidifiés (clavicules,
côtes, mâchoires, etc.). Tout le reste du système osseux
est encore à l'état de cartilage. *A trois mois,* le cerveau
cesse d'être liquide et prend une consistance caséeuse, le
cervelet est bien distinct, la moelle remplit encore toute
la longueur du rachis, la saillie coccygienne disparaît et
l'intestin rentre dans l'abdomen. *A quatre mois,* la moelle
épinière abandonne la partie inférieure du canal vertébral;
les muscles commencent à devenir fibrineux et contractiles; la peau, quoique molle et rouge, se couvre, sur la
tête, d'un léger duvet. Dans le *cinquième mois,* les ongles,
jusqu'alors aussi mous que le derme, prennent de la consistance; les membres abdominaux (y compris les pieds)
commencent à l'emporter en longueur sur les thoraciques;
les oreillettes du cœur, auparavant plus grandes que les
ventricules, se réduisent aux mêmes dimensions; un mé-

conium rougeâtre occupe l'estomac et l'intestin grêle ; le gros présente déjà des bosselures. Ce dernier commence au *sixième mois* à recevoir un méconium brunâtre ; la peau devient alors fibreuse et les cheveux apparents. *A sept mois*, cette membrane cesse d'être aussi rouge, et le tissu cellulaire se garnit de graisse ; la membrane pupillaire se rompt, les paupières se décollent et les testicules abandonnent la région rénale pour se rapprocher de l'anneau inguinal. C'est durant le *huitième mois* que ces organes traversent l'anneau pour parvenir dans le scrotum. A la même époque les ongles atteignent l'extrémité des doigts ; un enduit caséiforme, une sorte de pommade, vient couvrir la peau : c'est une matière sébacée fournie par de nombreux follicules qu'on reconnaît à une foule de points blancs par lesquels on peut faire suinter, à l'aide de la pression, cette matière grasse qu'on avait prise à tort pour un sédiment déposé par les eaux de l'amnios. Jusque-là tout-à-fait lisse, le cerveau offre ici des circonvolutions à sa surface ; mais il est encore rouge et homogène. Au terme de *neuf mois*, la *maturité* complète du fœtus se reconnaît en outre : 1° A l'extérieur, par des proportions un peu plus rapprochées de celles de l'adulte ; la plus grande longueur de la tête fait le quart de la hauteur totale du corps ; les pieds en possèdent la sixième partie ; l'ombilic se trouve assez exactement au milieu de la distance qui sépare le vertex et le bout des pieds étendus (20 pouces). 2° A l'intérieur, les canaux dits artériels et veineux sont fort rétrécis, la valvule du trou botal le couvre complètement, les oreillettes du cœur sont moindres que les ventricules ; le méconium remplit le rectum ; et tout l'intestin, quoique plus court que chez l'adulte (Meckel), est plus long qu'aux âges précédents. La vessie est pleine d'urine, les reins encore lobuleux et gros sont rouges, et leurs deux substances bien distinctes ; on voit aussi deux substances aux capsules surrénales qui sont grandes, jaunâtres

et fermes ; les mamelles sont rouges et contiennent, aussi-
bien que le thymus et la thyroïde, une humeur lactescente.
Le cerveau offre une distinction marquée entre ses substances grise et blanche, il est encore mou et rougeâtre ;
la moelle épinière est blanche, très-ferme et terminée vers
la troisième vertèbre de la région lombaire. Enfin, l'épi-
physe inférieure du fémur est la seule qui présente un
point d'ossification dans son cartilage (Béclard). Le poids
du fœtus à terme est de six livres à peu près : il est susceptible de grandes variations depuis 3 à 4 jusqu'à 11 ou 12
livres. La taille mesurée du vertex aux talons varie de 16
à 22 pouces, terme moyen 18.

Aux autres âges de la vie intra-utérine la taille paraîtrait
susceptible de variations bien plus grandes, si l'on ne
devait plutôt attribuer la dissidence des observateurs à la
difficulté de fixer le terme de la grossesse à l'époque de
l'avortement, et l'époque précise de la mort de l'avorton.
Nous avons pris pour terme moyen, dans l'exposé suivant,
les observations qui offraient le plus d'accord entre elles
et avec celles qui nous sont propres.

A deux semaines, longueur du tronc, 1 ligne $^{1}/_{2}$; à un
mois, 6 lignes ; à deux mois, 18 lignes ; à trois, 36 lignes
ou 3 pouces, en comptant du vertex aux talons ; à quatre,
60 lignes ou 5 pouces ; à cinq, 84 lignes ou 7 pouces ; à
six, 114 lignes ou 9 pouces $^{1}/_{2}$; à sept, 144 lignes ou un
pied ; à huit, 180 lignes ou 15 pouces ; à neuf, enfin,
216 lignes ou 18 pouces. D'après ces données, en prenant
pour unité la taille de l'embryon à la fin du premier mois,
on obtient pour les dix époques ci-dessus mentionnées,
les nombres suivants : $^{1}/_{4}$, 1, 3, 6, 10, 14, 19, 24, 30, 36.
D'où il suit que la rapidité proportionnelle de l'accroissement diminue à mesure qu'on se rapproche du terme de
la vie intra-utérine ; c'est ce dont il est facile de se convaincre en comparant les différences d'un nombre à l'autre :
on trouve ainsi que, de la deuxième semaine à la fin du

premier mois, la taille a quadruplé, qu'elle a triplé dans le cours du deuxième, presque doublé dans le troisième (1); qu'elle n'a acquis que $\frac{2}{3}$ de plus dans le quatrième, $\frac{2}{5}$ dans le cinquième, $\frac{5}{14}$ ou un peu plus de $\frac{1}{3}$ dans le sixième, $\frac{5}{19}$ ou un peu plus de $\frac{1}{4}$ dans le septième, $\frac{1}{4}$ seulement dans le huitième, et enfin rien que $\frac{1}{5}$ dans le neuvième et dernier mois.

§ V. *Fonctions du fœtus.*

La sensibilité du fœtus ne peut guère être mise en jeu, soustrait comme il l'est en grande partie à toute impression extérieure. Ses mouvements, quoique souvent assez violents, ne sont point raisonnés, mais automatiques et instinctifs. Sa caloricité paraît moindre que celle de l'adulte (Edwards).

A. *Nutrition.* Dans les premiers temps de la vie intra-utérine, le fœtus est nourri par la vésicule ombilicale, dont la membrane, semblable à celle des intestins avec laquelle elle se continue, absorbe sans doute le liquide, qui est porté ensuite, par la veine omphalo-mésentérique, jusqu'au cœur de l'embryon. La constance de ces vaisseaux et l'analogie de cette membrane avec le jaune de l'œuf des ovipares rendent cette opinion probable.

Les eaux de l'amnios sont avalées, puisque, chez les animaux domestiques, on trouve des poils du fœtus dans son méconium, et qu'on voit quelquefois dans l'estomac d'autres parties détachées de la surface (Crépin), ou même des excréments reconnaissables (Haller); mais il peut s'en passer, puisque les fœtus astomes et acéphales naissent souvent à terme (Vicq-d'Azyr, Prochaska, Sonderland, et nous-même). Le méconium a été à tort regardé comme

(1) Du 2ᵉ au 3ᵉ mois, il faut remarquer qu'il y a de plus le déploiement des membres inférieurs, encore non compté. Si l'on veut en tenir compte, la taille n'aura pas tout-à-fait doublé, mais acquis plus des trois quarts en sus.

(*Note des éditeurs.*)

un résidu de la digestion des eaux de l'amnios, puisqu'il existait chez des fœtus dont la bouche ou l'œsophage étaient obstrués. Son absence chez les acéphales (Elben) a été regardée à tort comme une preuve de cette digestion; cet excrément visqueux et d'un brun verdâtre est en grande partie formé de bile, et il ne manque que quand le foie est absent lui-même (Tiedemann). Doit-on croire que les eaux dont il est ici question soient absorbées par la peau? L'engorgement des lymphatiques après la ligature d'un des membres du fœtus (Van den Bosch) ne dépend-il pas plutôt de l'embarras de la circulation dans les vaisseaux superficiels? L'affirmative nous paraît probable, et d'ailleurs l'enduit sébacé est souvent si épais et si généralement répandu, qu'il obstrue tous les pores cutanés. L'absorption de ce liquide par les mamelons, son transport dans le thymus et la thyroïde (Oken , Osiander), son élaboration dans les bronches , ne sont que des conjectures.

La source principale de l'alimentation du fœtus paraît être le sang de la mère porté dans le placenta et absorbé par les pores de quelques radicules de la veine ombilicale, en même temps qu'une égale quantité est dégorgée ou exhalée par les artères du même nom. En effet, d'une part, le fœtus d'une femme variolée ou syphilitique naît souvent avec la variole ou la syphilis , et la pléthore de la mère entraîne celle du fœtus , l'engourdit et peut même le faire périr. D'autre part , quelques faits prouvent que le fœtus est mort exsangue par suite d'hémorrhagie mortelle chez la mère, et les exemples de fœtus nés vivants après rupture et *cicatrisation* du cordon paraissent controuvés. Enfin , l'injection de l'eau ou du mercure transmet la liqueur non-seulement de la veine ombilicale dans les artères du même nom ou des artères dans la veine, mais encore dans le tissu spongieux du placenta , et de-là dans les sinus utérins , comme je l'ai plusieurs fois expérimenté.

La femme fournit donc du sang à son fruit sans qu'il y

ait, comme on l'a soutenu, anastomose entre leurs vaisseaux ; elle lui fournit aussi un autre principe non moins
essentiel à la vie : en effet, bien que le sang contenu dans
les artères ombilicales se dépouille, dans le placenta,
d'une partie des matériaux impropres à la nutrition qu'il
renferme, ces artères ne pousseraient encore dans la veine
ombilicale qu'un fluide épuisé par son emploi précédent
s'il n'était vivifié de nouveau ; mais il répare ses pertes en
traversant leurs capillaires baignés, dans le tissu du placenta, par le sang maternel dont ils absorbent l'oxigène,
comme, chez les poissons, ceux des branchies absorbent
l'oxigène de l'eau. Ce fait est prouvé par les exemples
nombreux de fœtus morts d'*asphyxie avec pléthore*, après
que la mère avait succombé à une hémorrhagie causée par
le décollement du placenta, absolument comme après la
compression prolongée du cordon ombilical.

Le fœtus possède aussi en lui-même un organe dépura-
teur du sang ; le foie est indubitablement un organe
d'hématose (Bichat), et l'on peut considérer la bile qu'il
sécrète pendant la vie intra-utérine comme un résidu de
cette dépuration. Tiedemann et Gmelin pensent qu'il en
est ainsi même chez l'adulte.

B. *Circulation.* 1° *Circulation placentale.* Les artères
utérines, continuées avec les artères de la caduque et
les utéro-placentales (*fig.* 10), fournissent le sang qui
s'exhale, soit en forme de rosée aqueuse dans l'amnios,
soit, plus abondamment et en nature, dans le tissu spongieux du placenta. Là il baigne les radicules des vaisseaux
ombilicaux du fœtus, *vivifie*, par son contact médiat, le
sang déjà usé qu'ils contiennent, et *fournit* une certaine
quantité de matériaux *en nature* à la veine qui l'absorbe,
comme les veines mésentériques absorbent le chyle chez
l'adulte (Sabatier). Ce sang maternel, dépouillé de son
oxigène et d'une partie de sa substance, est de plus mélangé avec le résidu qu'exhalent les artères ombilicales ;

attiré ensuite par les larges veines qu'on nomme *sinus utérins*, et qui, comme toutes les veines, jouissent sans doute d'une force absorbante, il traverse les larges orifices de la membrane pulpeuse du placenta, celles non moins larges des sinus (*fig.* 10), et rentre dans le torrent circulatoire de la mère.

2° *Circulation fœtale*. Dans les premiers temps de la vie intra-utérine, le cœur de l'embryon n'est qu'un renflement des vaisseaux ombilicaux, et la crosse de l'aorte est représentée, dit-on, par cinq paires d'arcades comme l'artère branchiale des poissons, de sorte que la circulation ressemble alors à celle de ces vertébrés (Ratke, Baër, Burdach). Plus tard se forment le ventricule droit et l'artère pulmonaire. Il n'y a d'abord qu'une oreillette partagée par une cloison incomplète, qui est la valvule d'Eustachi, et la veine cave inférieure s'ouvre dans la loge gauche; plus tard, une cloison descend entre les deux oreillettes et repousse la veine à droite; mais le trou ovale ou trou de Botal laisse encore passer à gauche le sang de ce vaisseau; une valvule qui s'élève du bord inférieur de ce trou diminue peu à peu la liberté du passage; à la naissance, elle est assez grande pour le couvrir entièrement; mais elle se laisse facilement pousser de droite à gauche, et ne ferme l'ouverture que quand elle est poussée en sens inverse comme après la naissance. Abstraction faite de ces modifications, voici quelle est la marche du sang chez le fœtus (*fig.* 16).

Née du placenta, la *veine ombilicale* marche le long du cordon jusqu'à l'ombilic, pénètre dans l'abdomen, et monte derrière le péritoine jusqu'à la scissure horizontale du foie, s'y enfonce, et se divise en trois branches principales: l'une continue le même trajet et va s'ouvrir dans la veine cave inférieure, c'est le *canal veineux*, qui doit s'oblitérer chez l'adulte; les deux autres sont latérales, la gauche s'abouche avec la branche horizontale

du T de la veine porte ; la droite, qui chez l'adulte forme
la continuation de cette même branche horizontale, se
distribue, ainsi que les rameaux de la gauche, dans
toutes les parties du foie, produit une multitude de capillaires qui s'anastomosent avec ceux des veines sus-hépa-
tiques, lesquelles se jettent dans la veine cave, un peu
au-dessus du canal veineux ; de façon que tout le sang de
la veine ombilicale passe dans cette veine cave, soit directement par le canal veineux, soit indirectement par les
anastomoses de la veine porte avec les veines sus-hépati-
ques. La veine cave inférieure le porte, en grande partie,
dans l'oreillette gauche ; à travers le *trou ovale,* qui se
trouve au voisinage de son orifice, l'oreillette gauche le
pousse dans le ventricule de son côté, qui le transmet à
la crosse de l'aorte, d'où il passe presque tout entier dans
les artères céphaliques et brachiales. Altéré par les phénomènes de la nutrition de la tête et des membres supérieurs, le sang redescend dans les veines jugulaires et
sous-clavières jusque dans la veine cave supérieure, qui
le jette dans l'oreillette droite : là il est mélangé avec un
peu de celui que transportait la veine cave inférieure ;
puis il entre successivement dans le ventricule droit et
l'artère pulmonaire. Celle-ci fournit deux faibles colonnes
de sang aux poumons alors petits et sans action ; la majeure partie suit son trajet primitif, en parcourant un
prolongement de l'artère pulmonaire nommé *canal artériel,*
lequel s'ouvre dans l'aorte à la fin de sa crosse, et jette
ainsi dans l'*aorte descendante* la colonne de sang qu'il contenait. Cette colonne, qui a déjà servi à la nourriture des
parties supérieures, quoique mélangée à une portion de
celui que le ventricule gauche a poussé dans la crosse de
l'aorte, nourrit moins efficacement les membres inférieurs
auxquels elle est destinée ; de là, sans doute, la prépondérance de celles-là sur ceux-ci, prépondérance qui
diminue à mesure que la grossesse avance, que le trou

ovale et le canal artériel se rétrécissent. Tout le sang de l'aorte inférieure ne rentre pas au cœur par la veine cave abdominale ; une partie est éliminée par les artères iliaques internes, dont le prolongement porte le nom d'*arières ombilicales*. Plus volumineuses que les iliaques externes, elles se recourbent sur les côtés de la vessie, et remontent avec l'ouraque entre le péritoine et les parois abdominales jusqu'à l'ombilic ; après avoir traversé cette ouverture, elles parcourent en spirale toute la longueur du cordon jusqu'au placenta.

§ VI. *Attitude et dimensions du fœtus à terme.*

A. *Généralités.* On entend par *attitude* la disposition respective du tronc et des membres du fœtus dans le sein de sa mère. Dans les mesures précédemment énoncées, nous avons supposé l'enfant complètement étendu et redressé ; considéré ainsi, il est à peu près fusiforme : l'extrémité la plus mince répondant aux pieds, la plus volumineuse, ou du moins la plus consistante, à la tête ; très-flexible sur sa face antérieure, il l'est aussi latéralement, mais fort peu en arrière. Ces considérations sont souvent d'une grande importance dans la pratique ; mais la véritable attitude de l'enfant dans la matrice est telle qu'il occupe le moins d'espace possible. Courbé, ramassé sur sa face antérieure, il tient la tête fléchie sur le devant du thorax, le tronc courbé en avant, les bras abaissés sur les côtés, les avant-bras et les mains fléchis et souvent eroisés devant le sternum, les cuisses relevées sur l'abdomen, les jambes fléchies sur les cuisses et parfois croisées, de sorte que chaque talon est devant la fesse opposée, les pieds fortement fléchis vers le devant des jambes, et portés, en outre, dans une forte adduction.

Ainsi pelotonné, le fœtus a une forme *ovoïde*, dont la plus petite extrémité répond au vertex ou à la région occipito - pariétale ; la plus grosse répond aux fesses (*Voy. fig.* 22, 24 et 28).

B. *Extrémité céphalique du fœtus.* La tête du fœtus, séparée du tronc et dépouillée des parties molles, a une forme cylindroïde ou conoïde, telle que la base du cône est représentée par la face et le sommet par l'occiput, au centre duquel se trouve la fontanelle occipito-pariétale (*fig.* 19, 20).

Régions. 1° Face supérieure ou *vertex* (*fig.* 21), ovale, offrant partie des frontaux, les pariétaux et leurs bosses, partie de l'occipital, une suture ou commissure médiane, longitudinale (sagittale), séparant en devant les os frontaux, puis les pariétaux ; croisée à la fin de son tiers antérieur (bregma) par une autre suture transversale (fronto-pariétale) ; bifurquée en arrière et donnant naissance aux branches de la suture occipito-pariétale (lamboïde) ; offrant de plus, à la première décussation des sutures, un espace membraneux quadrangulaire et allongé dans le sens antéro-postérieur (fontanelle antérieure, ou bregmatique, ou fronto-pariétale), et à la bifurcation de la suture médiane un autre espace membraneux, moins large que le précédent et de forme triangulaire (fontanelle postérieure ou occipito-pariétale). La peau chevelue qui recouvre cette région n'empêche pas, pour l'ordinaire, de sentir les inégalités dont il vient d'être question.

2° *Base du crâne.* Ovale, adhérente au reste du tronc par le rachis et les parties molles ; libre seulement de l'occiput à la nuque dans l'étendue d'un pouce et demi environ, et du menton au larynx dans une étendue à peu près semblable, mais qui peut s'accroître encore par le refoulement des parties molles vers le rachis. Sur le squelette, on y voit la protubérance occipitale, située plus bas que l'occiput proprement dit, le trou occipital, la fosse gutturale et la fosse palatine, encadrée par la base de la mâchoire inférieure.

3° *Face proprement dite.* Egalement ovale, plus étendue de haut en bas qu'en travers, plus large au front que partout ailleurs, offrant les bosses frontales et la suture médiane du front, le nez, les yeux ou leurs orbites (squelette), les joues ou les pommettes, la bouche et le menton ou les arcades alvéolaires (squelette).

4° *Régions latérales ou temporales.* Irrégulièrement triangulaires si l'on y fait entrer les côtés de la face proprement dite, elliptiques si l'on en fait abstraction (*fig.* 19), elles présentent la fosse temporale, la fontanelle temporale, petite et quadrangulaire, recouverte par un muscle épais, la suture écailleuse et la fontanelle occipito-mastoïdienne, plus superficielle, petite, allongée, quadrangulaire. On y trouve, en outre, l'apophyse zygomatique, l'articulation temporo-maxillaire, et surtout l'oreille qui en marque la limite inférieure.

Dimensions (1). Du menton à la fontanelle postérieure (*diamètre occipito-mentonnier*), 4 pouces ¹/₂. Du milieu du front à l'occiput (*diamètre-occipito-frontal*), 4 pouces; d'une bosse pariétale à l'autre (*diamètre bi-pariétal ou transverse*), 5 pouces ¹/₄. D'une oreille à l'autre (*base du crâne*), 2 pouces ¹/₄. De la fosse gutturale (avec quelque épaisseur de parties molles) à la partie supérieure de l'occiput, au bregma, au front (*diamètres gutturo-susoccipital, g-bregmatique, g-frontal*), 3 pouces ¹/₄. Du bord postérieur du trou occipital au bregma, au front, au nez, au menton (*diamètres sous-occipito-bregmatique, s-o-*

(1) Nous avons mesuré avec soin les diamètres *occipito-mentonnier*, *occipito-frontal et bi-pariétal* sur vingt-six enfants nouveau-nés et vivants ; mais ces mesures ne s'accordent pas tout-à-fait avec celles de ces mêmes diamètres indiquées par Dugès.

Voici le résultat de nos mesures :

	MAXIMUM.	MINIMUM.	TERME MOYEN.
Diamètre occipito-mentonnier	4 pouc. 10 lig.	4 p. 8 lig.	4 p. 8 lig.
Diamètre occipito-frontal	4 pouc. 3 lig.	3 p. 11 lig.	4 p. 1 lig. 1₂2.
Diamètre bi-pariétal............	3 pouc. 6 lig.	3 p. 1 lig. 1₂2.	3 p. 4 lig.

(Note des éditeurs.)

frontal, *s-o-nasal, s-o-mentonnier*), 5 pouces ¹/₄ à 5 pouces ¹/₄. Du menton au haut du front (*diamètre fronto-mentonnier*), 3 pouces ¹/₄. D'une apophyse zygomatique à l'autre (*diamètre bi-malaire*), 3 pouces. Ces dimensions sont quelquefois plus fortes, quelquefois moindres ; et, dans tous les cas, la mobilité des os du crâne fait que, par la pression, chacun de ces diamètres peut diminuer de 3 à 4 lignes, et même de 6 à 7 (Thouret), mais ce n'est guère que quand la putréfaction ou l'ouverture du crâne ont donné à cette partie une souplesse anormale : dans l'état sain, toute diminution d'un diamètre amène une augmentation proportionnelle dans les autres. Aussi la tête, presque ronde quand l'enfant naît par les pieds, est-elle fort allongée quand il est né par la tête, surtout après un long travail. Cette déformation ne comprime l'encéphale d'une manière fâcheuse que quand elle est très-considérable et très-brusquement opérée.

Mouvements. Il y en a quatre essentiels à connaître : 1° la flexion, qui peut être portée assez loin, c'est-à-dire jusqu'à ce que le menton touche le sternum ; 2° l'extension, qui peut aller jusqu'au renversement complet de l'occiput sur le dos ; 3° l'inclinaison latérale, qui est fort bornée ; et 4° la rotation, qui peut aller sans danger jusqu'à porter le menton sur l'une ou l'autre épaule, mais point au-delà. Le premier et le deuxième mouvement s'exécutent en partie au moyen de l'articulation de l'atlas avec l'occipital, et en partie au moyen de toutes les articulations des vertèbres cervicales ; ces dernières vertèbres produisent seules l'inflexion latérale. Quant à la rotation, elle est due en partie à la torsion de la colonne cervicale, et en plus grande partie au glissement de l'atlas sur l'axis.

C. *Extrémité pelvienne ou pelvis du fœtus.* Elle est formée par les fesses, au-devant desquelles sont souvent les pieds. La forme générale en est sphéroïdale, elliptique transversalement, la consistance mollasse, et les dimensions réductibles. On y voit, entre deux surfaces hémisphériques, un sillon antéro-postérieur, offrant au centre l'anus, en arrière la saillie du coccyx perceptible au toucher et surmontée de la surface dure et inégale du sacrum, en avant les organes génitaux et les membres inférieurs : ceux-ci peuvent être étendus devant le tronc, fléchis en double devant l'abdomen, ou tout-à-fait développés, ou développés à demi, de sorte que le genou en est la partie la plus basse. Ces variations rendent fort incertaines les dimensions du diamètre *antéro-postérieur*. Le *transverse* ou *bis-iliaque* est le plus fixe et le plus considérable; il a environ 4 pouces.

D. *Face antérieure*. Le tronc ne s'y découvre point quand le fœtus est pelotonné. On y voit les membres supérieurs et inférieurs fléchis, rapprochés, et entre eux les anses du cordon ombilical.

E. *Face postérieure*. Plus régulière, plus convexe que l'antérieure, elle appuie souvent sur les parois utérines et abdominales de la mère, et permet à l'observateur d'entendre, par l'auscultation médiate ou immédiate, les battements du cœur du fœtus. On y sent la rangée médiane des apophyses épineuses du rachis, et sur les côtés, les omoplates, les dernières côtes et les flancs.

F. *Faces latérales*. On peut à peine y comprendre les côtés du cou, qui se trouve comme caché entre la tête fléchie et le thorax; la hanche, qui termine en bas ces régions, appartient à l'extrémité pelvienne; restent donc 1° le flanc, partie mollasse limitée par le bassin, d'une part, et les côtes, d'autre part; 2° le côté du thorax, dont les côtes peuvent être senties à travers la peau et les muscles; 5° l'épaule et le membre supérieur, qui constituent la portion la plus remarquable de cette région, comme nous le verrons par la suite.

Ici se termine l'exposé physiologique de la conception et de la grossesse; avant de passer à la section suivante, nous allons présenter l'ensemble des signes qui peuvent faire présumer la perte de la virginité et la présence d'un fœtus dans la matrice, et indiquer les moyens d'acquérir la certitude la plus complète possible.

ARTICLE III. Résumé médico-légal des signes de la conception et de la grossesse.

§ Ier. Signes de la défloration.

1° Signes rationnels. Changement dans le tempérament et la constitution; guérison de certaines névroses (hystérie, chlorose, épilepsie, etc.); voix plus forte; cou plus gros; transpiration plus odorante; caractère plus décidé; passions plus violentes.

2° Signes sensibles. Mamelles plus grosses, plus molles, marquées de veines plus apparentes; auréole et mamelon plus saillants, plus tuberculeux, plus bruns.

Vulve plus ouverte; grandes lèvres et nymphes plus molles et plus allongées; poils plus longs et plus frisés; membrane muqueuse plus humide, grisâtre ou bleuâtre; fourchette relâchée; clitoris plus saillant; orifice vaginal plus large; hymen remplacé par les caroncules myrtiformes; vagin flasque, mou, large; rides effacées en arrière, molles en avant.

Matrice plus basse, plus grosse, plus pesante; col plus épais; orifice double en largeur (6 lignes); menstrues plus abondantes, plus régulières; fleurs blanches et maladies de l'utérus plus ordinaires.

3° Sur le cadavre on observe des cicatrices ou des traces de corps jaunes dans les ovaires. On a trouvé le sperme masculin dans l'utérus et les trompes qui étaient plus rouges que de coutume, et parfois appliquées à l'ovaire.

A ces signes, si vous ajoutez ceux de violences récentes, des déchirures saignantes ou en suppuration à l'hymen, aux nymphes, aux grandes lèvres, des meurtrissures aux mêmes parties et au périnée, au mont-de-Vénus, aux mamelles, ou bien à la face, aux bras et aux cuisses, vous aurez le tableau des signes d'un *viol* présumable.

La *virginité* peut se reconnaître à des signes opposés aux précédents, comme la fermeté et le volume médiocre des mamelles et des mamelons, les poils peu abondants et souvent couchés du mont-de-Vénus, la consistance et la brièveté des grandes lèvres et des nymphes, l'avancement de la fourchette, et en général la petitesse de la vulve, la couleur rosée de son intérieur, la présence de l'hymen et l'étroitesse extrême de l'orifice du vagin, qui n'admet pas aisément le bout du doigt, la fermeté des parois de ce canal et de ses rides transversales, sa constriction plus grande en bas qu'en haut, la petitesse et la légèreté de l'utérus, etc., etc. Il est bon de savoir que quelques-uns de ces signes disparaissent momentanément (époque menstruelle) ou définitivement (maladies locales), sans véritable défloration, comme aussi il en est qui résistent parfois à l'union sexuelle. La solution du problème est donc toujours conjecturale, et doit être appuyée sur l'ensemble des caractères énumérés ci-dessus.

§ II. *Signes de la conception et de la grossesse.*

1° *Signes rationnels.* Horripilations, coliques, chaleur hypogastrique, etc., après le coït. Dans les semaines suivantes : inappétence, goûts dépravés ; nausées, vomissements, pléthore, sang couenneux, etc. ; aménorrhée, mamelles gonflées, douloureuses, sécrétant un fluide lactescent ; transpiration d'une odeur acide ; urine jumenteuse ; éphélides à la face (masque), quelquefois anaphrodisie ; quelquefois salacité plus grande.

2° *Signes sensibles.* Augmentation du ventre ; mouvements du fœtus ; battements du cœur et du placenta perçus par l'auscultation. Abaissement d'abord, puis élévation de l'utérus ; accroissement du corps de cet organe ; arrondissement de l'orifice externe ; raccourcissement graduel, et enfin effacement du col ; ballottement du fœtus.

Ces signes ne sont pas tous également valables : parmi les rationnels, l'aménorrhée ou suspension des menstrues tient le premier rang. Il est rare que cette évacuation persiste pendant toute la grossesse, mais on observe assez souvent encore une menstruation après la conception ; on a vu aussi la menstruation continuer pendant la grossesse, et l'on cite même des femmes qui n'étaient réglées qu'alors (Deventer). Parmi les signes sensibles, le ballottement du fœtus est le seul caractéristique de la gestation vraie et utérine. En effet, les résultats de l'auscultation manquent en partie si le fœtus est mort ; s'il est vivant, ils existent même dans la grossesse extra-utérine : les changements du col et du corps de la matrice, bien propres à faire discerner la grossesse de l'hydropisie et de la tympanite, ne suffiraient plus pour en distinguer l'hydromètre, les hydatides, la mole, etc. (Voy. la *Partie pathologique*.)

Le ballottement et la plupart des autres signes sensibles s'acquièrent au moyen de l'opération suivante.

§ III. *Toucher.*

On nomme ainsi l'introduction du doigt dans les organes génitaux pour reconnaitre l'état du col de l'utérus et des parties environnantes, souvent même de tout l'organe et des corps qu'il contient ; opération employée dans le diagnostic de la grossesse, de l'accouchement et des maladies des autres organes contenus dans le bassin.

Le toucher se pratique sur la femme debout ou couchée. Dans le premier cas, le poids des parties les rapproche de l'extérieur ; le chirurgien s'agenouille alors devant la femme. Dans le deuxième cas, il se place au côté droit de son lit, pour toucher de la main droite, *et vice versâ*.

Le toucher s'opère ordinairement à l'aide du doigt indicateur enduit d'un corps gras ou mucilagineux. Ce doigt étendu est d'abord porté à plat entre les deux cuisses, de manière que son bord radial appuie sur le périnée ; ramené ensuite en avant, il pénètre naturellement dans la vulve en écartant doucement les grandes lèvres, puis se plonge dans ia *partie postérieure* de cette fente qui correspond à l'entrée du vagin. Quand le doigt a pénétré ainsi dans la direction de l'axe du détroit inférieur, il faut souvent lui donner une direction opposée, c'est-à-dire porter son extrémité libre en avant et en haut, en même temps que sa base, poussée en arrière, refoule sur son bord cubital la fourchette et le périnée. Pendant ce temps, les autres doigts, ployés dans la main, appuient sur le périnée et l'anus, les repoussent en haut, et raccourcissent ainsi la longueur du vagin ; le pouce est étendu au-devant de la vulve et du mont-de-Vénus. Dans certains cas, pour pénétrer plus avant dans le vagin, on est forcé d'introduire le médius avec l'indicateur, et quelquefois même il faut y porter toute la main. On facilite aussi l'accès du col de la matrice, et on mesure le volume de cet organe en portant l'autre main sur le ventre, et déprimant, à travers les parois abdominales, le fond du viscère, qu'on fixe d'ailleurs ainsi plus exactement entre les doigts opposés. Quand l'utérus est peu volumineux encore, la main libre est placée à plat sur l'hypogastre, le bout des doigts vers l'ombilic ; on abaisse ceux-ci vers l'excavation pelvienne, en profitant d'une expiration forte et brusque que l'on fait exécuter à la femme (Rœderer). Pour opérer le ballottement, le doigt introduit dans le vagin soulève, à travers les parois de l'utérus, la tête de l'enfant, et lui donne une impulsion qui l'élève dans les eaux de l'amnios ; la tête retombe ensuite sur le doigt, et l'on rend cette chute plus rapide en appuyant de l'autre main sur l'hypogastre ; soin du reste assez inutile pour cette exploration. Mais cette main peut pratiquer seule une sorte de *toucher extérieur*, et reconnaître les mouvements spontanés de l'enfant. Pour cela, elle sera appliquée à plat sur l'hypogastre ou l'ombilic, et exercera de temps en temps quelques compressions légères ; en l'appliquant froide et en choisissant le matin, on excite plus aisément ces secousses. Ce sont, en effet, tantôt des percussions plus ou moins brusques, tantôt de simples impulsions, quelquefois visibles par les inégalités qu'elles produisent au-dehors, qui caractérisent ces mouvements. On sent qu'elles sont dues à des surfaces *dures, étroites,* presque sans bruit et *sans vibration* aucune ; on les distingue ainsi des contractions intestinales et des borborygmes.

§ IV. *Signes des diverses époques de la grossesse.*

Pendant les deux premiers mois, diagnostic fort obscur, ventre élargi, météorisme (Baudelocque) ; utérus *abaissé* dans le bassin, un peu plus volumineux que de coutume ; orifice fermé, un peu plus arrondi, plus chaud que dans l'état habituel.

A la fin du troisième mois, fond de la matrice au niveau du bord supérieur des pubis.

Fin du quatrième. Utérus dans l'hypogastre ; mouvements spontanés du fœtus sentis *par la mère; percussions, frottements, reptation;* le *ballottement* commence à devenir sensible pour l'accoucheur.

Fin du cinquième. Utérus touchant aux limites inférieures de la région ombilicale. Le col de l'utérus *s'élève* dans le vagin.

Fin du sixième. Utérus parvenu à l'ombilic. La ligne blanche s'élargit par l'écartement des deux muscles droits, qui laissent entre eux, vers l'ombilic, un espace rhomboïdal de plus en plus considérable ; souvent l'ombilic s'éraille et fait une saillie en forme de sac herniaire, qui quelquefois persiste après l'accouchement. Les mouvements spontanés de l'enfant peuvent dès-lors être sentis *par l'accoucheur.*

C'est alors aussi que l'auscultation, soit médiate (stéthoscope), soit immédiate (oreille nue), fait entendre les battements doubles (auriculo-ventriculaires) du cœur du fœtus, dont la fréquence égale celle des oscillations qu'exécute le balancier d'une montre (Kergaradec), et les battements simples avec bruit de soufflet et isochrones à ceux du pouls de la mère, qui dépendent de la circulation placentale.

Ces derniers sont fixes comme l'insertion du placenta. Le siége des premiers est fort mobile ; il faut quelquefois le chercher long-temps. Ce siége est la partie de l'utérus sur laquelle appuie le dos du fœtus : on peut s'en assurer chez l'enfant nouveau-né. Ces battements ne se transmettent qu'au travers des parois solides de l'utérus et de l'abdomen, et non à travers les eaux de l'amnios. Il peut donc être nécessaire quelquefois de faire alors tenir la femme debout, pour que le dos du fœtus retombe en avant.

Le col utérin commence à diminuer de longueur : son orifice externe s'élève d'autant plus ; il s'arrondit aussi davantage et devient quelquefois béant chez la femme déjà mère ; l'orifice interne ou le cercle qui le remplace est plus exactement fermé, et il en est ainsi jusque vers la fin de la gestation.

Fin du septième. Epoque de la prétendue culbute. Le toucher et l'inspection anatomique prouvent que le fœtus a la tête en bas dès les premiers mois de la grossesse ; sa légèreté, l'épaisseur du col utérin et l'obscurité du diagnostic dans les premiers mois, avaient fait croire le contraire.

Utérus arrivé aux confins de l'épigastre. Le ventre offre souvent une *fluctuation* un peu *sourde,* qui diffère sensiblement de celle que donne l'ascite, et la percussion lui fait rendre un *son mat,* qui distingue cet état de météorisme.

Fin du huitième. Utérus dans l'épigastre ; col presque tout développé, élevé, dirigé vers la concavité du sacrum, arrondi, béant, mais à bords fort épais. L'eau de l'amnios ayant diminué, les membres du fœtus forment souvent des bosselures, des reliefs reconnaissables à travers les parois abdominales.

Fin du neuvième. Ventre abaissé ; utérus sous l'épigastre ; orifice utérin plus accessible, arrondi, souvent ouvert, à bords encore épais ; paroi du col fort minces, permettant de sentir que la tête de l'enfant s'est engagée dans le détroit supérieur ; soulagement et mieux-être de la mère qui se sent plus agile et plus légère. L'accouchement est alors prochain. Il faut noter que, chez la femme dont les parois abdominales ont été relâchées par des grossesses antécédentes, l'utérus ne monte jamais aussi haut que chez les primipares, parce qu'il s'incline davantage en avant.

§ V. *Signes de la mort du fœtus pendant la gestation.*

(Les signes contraires indiquent la *vie*.)

A. *Signes rationnels.* Causes présumables de la mort : syphilis constitutionnelle ou autre maladie très-grave de la mère ; violences extérieures très-considérables ; haleine fétide, bouche mauvaise, teint plombé, anorexie, malaise, diarrhée, pléthore, état fébrile, affaissement permanent des mamelles et du ventre.

B. *Signes sensibles.* Immobilité du fœtus, même sous l'influence d'un courant galvanique (Baudelocque neveu) ; absence des battements du cœur à l'auscultation ; poids incommode tombant du côté où se couche la malade ; utérus relâché et mobile (cessation de l'érection et de l'orgasme entretenus par la vie du fœtus). Tous ces signes sont équivoques, et leur ensemble peut seul fournir d'assez fortes probabilités ; il en est de plus positifs, mais qui appartiennent à la section suivante.

SECTION TROISIÈME.

ACCOUCHEMENT.

Par *couches* ou *accouchement* (*puerperium*), on doit entendre la série des phénomènes qui précèdent immédiatement, accompagnent et suivent de près la sortie du produit de la conception. Le terme de *parturition* (*travail puerpéral*) doit être réservé à l'acte par lequel la femme se débarrasse par elle-même, ou est artificiellement délivrée d'un *part*, c'est-à-dire d'un enfant. Dans le premier cas, la parturition est dite *spontanée, naturelle*, et c'est la seule qui doive en ce moment nous occuper ; on la nomme *artificielle, manuelle* ou *instrumentale* dans le second cas. Un seul accouchement peut offrir une seule ou plusieurs parturitions (jumeaux) ; de-là les dénominations d'accouchements *unipare* et *multipare*.

ARTICLE Ier. — Circonstances communes à la mère et à l'enfant.

§ Ier. *Epoque.*

Ordinairement l'accouchement a lieu à la fin du neuvième mois ou vers le deux cent soixante-quinzième jour de la grossesse ; mais cette époque varie indubitablement chez divers individus, comme on s'en est assuré chez les animaux domestiques. Chez la femme, on peut rarement préciser la durée de la grossesse, à cause de l'incertitude du moment réel de l'imprégnation : on en est réduit à compter de deux semaines environ après la dernière apparition des menstrues ; mais je suis convaincu que les règles paraissent assez souvent une fois encore après la conception. Au reste, l'époque la plus *tardive* est portée par les jurisconsultes jusqu'à la fin du dixième mois. La plus précoce, pour que l'enfant puisse vivre, est la fin du sixième : il est faux que l'enfant soit alors plus *viable* qu'à huit mois ; ses organes sont d'autant plus parfaits et sa résistance vitale d'autant plus grande, qu'il est plus voisin de l'époque de neuf mois. Avant cette époque, l'accouchement est dit *prématuré* ; avant le septième mois, il porte le nom d'*avortement*, le fœtus n'étant point viable alors.

§ II. *Causes déterminantes.*

On les a cherchées dans des mouvements violents du fœtus excités par la faim, le besoin de respirer, d'évacuer le méconium, etc. ; mais un fœtus mort n'est pas porté plus long-temps qu'un vivant. On les a attribuées à des limites hypothétiques prescrites par la nature, à la *distension* des fibres utérines, soit dans l'ensemble (Loder, etc.), soit successivement dans celles du corps et du col (Baudelocque) ; mais la matrice s'agrandit *activement*, par nutrition, et non *passivement* et mécaniquement. Qu'entend-on par des bornes posées par la nature à cet accroissement ? Une grande quantité d'eau ne cause point l'accouchement prématuré ; les jumeaux viennent souvent à terme, quoique la matrice soit plus distendue que de coutume : il est seulement vrai de dire que cette distension, si elle est trop rapide, peut parfois abréger la durée de la grossesse. Il est probable que les causes déterminantes sont : 1° du côté du fœtus et de l'œuf, une maturité semblable à celle des graines et des fruits ; l'oblitération d'une partie des vaisseaux du placenta (filaments solides), le rétrécissement des canaux artériels et veineux, du trou de Botal, etc., qui entraînent des changements dans la circulation, engorgent les vaisseaux utérins et stimulent la *matrice* (Chaussier) ; 2° du côté de celle-ci, le perfectionnement enfin achevé de son *organisation* musculaire, et le complément de ses nouvelles propriétés contractiles (Lobstein). Long-temps à l'avance elle essayait ses forces, opérait de légères contractions (*voy. ci-après*) ; enfin, elle est devenue capable d'un travail soutenu. Ajoutez à cela l'habitude de la menstruation qui, pendant la grossesse, produit des *nisus* périodiques (voy. *Avortement*), et qui, à la neuvième époque menstruelle, peut décider ainsi le travail (Stenzel).

ART. II. — Circonstances relatives à la mère.

§ Ier. *Causes efficientes.*

Ce sont évidemment les contractions de la matrice, aidées plus ou moins de celles des muscles abdominaux, qui sont expirateurs, et non du diaphragme, qui est éminemment inspirateur (Bourdon). Quand l'utérus est inerte, ces muscles ne peuvent rien ; leur effet momentané est détruit aussitôt qu'ils cessent d'agir, si ce viscère ne le conserve pas ; aussi la facilité de la parturition n'est-elle pas en rapport avec la vigueur apparente, ni la taille de la femme. Au contraire, la matrice peut, à elle seule, expulser le fœtus (coma, paresse, pusillanimité, etc.) L'enfant est passif dans l'accouchement, puisqu'un enfant mort naît aussi aisément qu'un vivant (Ant. Petit), pourvu qu'il ne soit pas ramolli à l'excès par la putréfaction.

§ II. *Conditions nécessaires.*

C'est le bon état des moyens d'expulsion que nous venons d'indiquer. Les affections morales et les mouvements fébriles diminuent et arrêtent souvent les contractions utérines et musculaires ; il en est de même d'une distension excessive de la matrice ou même de la vessie. C'est encore la liberté des passages, la dilatabilité des parties molles, leur direction convenable (voy. *Partie anatomique*), et la bonne conformation, la bonne direction de l'excavation pelvienne et des détroits (*ibidem*).

L'absence de ces conditions ou des accidents imprévus forcent assez souvent l'art d'intervenir dans la terminaison de la parturition. On peut estimer la fréquence de ces accouchements artificiels, eu égard aux naturels, :: 1 : 70 ou 80 environ.

§ III. *Phénomènes maternels de l'accouchement.*

On peut diviser ces phénomènes en cinq périodes distinctes : 1° *prodromes*, 2° *préparation*, 3° *expulsion du fœtus*, 4° *délivrance*, 5° *suites*. La deuxième et la troisième constituent à elles deux le *travail puerpéral* ou *parturition* proprement dite.

PREMIÈRE PÉRIODE. — *Prodromes ou signes précurseurs de la parturition.* Leur durée varie depuis quelques heures jusqu'à plusieurs jours ; ils manquent quelquefois, ou bien se bornent à un peu plus d'aisance et de légèreté dans les mouvements. Un état général d'excitation quelque peu fébrile, une sorte de *molimen* (qui, comme presque tout mouvement fébrile, se déclare ordinairement le soir ou la nuit) précède ordinairement le travail. L'utérus s'abaisse de plus en plus, le col s'amincit, son orifice s'arrondit, s'entr'ouvre ; ses bords s'engorgent un peu, mais deviennent plus souples et plus mous ; toutes les parties extérieures s'humectent de mucosités plus abondantes ; le ventre durcit par intervalles dans tous les points qui répondent au globe utérin ; dans le même moment, l'orifice se roidit et les membranes se tendent ; en même temps aussi se prononcent de légères douleurs dans l'abdomen et dans les reins (*mouches*) : de fréquentes envies d'uriner annoncent que la vessie est comprimée ; souvent la compression du rectum empêche la défécation.

DEUXIÈME PÉRIODE. — *Invasion du travail et préparation à l'expulsion.* Elle peut durer de demi-heure à cinq ou six

heures (1). Augmentation de la fréquence et de la force
du pouls, surtout pendant chaque douleur; alors chaleur
et même sueur générale, rougeur de la face augmentée
par les efforts, les cris, l'agitation. Dans l'intervalle des
douleurs, inappétence et parfois vomissement. En même
temps, développement des quatre principaux phénomènes
suivants :

1° *Douleurs*. Un sentiment de crampe plus ou moins
forte accompagne chaque contraction de la matrice; on l'a
attribué au décollement des secondines, à la distension de
l'orifice, etc. : c'est une crampe analogue à celle de l'estomac (gastrodynie), des intestins (coliques) et des muscles
des membres. Comme les muscles, l'utérus se contracte
sans douleurs quand il se contracte faiblement; les secondines lui sont unies par des vaisseaux pulpeux et insen-
sibles; l'introduction de la main dans sa cavité ne cause
aucune sensation comparable à celle qu'amènent les contractions spontanées, et ces contractions développent de
véritables *douleurs* dans des cas où rien ne presse et ne
distend l'orifice du viscère (tranchées utérines).

Les douleurs ou contractions commencent ordinairement
par le fond de l'utérus (vers l'ombilic), et se propagent
vers la région pelvienne. Leur nombre, leur fréquence,
leur durée sont très-variables. Ordinairement elles sont
d'abord courtes (une à deux minutes) et éloignées (de dix
en dix, de quinze en quinze minutes). Elles deviennent
de plus en plus rapprochées (de cinq en cinq, de trois en
trois minutes, et enfin presque continues), de plus en plus
longues (quatre à cinq minutes). Quelquefois cinq à six
fortes douleurs suffisent pour terminer l'accouchement;
quelquefois elles se reproduisent par centaine. En géné-

(1) Il est remarquable que le travail est ordinairement fort court chez les
femmes très-malades : chez les phthisiques, chez celles qui sont affectées de
cancer, de rhumatisme, etc., il n'est pas rare de ne le voir durer qu'une
demi-heure, une heure.　　　　　　　　　　　(*Note des éditeurs.*)

ral, leur force et leur nombre sont en proportion inverse. Dans chaque repos, la matrice reprend les forces qu'elle avait épuisées dans la contraction précédente (Solayrès). Chaque douleur détermine les contractions des muscles abdominaux et les efforts de tous les membres, qui se roidissent et s'étendent à la fois : dans leurs intervalles, il y a un repos complet.

On les distingue des coliques intestinales à leur siége, à leur nature même que les femmes reconnaissent, à leur direction, aux efforts qu'elles déterminent, au courage qui les accompagne, au *durcissement du globe utérin*, à la roideur de l'orifice, au rétrécissement qu'elles y causent d'abord, à la dilatation qu'elles produisent ensuite peu à peu, à la tension des membranes et au relàchement qui a lieu quand elles cessent. Les *douleurs de reins* sont accompagnées de *rigidité* constante de l'orifice, et parfois de tout l'utérus ; elles sont presque sans utilité et véritablement morbides (voy. *Inertie*).

L'effet des douleurs ou contractions, dans cette première période, est de dégorger les parois de l'utérus (Chaussier), de former la poche membraneuse et de dilater l'orifice utérin, soit en poussant sur lui la poche susdite et la tête du fœtus, soit plus encore en tirant de toutes parts ses bords vers le fond qui sert de centre et de point d'appui aux contractions.

2° *Glaires sanguinolentes.* Signe certain d'un travail établi ; elles sont dues à l'augmentation des sécrétions muqueuses des membranes vaginale et vulvaire, et des gros follicules de l'orifice. Le sang qui les colore vient de la rupture des artérioles de la membrane caduque, qui ordinairement servent à exhaler les eaux de l'amnios. A mesure que l'orifice se dilate, une plus grande partie des membranes se décolle des parois de la matrice et rompt les vaisseaux qui les unissaient. Ces glaires manquent quelquefois.

5° *Dilatation de l'orifice.* Elle est opérée , comme il vient d'être dit, par le raccourcissement des fibres longitudinales du corps utérin , qui, réfléchies sur la surface convexe de l'œuf, tirent vers le haut et vers l'extérieur la circonférence de l'orifice. Cet effet est soutenu et conservé par la poche membraneuse ou par une partie quelconque du fœtus. Cette dilatation est ordinairement régulière, circulaire et graduelle, accompagnée de l'amincissement du pourtour de l'ouverture ; elle est lente d'abord , et marche ensuite de plus en plus rapidement, jusqu'à ce que les bords de l'orifice semblent toucher les parois du bassin.

4° *Poche membraneuse.* (*Voy. fig.* 24. A.) La portion de membranes laissée à découvert par l'ouverture de l'orifice cède à la pression de l'eau comprimée par l'utérus à chaque douleur ; elle fait dans le vagin une saillie conoïde, qui maintient la dilatation de l'orifice. S'il y a beaucoup d'eau, si le fœtus n'appuie pas sur l'orifice ou s'il n'y présente qu'une partie peu volumineuse (main, pied), et si les membranes sont lâches, elles s'allongent, forment une bourse cylindroïde, qui quelquefois s'étend jusqu'à la vulve. Sa base a la largeur et la forme de l'orifice : si l'orifice est rendu ovalaire par la présence d'un des côtés du tronc (épaule) du fœtus, la poche devient aussi ovoïde ; mais il n'y a point d'autre analogie que celle-là entre la forme de la poche et la partie que le fœtus présente. Cette poche est flasque et réductible dans le repos, tendue et saillante dans la douleur ; sa surface descend et s'éloigne de la partie que le fœtus présente , ce qui pourrait faire croire à un observateur peu instruit que c'est ce dernier qui remonte.

Troisième période. — *Fin du travail, expulsion du fœtus.* Elle peut durer depuis une demi-heure jusqu'à trois heures, sans devenir morbide ; de sorte que la parturition proprement dite peut durer d'une à douze heures. Deux phénomènes se partagent cette période.

1º *Rupture des membranes.* Peu à peu la poche distendue s'amincit, s'éraille et enfin se déchire par l'effet d'une nouvelle contraction de l'utérus. Le premier effet de cette rupture est l'écoulement d'une partie de l'eau de l'amnios ; cet écoulement est bientôt arrêté par l'application sur l'orifice de la partie que le fœtus présente. Le même phénomène se reproduit à chacune des douleurs suivantes : l'écoulement de l'eau annonce son invasion, il s'arrête dans la force de la contraction et reparaît momentanément quand elle finit d'agir. Tout écoulement, au reste, est bientôt suspendu lorsque le fœtus est bien engagé dans l'orifice utérin et l'obstrue, par conséquent, en totalité. C'est ce qui ne tarde pas à arriver si le fœtus n'est retenu par aucun obstacle. En effet, d'une part, la matrice, en se resserrant après l'évacuation d'une partie de son contenu, prend plus d'épaisseur et de force, aussi les douleurs acquièrent-elles alors une activité, une énergie nouvelles ; et d'autre part, les passages lubrifiés par l'eau se prêtent plus aisément à la marche du fœtus, qui, succédant à la poche rompue, maintient et augmente leur dilatation. Mais, pour que ces effets soient bien prononcés, il faut que la rupture soit large et opérée vis-à-vis de l'orifice utérin. Il arrive quelquefois que les membranes se rompent par une étroite crevasse dans un point où elles sont couvertes par les parois de la matrice : l'eau s'écoule alors, pour ainsi dire, goutte à goutte ; les contractions utérines avortent, parce qu'elles ne trouvent pas une résistance suffisante : la poche n'est jamais tendue, elle ne soutient pas l'orifice ; la dilatation ne s'opère point, et même si déjà elle s'était opérée, elle semble disparaître. En effet, l'orifice se resserre, ses bords s'épaississent, et la même chose arrive si, après une rupture favorable des membranes, le fœtus ne descend pas par le vagin ; mais ses bords restent toujours mous et dilatables, ils permettent au besoin d'introduire la main et de faire sortir l'enfant sans déchirures : on dit alors que l'orifice est *retombé sur son centre.*

2° *Sortie du fœtus.* **A.** Les douleurs avivées qui caractérisent la présente période, excitent des efforts plus grands qu'auparavant : on les nomme *expultrices.* Sous leur influence, la première partie du fœtus achève d'ouvrir l'orifice, le déchire même le plus souvent du côté gauche et en arrière, circonstance due évidemment à l'obliquité antérieure et droite de l'utérus, la plus ordinaire de toutes, et qui porte tout l'effort utérin sur le point indiqué. Une plus grande quantité de sang mêlé aux mucosités glaireuses est l'indice de cette rupture.

B. Le vagin se trouve bientôt distendu (*fig.* **26** *et* **27**), et la partie présentée par le fœtus s'engage à la fois dans l'excavation et dans ce canal membraneux dont elle efface les rides et accroît toutes les dimensions. Dès qu'une partie est dans le vagin, on peut dire, en effet, qu'elle est dans l'excavation ; mais il ne faut pas croire pour cela que toute partie qui est dans l'excavation soit aussi hors de la matrice, car celle-ci peut être poussée fort bas par le fœtus, quand son col se laisse distendre plutôt que de s'ouvrir. Dans les cas ordinaires, dès que l'orifice a livré passage à la première partie qui faisait effort pour le traverser, on cesse d'en sentir le contour, d'abord en arrière, puis partout ailleurs. En pénétrant dans le vagin, les parties du fœtus changent de direction ; d'abord poussées de haut en bas et d'avant en arrière (axe de l'utérus et du détroit supérieur), elles descendent ensuite en avant (axe du vagin et du plan vulvaire). Pour suivre ces deux directions opposées, le corps de l'enfant se fléchit sur sa longueur, dans un sens absolument parallèle à celui de l'axe courbe de l'excavation pelvienne.

C. Bientôt la vulve est distendue à son tour ; le périnée aminci, poussé en bas, forme une grosse tumeur ; la fente du pudendum est portée en avant et représente une sorte de boutonnière qui découvre une petite partie de la superficie du fœtus, et dont l'axe est dirigé en bas et en avant comme celui de la portion antérieure du détroit périnéal (*fig. cit.*). Les grandes lèvres se déploient et s'amincissent ; les nymphes sont étendues, *sans se déployer* ni se déformer ; le clitoris, le vestibule et le méat urinaire sont poussés un peu au-devant de l'arcade des pubis ; l'anus est fortement dilaté (un pouce de diamètre), et laisse voir à nu la paroi antérieure du rectum ou cloison recto-vaginale, qui, fort amincie, est dirigée presque horizontalement. La fourchette, qui, dans l'état ordinaire, est à 15 lignes environ de la marge de l'anus et à trois pouces de la pointe du coccyx, se trouve éloignée de trois pouces et quelquefois quatre (Smellie) du premier, et de cinq pouces et demi de la seconde. La vulve, ouverte au dernier degré, finit par acquérir quatre pouces environ d'avant en arrière, et trois d'un côté à l'autre. Ces parties sont alors fort exposées à la rupture, et le plus souvent la fourchette s'entame et se déchire de quelques lignes ; de sorte qu'ensuite la fosse naviculaire ne se trouve plus bornée en bas, et n'existe plus pour ainsi dire.

De vives douleurs accompagnent cette distension ; on leur a donné le nom de *conquassantes* ; des efforts vigoureux et involontaires les accompagnent. Du sang s'exhale de tous les points de la muqueuse, tant de la vulve que du vagin, qui forme parfois divers bourrelets que le fœtus pousse vers l'extérieur. Des crampes se déclarent dans la partie antérieure (compression du nerf sous-pubien) et postérieure (plexus sciatique) des cuisses ; tantôt des deux côtés, tantôt d'un seul ; des ténesmes violents tourmentent la femme et provoquent ses efforts ; souvent les matières fécales s'échappent de l'anus ; quelquefois aussi les urines coulent involontairement, mais plus souvent elles sont retenues et ne peuvent être expulsées à cause de la compression du canal de l'urètre.

Dans un premier accouchement, la vulve est souvent lente à s'ouvrir complétement; chaque douleur fait saillir le périnée et descendre la partie que l'enfant présente; chaque repos est marqué d'une rétrocession qui décourage l'accoucheur sans expérience. Enfin, cette première partie franchit la vulve et souvent entraine brusquement à sa suite le reste du fœtus; d'autres fois, un court intervalle sépare ce commencement d'expulsion de son dernier accomplissement. L'anxiété est alors prolongée de quelques instants.

D. Mais bientôt la femme éprouve un soulagement bien doux au physique et au moral. Quelquefois pourtant **un** frisson spasmodique, quelques lipothymies sans suites fâcheuses troublent momentanément sa satisfaction. **On** attribue ces dernières à la liberté subite des veines abdominales, auparavant comprimées, et au déplacement du sang dans les vaisseaux (*dimotion*, Leroux): la perte réelle et constante de ce fluide entre pour quelque chose dans la production de ce phénomène. Ce moment une fois passé, quelques cuissons à la vulve sont les seuls restes de ces souffrances. Du sang liquide s'écoule avec le reste des eaux que retenait l'enfant; la matrice redescend dans l'hypogastre et y forme une tumeur mobile, arrondie, consistante, et dont la dureté augmente et diminue par intervalles, même sans douleurs; elle est néanmoins encore plus volumineuse, plus molle et plus inégale qu'elle ne sera après la délivrance.

Quatrième période. — *Délivrance.* Si le travail a duré long-temps après la rupture des membranes, souvent le placenta est décollé quand l'enfant naît, et cette masse ne tarde pas à le suivre. Si les secousses, les froissements ont été moins nombreux, il reste attaché, en grande partie du moins. Les membranes seules ont achevé de se détacher presque totalement de l'utérus; le sang continue à s'écouler en partie au-dehors, et se coagule en partie dans la matrice. Un quart d'heure ou une demi-heure après la parturition, le fond de cet organe se contracte douloureusement, se durcit, se resserre, fronce le placenta et le détache ; deux à trois douleurs assez faibles suffisent à cet effet. Ordinairement des tractions sont alors opérées sur le cordon ombilical par l'accoucheur, et le cordon traversant la cavité et l'ouverture des membranes, il s'ensuit que ces membranes unies au bord circulaire du placenta se renversent, se retournent, et que toutes les enveloppes de l'œuf sortent, présentant à l'extérieur leur face lisse ou fœtale, et contenant des caillots plus ou moins volumineux. S'il n'y a point d'aide extérieure, la matrice ploie le placenta dans sa longueur, lui donne la forme cylindroïde, et, soutenue des muscles abdominaux, le pousse dans le vagin à travers son col, qui d'ordinaire est large et inerte. Là il séjourne souvent assez long-temps, jusqu'à ce que le ressort et la faible contractilité du canal le portent au-dehors, et que la matrice, poussée en masse sur lui par les muscles abdominaux, aide et achève cette expulsion. Dans ce trajet, le placenta suit exactement la marche en ligne courbe que trace la direction des divers axes des deux détroits et de l'excavation ; il descend d'abord en arrière, puis en avant.

Cinquième période. — *Suites de couches. A. Réduction de l'utérus.* Ce viscère, après la sortie du placenta, offre encore des alternatives de contraction et de relâchement dont nous avons parlé ; elles finissent par le réduire à un globe dur et du volume du poing, situé dans la région hypogastrique. Dans quelques cas, presque jamais dans un premier accouchement, ces alternatives persistent pendant deux et trois jours ; les contractions sont alors douloureuses et sont appelées *tranchées utérines :* on les attribue à l'engorgement sanguin du tissu de l'utérus, momentanément dissipé par la crampe qu'il excite. Ces tranchées reviennent de quart d'heure en quart d'heure, de demi-heure en demi-heure, d'heure en heure ou plus rarement encore; leur durée est tantôt de quelques secondes, tantôt de plusieurs minutes; parfois, presque continues, elles amènent une métrite, et dans d'autres cas, tout-à-fait passagères, elles cessent après l'expulsion de quelques caillots.

B. *Lochies ou vidanges.* C'est le nom que l'on donne à l'écoulement qui persiste après la délivrance. D'abord *sanguines*, c'est-à-dire composées de sang pur et sans odeur, elles peuvent produire en une heure de temps, sur les linges, une tache de la grandeur de la main; devenues graduellement *séreuses* et seulement rougeâtres dès le troisième jour, elles ont aussi diminué de quantité, quelquefois même elles sont momentanément supprimées, d'autres fois augmentées lors de la fièvre de lait. Après cinq à six jours de durée, cet écoulement prend une odeur forte et désagréable, et un aspect *puriforme.* L'examen des cadavres, à pareille époque, m'a prouvé qu'il y a souvent alors une inflammation superficielle du lieu où le placenta adhérait pendant la grossesse : on y trouve une couenne albumineuse, irrégulière, adhérente, et des mamelons qui répondent aux orifices du sinus, obstrués par un petit caillot. Un peu plus tard, on voit les lochies passer à l'état *muqueux.* La durée de ce dernier écoulement se prolonge quelquefois jusqu'au premier retour de la menstruation, c'est-à-dire assez souvent un mois et demi, mais quelquefois seulement deux ou trois semaines après la parturition. Cette première évacuation menstruelle est souvent plus abondante et plus prolongée que celles qui la suivent.

C. *Fièvre de lait.* Pendant toute la grossesse, les mamelles sécrètent un peu de lait qui rarement s'écoule au-dehors, il est résorbé; après la parturition, ces organes prennent une activité plus grande, qui semble succéder à celle dont l'utérus était le siége, et à laquelle, depuis plusieurs mois, l'économie entière était accoutumée. Le lait devient plus abondant et prend des qualités nouvelles :

d'abord jaunâtre, gras, d'une saveur souvent désagréable et connu alors sous le nom de *colostrum*, il devient clair, blanc et d'une saveur douce. C'est au troisième jour qu'il gonfle et distend les mamelles si la femme ne nourrit pas son enfant; alors un endurcissement de plus en plus prononcé, accompagné de picotements d'abord, puis de tension, quelquefois de douleur ou d'une grande sensibilité, se développe dans les deux glandes, surtout du côté externe et principalement de celui vers lequel la femme s'incline de préférence. Le gonflement et la douleur s'étendent quelquefois jusque sous les aisselles; en même temps, le pouls devient plus fréquent, vite et dur; la peau est chaude et un peu sèche; quelquefois on observe des frissonnements passagers : il y a céphalalgie, soif, blancheur de la langue, dyspnée. Cet état fébrile ne dure guère que vingt-quatre heures; une sueur avec ou sans écoulement de lait par les mamelons en constitue la crise.

ART. III. Circonstances relatives à l'enfant.

§ Iᵉʳ. *Phénomènes communs.*

A. *Durant la parturition.* Outre les changements organiques et fonctionnels qui se sont graduellement opérés pendant la grossesse, le travail en amène d'autres dans la circulation générale du sang et dans quelques points de la circulation capillaire. 1° « La contraction, en diminuant le volume de l'utérus, en resserrant son tissu, y change aussi le mode de circulation. — Passage du sang moins facile dans les artères; engorgement des veines; *stase* ou *reflux* dans les vaisseaux collatéraux. — Cessation de la douleur; rétablissement de la circulation dans le placenta, dans le tissu de l'utérus. » (Chaussier.) A chaque douleur le fœtus est donc menacé de pléthore par *reflux* du sang, et d'asphyxie par *stase* et absence de renouvellement et de la vivification de ce liquide ; aussi un long travail

donne-t-il souvent naissance à un enfant asphyxié et pléthorique. A l'examen de son cadavre, on trouve du sang
noir dans le cœur et les gros vaisseaux, dans ceux du
cerveau en particulier ; il y en a même d'épanché à la
surface de ce viscère ; on trouve aussi des ecchymoses
ponctuées sous le péricrane, quelle que soit la partie
qu'ait présentée le fœtus (Chaussier) à l'orifice utérin. Ces
effets ne sont bien marqués qu'après la rupture des membranes, parce qu'alors le placenta et le cordon ombilical
sont inévitablement comprimés. On voit, au contraire,
des enfants naître vivants après un travail de trois ou
quatre jours si les eaux de l'amnios n'étaient pas écoulées.
2° Indépendamment de ces effets généraux, il s'est produit, après cette même rupture, des effets locaux qui,
après la naissance, peuvent faire reconnaître la partie de
l'enfant qui s'avançait la première. L'orifice utérin d'abord,
l'espace vulvaire du détroit inférieur ensuite, forment
autour de cette partie une compression circulaire qui y
retient, y accumule le sang veineux ; d'où la tuméfaction,
l'ecchymose, l'épanchement même du sang sous la peau
et dans les tissus sous-jacents. Le plus souvent cette
tumeur couvre la partie postérieure du pariétal droit, vu
la fréquence de la première position du vertex.

B. *Après la naissance.* 1° Ce qui a été dit plus haut doit
faire prévoir que l'enfant ne naît pas toujours dans un
état également favorable : sur 170 enfants nés spontanément, on observe que 163 sont viables, 6 morts et 1 non
viable, c'est-à-dire difforme ou abortif. Parmi les avor-
tons, on trouve plus de femelles que de mâles ; c'est le
contraire pour les enfants nés à terme : la proportion des
filles aux garçons est alors :: 18 : 19.

2° L'enfant vivant respire et crie (vagissements) aussitôt
qu'il est entièrement dégagé ; quelquefois même (toujours
selon Ritgen) des inspirations ont lieu aussitôt que la tête
ou la face ont franchi la vulve, le reste du corps étant

encore contenu dans les organes de la femme. Il est beaucoup moins certain qu'il puisse respirer et crier (vagisse-
ment utérin) quand aucune partie n'a encore paru au-
dehors. On en conçoit la possibilité quand les membranes
sont rompues, elle est nulle sans cette condition : des borborygmes en ont sans doute plus d'une fois imposé aux
observateurs. L'établissement de la respiration est l'effet
d'un instinct qui est mis en jeu chaque fois que la circulation placentale est entravée ; de-là, ces mouvements
automatiques que le fœtus exerce même sous l'eau, et qui
ont été pris pour des aspirations normales de l'eau de
l'amnios (Béclard, etc.). L'expulsion des mucosités contenues dans la bouche, l'ampliation de la poitrine, le
développement des poumons, l'afflux du sang dans leurs
vaisseaux, d'où résultent l'augmentation de leur poids
absolu, et la diminution de leur pesanteur spécifique ;
enfin, un changement considérable dans la circulation :
tels sont les effets immédiats de la respiration établie.

3° La circulation placentale étant supprimée chez le
nouveau-né, le canal veineux ne reçoit plus le sang de la
veine ombilicale ; il se rétrécit, et la veine cave ne transmet plus rien à l'oreillette gauche ; l'artère pulmonaire
pousse tout son sang dans ses branches latérales, le canal
artériel n'en reçoit presque plus. Revenu des poumons,
ce sang remplit l'oreillette gauche, applique la valvule
contre le trou de Botal et le ferme. Il passe alors dans le
ventricule gauche, puis dans l'aorte, en parcourt toutes
les branches et n'entre plus qu'en petite quantité dans les
artères ombilicales, devenues presque inutiles. Ces changements dépendent si bien de la respiration, que si cette
fonction s'embarrasse dans les premières heures, on voit
la circulation reprendre sa marche fœtale, et une hémorrhagie se déclarer par les artères ombilicales si la ligature
du cordon n'a pas été faite.

4° La *sensibilité* de la peau est vivement excitée par le

contact de l'air; plusieurs des áutres sens sont encore imparfaits, l'œil est demi-opaque, l'oreille interne pleine de mucosités sanguinolentes : ces sens ont d'ailleurs besoin d'éducation; aussi l'intelligence est-elle fort bornée, et l'enfant ne donne-t-il que des témoignages de sensations immédiates (faim, froid, etc.), qu'il exprime par des cris et des mouvements musculaires ; ses membres conservent beaucoup de tendance à la flexion qu'ils ont si long-temps soufferte ; pendant plusieurs jours, l'enfant reproduit aussi fréquemment l'attitude qu'il avait dans le sein de la mère pendant le travail : il renverse la tête sur le dos, s'il est né par la face ; il relève les membres inférieurs au-devant du tronc, s'il est né par les fesses. Il dort presque continuellement, comme il faisait dans l'utérus.

5° Le *besoin des aliments* se fait bientôt sentir, et l'enfant exécute une succion sur tous les corps qu'on lui présente, et qu'il apprend bientôt à n'appliquer qu'au mamelon, à la cuiller, etc. , perdant l'habitude de l'un ou de l'autre, selon l'éducation qu'on lui donne. Les organes digestifs se préparent à de nouvelles fonctions en se débarrassant du *méconium*, excrément noirâtre, visqueux, qui paraît composé de bile et de mucosités digérées. L'urine est aussi excrétée par jet, peu après la naissance.

§ II. *Positions du fœtus; Définition; Division.*

On entend par *position*, les rapports de situation du fœtus avec la matrice et le bassin : c'est de la partie qui se présente à l'orifice utérin et qui est *fixée* sur le détroit supérieur, qu'on tire le nom de la position, et l'on y ajoute quelque qualification ordinairement numérique, d'après la direction qu'affectent ses principaux diamètres. Pour cet objet, on a divisé la surface de l'enfant en un très-grand nombre de régions, dont on pourra prendre une idée dans l'exposé ci-joint, extrait de l'ouvrage de Baudelocque :

Nomenclature de Baudelocque.

EXTRÉMITÉS de l'ovoïde.

1° Vertex :
1. position : occiput à gauche et en avant.
2. — — à droite et en avant.
3. — — en avant.
4. — — à droite et en arrière.
5. — — à gauche et en arrière.
6. — — en arrière

2° Pieds. 3° Genoux. 4° Fesses :
1. position : dos à gauche et en avant.
2. — — à droite et en avant.
3. — — en avant.
4. — — en arrière.

FACE antérieure.
1° Face.
2° Devant du cou.
3° Devant du thorax.
4° Ventre.
5° Devant des cuisses.

FACE postér.
1° Occiput (1).
2° Nuque.
3° Dos.
4° Lombes.

1. Tête ou vertex en avant.
2. — — en arrière.
3. — — à gauche.
4. — — à droite.

FACES latérales gauche, droite.
1° Côtés de la tête.
2° Côtés du cou.
3° Épaules.
4° Côtés du thorax.
5° Hanches.

(1) L'occiput seul est soustrait à la règle commune : dans sa première position le vertex est en arrière ; il est en avant dans la deuxième ; la troisième et la quatrième suivent la même distribution que celles des autres régions.

TOTAL... 23 régions.   94 positions.

Cette nomenclature, surchargée encore par quelques accoucheurs, présente une foule de détails inutiles ; on a reconnu aisément que la troisième et la sixième positions du vertex ne pouvaient être conservées, et que chacune des faces du tronc avait été fort inutilement subdivisée en régions secondaires. Ces corrections, commencées par Gardien, ont été poussées plus loin par Maygrier et Capuron. Voici la liste des positions admises par ce dernier :

Nomenclature de Capuron.

EXTRÉMITÉS.			
1° Vertex	1. position ou occipito-antérieure gauche.		
	2. — — droite.		
	3. — ou occipito-postérieure droite.		
	4. — — gauche.		
2° Pieds.	1. position ou calcanéo-	antérieure gauche.	
3° Genoux	2 — tibio-	— droite.	
4° Fesses	3. — sacro-	postérieure droite.	
	4. —	— gauche.	

FACES.	de la tête.	1° Occiput	1. position	vertex	en arrière et à droite.
		2o Face	2. —	menton	— et à gauche.
		3° Côtés droit et	3. —	base du	en avant et à gauche.
		gauche	4. —	crâne.	— et à droite.
	du tronc.	1° Face postérieure	1 position	tête en avant et à gauche.	
		2° Face antérieure..	2. —	— — et à droite.	
		3° Faces latérales	3. —	— en arrière et à droite.	
		droite et gauche.	4. —	— — et à gauche.	

Total. . . . 12 régions.　　　　48 positions.

Mme Lachapelle n'ayant jamais rencontré aucune position du dos et de la partie antérieure du tronc, les a rejetées de sa classification. Elle a remarqué aussi : 1° que celles de l'occiput, des côtés de la tête, du thorax, des hanches, du cou, etc., n'étaient que des variétés, des positions imparfaites du vertex, des fesses, des épaules; 2° que les épaules ni la face ne présentaient jamais d'avant en arrière leur grand diamètre. Enfin, il nous a paru que les positions des pieds, des genoux et des fesses devaient se rapporter indifféremment à celles de l'extrémité pelvienne du fœtus et en constituer seulement des variétés, puisque leur grand diamètre est toujours le même, c'est-à-dire le bis-iliaque.

En conséquence, nous n'admettons que cinq régions comme pouvant se présenter à l'orifice utérin, et nous instituons cinq genres, dont la subdivision produit quatorze espèces. On en trouvera l'exposé dans le tableau suivant, où le nom de chaque genre et de chaque espèce est suivi d'un nombre exprimant sa fréquence réelle, telle qu'elle a été observée à la Maternité de Paris, dans un exercice de dix-huit années ; c'est-à-dire sur un total de 57,126 parturitions. Cette nomenclature, fort simple et basée sur les résultats de l'expérience, dispose d'après leur fréquence respective les genres et les espèces ; une seule exception est offerte par la quatrième position du pelvis. La régularité de nos principes de division en rendra le souvenir bien facile ; c'est le dos de l'enfant qui sert de point de comparaison : c'est en avant ou bien à gauche qu'il est placé dans les premières espèces de chaque genre ; en arrière, à droite dans les dernières.

Nomenclature de l'Auteur.

GENRES.		ESPÈCES.	FRÉQUENCE.
Ier. Vertex	55,375	1re. Dos en avant et à gauche.	27,443
		2e. — en avant et à droite. .	7,542
		3e. — en arrière et à droite.	276
		4e. — en arrière et à gauche.	144
IIe. Pelvis	1,590	1re. — à gauche.	856
		2e. — à droite.	494
		3e. — en avant.	14
		4e. — en arrière.	26
IIIe. Face	475	1re. — à gauche.	99
		2e. — à droite	76
IVe. Epaule droite. .	103	1re. — en avant.	57
		2e. — en arrière.	46
V^e. Epaule gauche.	85	1re. — en avant.	52
		2e. — en arrière.	51
5.		14.	57,126.

Les positions *intermédiaires* à celles qui viennent d'être énumérées, celles qui sont modifiées par une *inclinaison vicieuse*, par la présence accidentelle de plusieurs parties à la fois (main, pied, cordon), composent une foule de *variétés* trop rares, et surtout trop peu constantes, pour entrer dans une classification méthodique.

§ III. Genre Ier. — *Positions du vertex.*

A. Causes. Ces positions sont les plus fréquentes de toutes à cause de la pesanteur de la tête comparée au reste

7

du corps (1). Les positions occipito-antérieures sont plus ordinaires que les autres, sans doute parce que la convexité du dos s'accommode mieux à la concavité régulière de la paroi antérieure de la matrice, et que le poids de cette partie (dos) tend à l'incliner en avant, et en bas par conséquent, d'après la direction inclinée aussi du détroit supérieur. Le fœtus lui-même, dans ses grands mouvements, semble choisir la position qui lui est plus commode. J'ai reconnu plusieurs fois à l'aide du stéthoscope, que, pendant la grossesse, l'enfant passait brusquement, par secousses et à de fréquentes reprises, de la première à la deuxième position ; quelquefois même, quand la femme était couchée en supination, à la troisième et quatrième, parce qu'alors le dos de l'enfant, comme partie plus pesante, pouvait aisément se porter vers les lombes de la mère. La première position du vertex est plus fréquente que la deuxième, probablement parce que le rectum, ordinairement placé à gauche, repousse le front à droite ; dans plusieurs cadavres de femmes accouchées d'un enfant présentant la deuxième position, nous avons vu le rectum incliné à droite. Si cette inclinaison eût été effet et non cause, elle eût dû se dissiper après la parturition. Quant à l'influence de l'obliquité utérine droite sur la fréquence de la première position, elle est démentie par la coexistence assez commune de cette obliquité avec la deuxième. L'angle sacro-vertébral empêche le front de se placer jamais au milieu (troisième de Baudelocque). Les mêmes raisons déplacent l'occiput, dans les positions occipito-

---

(1) Selon M. P. Dubois, cette préférence serait *instinctive* ; exemple , les quadrupèdes qui naissent par la tête , et les enfants morts qui sortent , dit-il, aussi souvent par les pieds que par la tête. Ce dernier point est faux ; il faut dire seulement que la proportion des positions de la tête est plus forte (20 sur 21) pour les vivants que pour les morts (7 sur 8) à peu près. Quant aux quadrupèdes, ils ne peuvent pas changer de direction , à dater de l'époque où leurs muscles sont contractiles ; car ils sont alors trop pressés dans le boyau utérin.

(Note des éditeurs.)

postérieures, et rendent plus fréquente la troisième que la quatrième, et impossible la sixième de Baudelocque.

B. Mécanisme. Nous le divisons en plusieurs stades que nous nommerons *temps*, pour éviter de les confondre avec les *périodes* de la parturition; c'est dans la troisième de ces périodes que se passent tous les temps dont il va être question.

1° *Positions occipito-antérieures, droite et gauche* (*première et deuxième*).

Premier temps. La tête en demi-flexion présentait d'abord le *vertex* au détroit supérieur; poussée par le rachis qui reçoit l'effort de l'utérus et appuie sur l'occipital, elle se fléchit; le menton se rapproche du sternum, et l'*occiput* (région occipito-pariétale) devenu le point culminant de la tête, *s'enfonce dans l'excavation du bassin* en suivant l'axe du détroit supérieur. Dans ce trajet, le diamètre bipariétal d'une part, le sous-occipito-bregmatique d'autre part, ont mesuré les diamètres obliques de ce détroit (*fig.* 24 *et* 25).

Deuxième temps. La tête, arrêtée par la paroi postérieure de l'excavation, est forcée de se diriger selon l'axe du plan vulvaire du détroit inférieur; très-rarement elle traverse ce détroit en conservant sa situation diagonale; pour l'ordinaire l'occiput glisse vers l'arcade pubienne sur l'un des plans inclinés antérieurs et inférieurs, tandis que le front marche vers la concavité du sacrum sur le plan incliné postérieur et supérieur du côté opposé : de-là, une *rotation* d'un demi-quart de cercle, dans laquelle la fontanelle occipito-pariétale marche de gauche (première position) ou de droite (deuxième position) en avant. Tout l'occiput s'enfonce alors dans l'*espace vulvaire* du détroit inférieur et devient visible à l'extérieur; le diamètre bipariétal est en rapport avec le bis-ischiatique, et le sous-

occipito-bregmatique avec le coccy-pubien de l'excavation
(*fig.* 26).

Troisième temps. Par un mouvement d'*extension* graduelle et bientôt considérable, l'occiput se relève au
devant de la symphyse des pubis, tandis que la *face* descend le long du plancher coccy-périnéal, et bientôt se
dégage au-devant du périnée. La nuque, appuyée sur le
ligament triangulaire de l'arcade pubienne, sert de centre
à ce mouvement en arc de cercle; les diamètres sous-
occipito-bregmatique, s-o-frontal, s-o-nasal, s-o-mentonnier, à peu près égaux, mesurent successivement le
pubio-périnéal (*fig.* 26) de l'espace vulvaire.

La tête dégagée reprend sa disposition diagonale primitive, de sorte que la face se tourne vers la fesse droite
(première position) ou gauche (deuxième position) de
la mère. Cette *restitution*, opposée à la rotation du deuxième
temps, tient à ce que celle-ci s'était opérée aux dépens
d'une légère torsion du cou, à laquelle les muscles avaient
été forcés de céder; on sent quelquefois que l'enfant résiste
à cette torsion et la détruit en partie dans l'intervalle des
contractions utérines. Aucun obstacle ne s'oppose plus à
cet effort après la sortie de la tête, et alors la restitution
est encore rendue plus sensible par les mouvements du
tronc dans le quatrième temps.

Quatrième temps. Alors, en effet, les épaules, dont le
diamètre transverse s'était engagé diagonalement à la suite
de la tête au détroit abdominal, exécutent une rotation
qui amène l'une en avant (la droite, première position;
la gauche, deuxième position), l'autre en arrière. Celle-
ci se dégage d'abord, et le thorax sort dans la direction
du plan vulvaire, le fœtus étant fortement courbé sur un
de ses côtés (droit, première position; gauche, deuxième
position). Les hanches sortent avec facilité, en éprou-
vant, si l'enfant est gros, les mêmes changements que les
épaules.

2° *Positions occipito-postérieures , droite et gauche*
(*troisième et quatrième*).

Premier temps. Comme pour les précédentes.

Deuxième temps. Rotation d'un demi-quart de cercle , mais difficile parce que le front est trop élevé relativement à l'occiput, pour suivre l'un des plans inclinés antérieurs de l'excavation pelvienne ; c'est derrière la symphyse des pubis , et non dans l'arcade, qu'il se porte en glissant de gauche (troisième position) ou de droite (quatrième position) en avant, tandis que l'occiput marche vers la concavité du sacrum : le diamètre occipito-frontal occupe alors l'antéro-postérieur de l'excavation (*fig.* 27).

Troisième temps. Si la tête est petite, son diamètre occipito-frontal peut traverser le pubio-périnéal de l'espace vulvaire ; le front et l'occiput sortent à la fois. Dans le cas contraire, cette sortie simultanée ne saurait s'opérer sans dilacération ; le plus souvent, au moyen d'une *flexion outrée*, le front se relève et la région bregmatique s'approche de la symphyse pubienne, l'occiput s'abaisse davantage , la nuque s'applique sur l'espace coccy-périnéal, en sorte que la tête franchit la vulve offrant presque son diamètre sous-occipito-bregmatique au pubio-périnéal. Ce mouvement est pénible et difficile ; il nécessite l'allongement du cou et la dépression de la partie supérieure du thorax, qui s'enfonce dans l'excavation avant que la tête en soit dégagée.

Quatrième temps. Il représente le troisième des positions précédentes. Un mouvement d'*extension en arc de cercle* dégage le front et la face dans l'arcade pubienne ; la nuque appuyée sur la fourchette lui sert de centre, et l'occiput se rapproche de l'anus de la mère. Les diamètres sous-occipito-bregmatique, s-o-frontal, s-o-nasal, s-o-mentonnier sont successivement en rapport avec le pubio-périnéal.

Cinquième temps. Comme la quatrième des positions occipito-antérieures, il est précédé d'une *restitution* qui tourne la face vers l'aine gauche (troisième position) ou droite (quatrième position).

3° *Variétés.*

On trouve quelquefois l'occiput ou le front derrière un des pubis dès le premier temps du mécanisme, mais jamais derrière la symphyse pubienne. D'autres fois l'occiput et le front sont placés latéralement (positions transversales). La tête marche alors comme dans la position à laquelle elle ressemble le plus; les transversales se transforment presque toujours en occipito-antérieures dans le deuxième temps; la rotation est alors d'un quart de cercle entier; il arrive même parfois que les occipito-postérieures subissent une semblable conversion (troisième en deuxième, quatrième en première). La rotation en pareil cas équivaut aux $\frac{3}{8}$ de la circonférence d'un cercle. Les positions du vertex sont encore susceptibles de quelques autres modifications, mais il ne devait être ici question que de celles qui permettent la parturition spontanée (voy. *Part. pathol., obstacles, etc.*), et ceci s'applique également aux quatre genres suivants.

C. DIAGNOSTIC. 1° Du vertex en général (*voy. sect. II, art. II, § VI, B et la figure* 21); 2° des positions en particulier.

Première et deuxième positions. A. *Avant le travail.* Fontanelle postérieure vers l'éminence ilio-pectinée gauche (première position) ou droite (deuxième position); fontanelle antérieure vers la symphyse sacro-iliaque droite (première) ou gauche (deuxième), et au niveau de la postérieure; suture sagittale marchant obliquement d'une fontanelle à l'autre.

B. *Premier temps du travail.* Fontanelle postérieure voisine du centre de l'excavation; branche droite (première)

ou gauche (deuxième) de la suture lambdoïde marchant en
avant, l'autre branche marchant en dehors ; suture sagittale toujours diagonale, mais montant beaucoup en arrière ;
fontanelle antérieure peu ou point accessible ; quelquefois
une oreille accessible en avant et un peu de côté

C. *Deuxième et troisième temps.* Fontanelle postérieure
en avant ; suture sagittale antéro-postérieure ; fontanelle
antérieure de plus en plus accessible en arrière.

Troisième et quatrième positions. A. *Avant le travail.*
Suture sagittale diagonale ; fontanelle antérieure derrière
l'éminence ilio-pectinée gauche (troisième) ou droite
(quatrième).

B. *Premier temps du travail.* La fontanelle postérieure
descend plus que l'antérieure.

C. *Deuxième temps.* Suture sagittale devenue antéro-
postérieure.

D. *Troisième temps.* La fontanelle antérieure remonte en
avant ; la postérieure descend de plus en plus, jusqu'à ce
que l'occiput se dégage. Dès-lors la vue suffit au diagnostic
(voy. *Mécanisme*).

Dans les cas douteux, dès les premiers moments du travail, si le diagnostic est devenu essentiel par la nécessité
où l'on est d'opérer, il faut quelquefois introduire la main
dans le vagin, de manière à arriver jusqu'aux oreilles et
à la face, qui fournissent, par leur situation, des données
certaines ; la tuméfaction cache en effet souvent les sutures
et les fontanelles. Pour bien se rendre compte des progrès
qu'a faits la tête dans le petit bassin, il faut parcourir, du
bout du doigt, la partie libre de la concavité du sacrum,
et noter vers quel point de sa hauteur se trouve la partie
la plus avancée de la tête. Enfin, pour porter un diagnostic
sûr, il faut glisser, dans le premier temps du travail, le
doigt dans l'axe du détroit supérieur, c'est-à-dire renverser le poignet vers l'anus de la mère et diriger le bout
du doigt en haut et en avant ; si l'on portait le doigt dans

l'axe du plan vulvaire, on croirait la tête inclinée, renversée, mal placée par conséquent; elle est, en effet, alors autant inclinée par rapport au détroit inférieur que les deux détroits le sont l'un sur l'autre, et l'on arrive directement sur le pariétal et même l'oreille tournée en avant (droits pour les première et quatrième positions, gauches pour les deuxième et troisième), si l'on ne prend la précaution que je viens d'indiquer.

D. Pronostic et Indications. La première et la deuxième sont les plus favorables de toutes les positions du fœtus; cependant elles ne donnent pas toujours naissance à des enfants sains et vivants, car l'accouchement est souvent une opération pénible (surtout chez les primipares), quelque naturelle qu'elle soit : souvent aussi ces positions sont accompagnées d'accidents qui n'en dépendent pas, mais qui forcent à opérer l'accouchement artificiel, dont les suites sont généralement plus graves que celles de l'accouchement spontané. Les troisième et quatrième sont bien plus défavorables, à cause de la difficulté et de la lenteur avec laquelle s'opèrent le deuxième et surtout le troisième temps de leur mécanisme, à cause de la gêne où il met le fœtus et du retard qu'il apporte à son expulsion. Il résulte de-là que : 1° les positions du vertex, considérées en masse, donnent, sur 51 enfants, 1 mort et 50 vivants, dont à peine un seul est d'une viabilité douteuse; en retranchant de cette masse les parturitions artificielles qui sont aux naturelles :: 1 : 156, on obtient 51 enfants vivants et 1 mort sur 52.

2° Les résultats sont un peu plus favorables quand on isole les deux premières positions des deux dernières, et cet avantage tient en partie à la proportion moindre des opérations qui ne sont plus alors que :: 1 : 181.

5° Au contraire, les troisième et quatrième positions, séparées des précédentes, nécessitent une opération sur 12 accouchements, et donnent 1 enfant mort, 2 faibles et 12 vivants et sains, sur 15 seulement.

§ IV. Genre II. — *Positions de l'extrémité pelvienne.*

A. Causes. La culbute, admise par les anciens, n'avait lieu qu'au septième mois. Jusque-là, selon eux, l'extrémité pelvienne était en bas; elle pouvait donc y rester aisément, si quelque chose s'opposait à la culbute : l'expérience ayant démontré, tant par le toucher que par l'inspection anatomique, que la tête est, dès les premiers temps de la grossesse, la partie la plus basse, il faut chercher une autre théorie à la production des positions du pelvis. On peut croire que vers le septième mois, en effet, la matrice, contenant encore beaucoup d'eau, permet quelquefois au fœtus, par un grand effort ou une grande secousse, et dans un moment où la femme est couchée, de se retourner dans son intérieur, en faisant passer le grand diamètre de son ovoïde par le petit diamètre de l'ovoïde utérin. Il faudrait, pour détruire l'effet de ce passage, un nouvel effort dans les mêmes circonstances; mais, à mesure que la grossesse avance, ce retour devient impossible, parce que l'eau de l'amnios diminue, et que le fœtus devient trop volumineux pour traverser de nouveau le diamètre transverse d'un utérus, dont il n'occupe qu'à l'aide de son pelotonnement le diamètre longitudinal.

L'ovoïde du fœtus pelotonné ayant vers son milieu plus d'étendue d'avant en arrière que d'un côté à l'autre, à cause de la courbure du tronc et de la présence des membres fléchis en avant, on conçoit que le diamètre transverse de l'utérus doit recevoir cette grande largeur plus aisément que l'antéro-postérieur, qui est souvent moitié moindre, s'il n'existe une grande obliquité utérine : de-là, la fréquence des positions dans lesquelles les lombes regardent à gauche ou à droite. Les antéro-postérieures n'existeront guère qu'avec une obliquité antérieure de la matrice, et dans ce cas, la tête du fœtus étant en haut et rapportée vers le sternum en raison du pelotonnement, cette tête doit tendre à tourner, par son propre poids, la face antérieure de l'ovoïde fœtal vers la paroi antérieure de l'abdomen de la mère ; de-là, la fréquence plus grande de la quatrième position que de la troisième.

B. Mécanisme. — *Premier temps.* Le pelvis du fœtus *s'enfonce dans le petit bassin* de la mère, en suivant l'axe du détroit supérieur. Dans les deux premières positions (*fig.* 28 *et* 29), le dos se tourne un peu en avant, et le diamètre transverse devenu diagonal passe parallèlement à l'un des obliques du détroit ; il s'enfonce transversalement et sans déviation préalable dans la troisième et la quatrième position.

Deuxième temps. Arrêté par la paroi postérieure de l'excavation pelvienne, le pelvis est forcé de se diriger selon l'axe du plan vulvaire ; en même temps *il exécute une rotation*, qui porte une des hanches dans l'arcade pubienne (gauche pour la première, droite pour la deuxième position, l'une ou l'autre indifféremment pour les deux dernières), l'autre dans la concavité du sacrum. Cette rotation est d'un demi-quart de cercle pour les deux premières ; elle serait d'un quart entier pour la troisième et la quatrième position si elle s'opérait complétement, ce qui est assez rare. Le plus souvent, dans celles-ci, le diamètre transverse se rapproche d'un des obliques du détroit inférieur ; dans celles-là, au contraire, il est parallèle au coccy-pubien.

Troisième temps. L'extrémité pelvienne du fœtus *franchit la vulve* par un mouvement en arc de cercle, qui fait marcher sur le plancher coccy-périnéal et dégage au-devant du périnée l'une des hanches ; tandis que l'autre reste immobile dans l'arcade pubienne et sert de centre à ce mouvement, durant lequel le diamètre transverse passe par le pubio-périnéal de l'espace vulvaire.

Quatrième temps. Le tronc sort alors en se dirigeant en bas et en avant, c'est-à-dire selon l'axe de la vulve ; pour cela, il se fléchit fortement sur le côté qui répond aux pubis de la mère. Les bras croisés et maintenus par l'utérus au-devant du thorax (Weidmann, Desormeaux) sortent avec lui ; les épaules, après s'être engagées diagonalement (dos obliquement en avant) au détroit supérieur, traversent l'inférieur, en s'y présentant l'une en avant, l'autre en arrière.

Cinquième temps. La tête poussée par la matrice *se fléchit* et entre diagonalement (occiput obliquement en avant) dans l'excavation, en offrant à l'un des diamètres obliques du détroit supérieur, un diamètre fort voisin du sous-occipito-bregmatique. Une *rotation* analogue à celle des positions du vertex conduit la face dans la courbure sacrée et l'occiput derrière les pubis (*fig.* 51). Enfin, une *flexion plus considérable* fait remonter l'occiput, et applique la nuque derrière la symphyse pubienne ; tandis que la face descend le long du plancher coccy-périnéal et se dégage devant la fourchette. Dans ce dernier trajet, les diamètres sous-occipito-mentonnier, s-o-nasal, s-o-frontal et sous-occipito-bregmatique sont successivement en rapport avec le pubio-périnéal.

Il arrive quelquefois que, dans la quatrième position, le dos reste jusqu'à la fin tourné plus ou moins obliquement en arrière, et que la tête s'engage dans l'excavation, le front tourné obliquement en avant (*fig.* 50). Sa sortie spontanée est alors fort difficile ; si elle est d'un petit volume, une légère *rotation*, suivie d'une forte *flexion*, peut dégager la face la première dans l'arcade pubienne, tandis que l'occiput remonte dans la concavité sacro-coccygienne.

Variétés. — A. *Positions intermédiaires.* Outre les quatre positions précédentes, on pourrait en compter quatre autres dans lesquelles le diamètre transverse serait diagonal (Flamant) ; celles qui offrent le dos un peu en avant constituent les première et deuxième de Baudelocque ; celles qui tournent le dos un peu en arrière sont plus rares, mais nous les avons aussi plusieurs fois observées. Ces modifications, soit primitives, soit secondaires et dues au premier temps du mécanisme des positions dorso-latérales, n'offrent aucune particularité qui mérite de les séparer de celles-ci pour les étudier isolément.

B. *Positions des fesses, pieds et genoux.* 1° Si les membres inférieurs, fléchis au-devant du bassin de l'enfant, sont un peu plus élevés que les fesses, ces membres se déploieront en s'élevant au-devant de l'abdomen et du thorax, et sortiront, en même temps que ces parties, par le mécanisme ci-dessus décrit. Si ces membres sont plus bas que les fesses : 2° ou bien celles-ci les pousseront devant elles, ployés ainsi qu'ils sont; 3° ou bien ces membres se déploieront dans le vagin : dans l'un ou l'autre cas, ils franchiront d'abord la vulve, puis les hanches et le reste du corps, sortiront toujours par le mécanisme ci-dessus détaillé. Il est donc inutile de faire, à l'exemple de Baudelocque et de la plupart des modernes, un genre à part de chacune de ces variétés, et d'assigner quatre espèces à chacun de ces genres.

C. Diagnostic. La description donnée plus haut *(sect. II, art. II, § VI, C.)* fournira les principaux caractères qui peuvent servir à faire distinguer la *présence des fesses.* Il faut y joindre : 1° la forme du ventre, qui permettra quelquefois de reconnaître la tête vers le fond de l'utérus (maigreur de la mère, peu d'eau); 2° l'écoulement d'un méconium sans fétidité, avec toute la certitude possible que l'enfant est vivant.

L'anus est un des signes les plus caractéristiques du siége : cette ouverture étroite, arrondie, froncée, sans bords saillants, enfoncée au contraire et toute formée de parties molles, ne peut être prise pour aucune autre ouverture du corps ; il faut ordinairement la forcer un peu pour y faire pénétrer le bout du doigt.

Le sillon périnéal est transversalement dirigé dans les

première et deuxième positions; mais le coccyx, facile à reconnaître à travers la peau, répond au côté gauche de la femme dans la première, au droit dans la seconde; les organes génitaux, quand on peut les atteindre, sont du côté opposé, ainsi que la partie la plus profonde du sillon. Quelquefois on peut sentir en avant l'aîne et même la hanche gauche (première) ou droite (deuxième), sans que pour cela la position soit mauvaise : cela vient seulement de ce que, l'extrémité pelvienne suivant d'abord l'axe du détroit supérieur, la hanche qui est en avant se trouve nécessairement plus basse et plus accessible que celle qui est en arrière, surtout quand la première pénètre dans l'arcade pubienne (deuxième temps).

Dans les troisième et quatrième positions, le sillon est antéro-postérieur: mais le coccyx, surmonté du sacrum, qui est alors très-accessible, se trouve en avant dans la troisième; ce sont, dans la quatrième, les parties génitales qui sont en avant, et qu'on peut plus aisément atteindre.

Quand les fesses se présentent seules, on peut quelquefois bien sentir les parties génitales; il faut éviter néanmoins de prononcer d'avance sur le sexe de l'enfant : l'erreur est trop facile, on en a de nombreux exemples. Les plis du scrotum relevé vers l'abdomen peuvent simuler la vulve, et les lèvres tuméfiées de celle-ci peuvent simuler le scrotum. Tous les prétendus moyens de reconnaître durant la gestation le sexe de l'enfant sont encore plus illusoires.

Si les *membres inférieurs* sont au-dessous des fesses, on ne pourra pas toujours toucher celles-ci, mais on trouvera ou les genoux, ou bien plutôt encore les pieds : les premiers offrent deux convexités arrondies, épaisses, auxquelles font suite les jambes et les cuisses : en les dégageant du vagin (manœuvre sans danger, quand même ce serait un bras), on reconnaît aisément les membres inférieurs. Quand les pieds sont fort élevés dans le bassin de la mère,

on les reconnaît à leur plante plate, large et longue, à
leurs orteils courts et rangés uniformément, à leurs talons
plus arrondis, plus mous que ne seraient les coudes, et
surmontés d'un bord saillant (tendon d'Achille), et non
d'une surface large, comme serait la face postérieure du
bras ; d'ailleurs, la présence des deux pieds confirme le
diagnostic : les deux coudes ne peuvent jamais se présenter
ensemble. La direction des pieds caractérise la position de
l'extrémité pelvienne dont on doit attendre le mécanisme ou
remplir les indications ; mais si ces membres sont croisés,
de sorte que le talon de l'un avoisine les orteils de l'autre,
il faut savoir que la partie antérieure du fœtus répond au
côté vers lequel sont dirigés les deux bords péroniens ou
externes ; car les pieds ne se croisent, chez le fœtus, que
par une forte adduction à laquelle ils ont une tendance
naturelle, et alors le petit orteil de tous deux est en avant,
le gros en arrière.

D. Pronostic et indications. D'après les relevés exacts
d'un grand nombre de faits, il conste que les positions de
l'extrémité pelvienne sont bien moins avantageuses que
celles du vertex, soit en isolant les accouchements spontanés des artificiels (1 sur 57), soit en les confondant, *ce
qui rend la proportion encore un peu plus défavorable.* On
observe alors, sur 7 enfants, 1 mort, 1 douteux et 5 vivants
et bien portants.

Les deux premières positions, étant infiniment plus
fréquentes que les deux dernières, ont fourni les données
principales des proportions susdites ; celles-ci n'ont pas
plus souvent exigé l'emploi de la main que celles-là.

Le pronostic fâcheux de ces positions tient-il au volume
des parties ? Cela n'est pas probable, puisque les relevés
cités plus haut nous ont prouvé que plus d'enfants naissent morts après avoir présenté les pieds sous les fesses,
qu'après avoir offert les membres repliés au-devant du
pelvis, dont ils devaient accroître ainsi les dimensions.

La plupart des enfants victimes de ce genre d'accouchements naissent apoplectiques, et pourtant leur tête est moins fortement et moins long-temps comprimée que dans les positions du vertex : allongée et déformée dans celles-ci, elle est ronde et régulière dans celles-là ; ses os sont moins vacillants dans le deuxième genre de position que dans le premier. Mais il paraît qu'on doit attribuer l'apoplexie à la compression successive des divers points du corps ; compression qui, marchant de bas en haut, refoule mécaniquement le sang vers la tête et le force de s'y accumuler. Cette impulsion n'est jamais plus complète que quand les pieds descendent avant les fesses ; aussi voit-on plus d'enfants succomber alors que dans le cas contraire.

La tuméfaction et l'ecchymose des parties génitales sont ordinairement peu à craindre, et il faut bien se garder d'appeler gangrène la couleur noire des parties infiltrées de sang, qui se dissipe quelques jours après la naissance.

Quant à la mère, bien que le travail marche ici avec un peu plus de lenteur, et que l'orifice utérin soit distendu un peu plus brusquement que dans les positions du vertex, il est rare qu'il en résulte des suites fâcheuses.

§ V. Genre III. — *Positions de la face.*

A. Causes. — 1° *Positions primitives.* Il est arrivé souvent qu'en ouvrant le cadavre de femmes mortes pendant la grossesse, et avant que le travail fût déclaré, on a trouvé la tête du fœtus renversée sur le dos et la face appliquée transversalement sur le détroit abdominal ; plus souvent encore on sent, dès que le travail commence, la face se présentant de même à travers les membranes. Il est impossible de dire quelle cause peut avoir donné lieu à ce renversement. (Voy. *Prat. des acc.*, tom. 1er.)

2° *Positions secondaires.* Souvent aussi la tête du fœtus

offre d'abord le vertex et surtout la fontanelle antérieure, puis le front s'avance, et enfin la face occupe, dans une direction plus ou moins diagonale, la partie supérieure de l'excavation pelvienne. Dans ces circonstances, une position du vertex a été transformée en une de la face; la conversion s'est opérée peu à peu. L'obliquité de la matrice ou du fœtus vers sa face dorsale, qui passe pour la cause la plus évidente de cette conversion, est souvent nulle en pareil cas, et la théorie qu'on en a déduite n'est rien moins que satisfaisante, même en supposant que des eaux abondantes aient facilité un commencement d'extension. Pour expliquer son achèvement, il faudrait supposer, au contraire, le fœtus incliné vers sa face antérieure : alors l'occiput, poussé et retenu contre le détroit supérieur, permettrait à la face de descendre ; la tête représenterait un levier du troisième genre, le point d'appui à l'occiput, la résistance au front et la puissance à l'articulation occipito-atloïdienne. C'est à ce dernier point, en effet, que le rachis transmet les efforts utérins appliqués sur le reste du corps, seul il est capable de cette transmission ; le fœtus n'est pas une masse homogène à travers laquelle on puisse supposer, à l'exemple de Baudelocque, des lignes en tous sens pour conduire et réunir les forces utérines.

B. MÉCANISME. — *Premier temps.* On peut considérer comme en faisant partie, dans les *positions secondaires*, l'extension graduelle qui abaisse le front, le porte d'un côté à l'autre du bassin et présente la face parallèlement à l'aire du détroit supérieur ; dès-lors *la tête descend* ainsi jusqu'au bas de l'excavation, et ce mouvement est le seul qui constitue le premier temps des *positions primitives*. Le diamètre occipito-frontal dans les premières, le fronto-mentonnier dans les secondes, se sont d'abord offerts transversalement au détroit; dans les unes comme dans les autres, c'est le gutturo-bregmatique qui l'a traversé ensuite de la même manière (*fig.* 52).

Deuxième temps. Une *rotation* de ¹/₄ de circonférence porte alors, soit de droite (première position), soit de gauche (deuxième position), en avant le menton jusque dans l'arcade pubienne ; le front va s'appuyer sur le plancher coccy-périnéal, et le diamètre gutturo-bregmatique mesure le coccy-pubien (*fig.* 55).

Troisième temps. Par un mouvement en arc de cercle dans le sens de la flexion, le menton, qui s'est enfoncé de plus en plus dans l'arcade, se relève au-devant des pubis, tandis que l'occiput s'abaisse d'autant et se dégage bientôt au-devant de la fourchette. La région gutturale sert de centre à ce mouvement pendant lequel les diamètres gutturo-frontal, gutturo-bregmatique, gutturo-sus-occipital sont successivement en rapport avec le pubio-périnéal.

Quatrième temps. La face se tourne vers le côté auquel répondait le menton dans le premier temps du travail (*restitution*) ; puis les épaules et le reste du tronc s'engagent et sortent comme après les positions du vertex.

Variétés. Les positions secondaires, tirant leur origine des présentations du vertex, sont assez souvent diagonales comme elles, et le front se trouve alors obliquement en avant ; le menton est par conséquent un peu en arrière, et la rotation destinée à l'amener dans l'arcade pubienne (deuxième temps) doit être un peu plus considérable que dans les positions primitives, c'est-à-dire des ³/₈ d'un cercle.

C. Diagnostic. La présence du front, des orbites et des yeux, du nez et de la bouche, tel est l'ensemble des caractères des positions de la face.

Dans les positions secondaires, on sent d'abord la fontanelle antérieure rapprochée du centre du bassin ; le front devient bientôt accessible ainsi que les arcades orbitaires, en arrière et à droite (première) ou à gauche (deuxième) : peu à peu le front vient au centre, et enfin en avant et à gauche (première) ou à droite (deuxième) ; alors on sent les autres parties de la face. Ces mêmes parties sont senties de prime-abord dans les positions primitives. Quand une forte tuméfaction a déformé le front, les joues et la bouche, il est souvent difficile de les reconnaître et de ne pas les confondre avec les parties qui distinguent l'extrémité pelvienne ; mais la bouche ne ressemble jamais à l'anus : le boursoufflement des lèvres, la largeur de l'ouverture et la présence des bords alvéolaires l'en distinguent nettement. Cela ne suffit pas toujours pour faire discerner la position , quoiqu'on reconnaisse la partie même : la direction des narines et de la sous-cloison du nez est le meilleur jalon qu'on puisse avoir sous ce rapport ; mais il faut chercher souvent l'éminence nasale au milieu des saillies boursoufflées des lèvres, du front et des joues, qui la surmontent et la masquent parfois complétement.

Dans le premier temps, les narines regardent à droite pour la première position primitive, et en même temps un peu en arrière pour la première secondaire ; à gauche pour la deuxième, soit directement (primitive), soit aussi un peu en arrière (secondaire).

Dans le deuxième temps, les narines regardent toujours en avant, et la bouche est si voisine de la vulve, qu'on peut souvent la découvrir à la vue et observer quelques mouvements des lèvres et de la langue qui parfois les dépasse. L'enfant pourrait alors crier et respirer : remarque importante en médecine légale.

D. Pronostic et indications. On a cru ces positions très-fâcheuses, parce qu'on a confondu les positions secondaires, où le front reste au centre (par un défaut d'énergie dans les puissances que la nature emploïe ordinairement à compléter la position), avec les primitives ou les secondaires parfaites. Les positions frontales seules sont défavorables, parce qu'elles offrent un grand diamètre (occipito-mentonnier) à ceux du bassin ; il n'en est pas ainsi des positions franches dans lesquelles le conoïde, représenté par la tête (Levret, Tak, Vander-Eem, etc.), traverse le bassin par les mêmes diamètres et dans la même direction que dans les positions du vertex ; seulement ici la base du conoïde (*fig.* 20) marche la première (Rœderer), tandis que dans les autres c'est le sommet (Solayrès). Il y a plus : pour que ce conoïde pénètre dans l'excavation, la base la première, il faut une extension forte ; il faut une flexion forte pour qu'il pénètre par son sommet : or, l'extension de la tête est moins bornée que la flexion, parce que le menton s'arrête sur le sternum plutôt que l'occiput ne peut le faire sur le dos. L'expérience, d'ailleurs, prouve la facilité avec laquelle ces accouchements s'opèrent par le mécanisme ci-dessus indiqué (Portal, Deleuyrie et surtout Boër et Mme Lachapelle). On a dit que le menton pouvait sortir en arrière (Ant. Petit, Rœderer) ; mais il faudrait pour cela, ou que le menton étant à la fourchette, le sternum restât sur l'angle sacro-vertébral, le cou mesurant tout l'espace sacro-périnéal (8 pouces), ou bien que le thorax s'engageât dans la partie postérieure de l'excavation du bassin qui est déjà remplie par la tête, ce qui ne peut se faire que quand le fœtus est fort petit (Désormeaux) ou quand il est putréfié. La tête et le thorax s'écrasent alors mutuellement (Smellie, planch. XXVI).

Quoique l'enfant puisse très-bien naître la face la première, il faut cependant convenir qu'il est gêné dans cette attitude et plus disposé à l'apoplexie, si le travail marche avec trop de lenteur (premier accouchement, position imparfaite, etc.) Il faut donc se presser un peu plus d'opérer et se décider plus volontiers.

D'après nos relevés, sur 29 enfants nés spontanément la face la première, il s'en trouve un mort, 2 d'une viabilité douteuse et 26 bien portants ; ce qui diffère peu des résultats fournis par les positions du vertex. En comprenant, dans le total, les accouchements artificiels (1 sur 7). le pronostic devient un peu plus défavorable, puisqu'il s'en trouve un mort et 2 faibles sur 21, et seulement 18 vivants et bien portants; mais ces proportions sont, comme on voit, bien plus avantageuses que celles que donnent les positions de l'extrémité pelvienne, et même que celles des troisième et quatrième positions du vertex.

§ VI. Genres IV et V. — *Positions des épaules.*

A. Causes. Une secousse a paru quelquefois changer en position de l'épaule une position du vertex, et la simple inclinaison latérale du corps de la mère a produit cet effet sous nos yeux *(Prat. des acc., 5e mém.)* D'après cela, la grande fréquence des positions occipito-antérieures rend raison de celle des premières positions des épaules comparées aux deuxièmes ; on conçoit aussi que la fréquence de l'obliquité latérale droite de l'utérus doit rendre la première position de l'épaule droite plus commune que celle de l'épaule gauche ; mais il est vrai de dire que ces explications ne peuvent plus s'appliquer aux deuxièmes positions comparées entre elles.

L'épaule se présente toujours de manière que le fœtus est en travers dans le grand bassin, quoique sa longueur ne soit pas absolument horizontale ; cependant la tête et les fesses, qui sont hors de l'excavation, l'empêcheraient toujours de prendre une direction antéro-postérieure, car elles ne pourraient se fixer sur l'angle sacro-vertébral. La flexibilité latérale du tronc fait que les épaules se présentent plutôt que la face antérieure de l'ovoïde fœtal, et la saillie de l'épaule la retient dans le détroit, sans qu'elle glisse, comme le ferait la face postérieure du fœtus.

B. Mécanisme. Ces accouchements ne se terminent spontanément qu'avec peine et avec une extrême lenteur ; le fœtus succombe presque toujours, et la mère souvent aussi, aux accidents de ce travail difficile ; celle-ci meurt

même quelquefois avant que la nature en soit venue à bout
(rupture de la matrice, épuisement, etc.) Cependant on
a maintenant beaucoup d'exemples de la possibilité de
l'accouchement spontané dans ces positions (Denman).
L'enfant étant fortement fléchi sur le côté qui est tourné
vers le fond de la matrice, le bas du tronc est fort élevé
dans cet organe, et les fesses en remplissent la plus grande
profondeur (*voy. fig.* 54); c'est donc sur elles qu'il agit
avec plus de force. En agissant ainsi, l'utérus finit par
pousser l'abdomen du fœtus vers le détroit supérieur,
faisant remonter de l'autre côté le moignon de l'épaule;
alors l'extrémité pelvienne de l'enfant s'enfonce brusquement dans l'excavation, et l'accouchement se termine
rapidement, comme quand les fesses se sont présentées
de prime-abord. Si ces sortes d'accouchements sont si
rares, dit Denman, c'est qu'on les abandonne rarement
à la nature avant d'avoir manœuvré beaucoup, ou même
d'avoir tiré sur le bras et enfoncé le moignon de l'épaule
dans l'excavation, ce qui rend l'*évolution spontanée* plus
difficile. Plus le fœtus est petit, plus cette évolution est
facile; elle est très-fréquente dans les avortements; elle
n'a jamais lieu qu'après la rupture des membranes et
l'écoulement des eaux.

Dans des cas bien plus rares encore, l'enfant est sorti
ployé en double, la tête et les fesses à la fois (Baudelocque,
Pezerat); ou bien la tête la première (Champion, Velpeau,
Flamant, Osiander, etc.); ou la tête la dernière (E.
Delmas).

C. Diagnostic. L'épaule se reconnaît à la saillie arrondie
du moignon, que bornent d'un côté l'aisselle et le bras,
et que surmontent: 1° le côté du thorax reconnaissable,
quand il est accessible, aux saillies des côtes et à leurs
intervalles; 2° en devant, la saillie de la clavicule; et 3° en
arrière, celle de l'épine du scapulum.

Dans la première position de l'une ou de l'autre épaule,

le dos et le bras proprement dit (humérus) sont en avant ; en outre, l'avant-bras et la main, fléchis vers le sternum de l'enfant, sont du côté du sacrum de la mère. Mais le moignon de l'épaule est vers l'ilium gauche et le coude vers l'ilium droit pour l'épaule droite, et *vice versâ* pour la gauche.

Dans la deuxième position, le dos et le bras sont en arrière, l'avant-bras et la main fléchis en avant ; de plus, le moignon est vers l'ilium droit, le coude vers l'ilium gauche pour l'épaule droite, et *vice versâ* pour la gauche.

Le coude et l'avant-bras bien sentis peuvent, à eux seuls, servir à déterminer exactement la position : avant-bras en arrière, première position ; coude à droite, épaule droite ; coude à gauche, épaule gauche : avant-bras en avant, deuxième position ; coude à gauche, épaule droite ; coude à droite, épaule gauche. Or, l'avant-bras se distingue du bras par sa mobilité plus grande, son volume moindre, ses surfaces plus anguleuses, et la main mobile, concave, à doigts longs et fléchis, à pouce séparé qui lui fait suite. Ces caractères empêcheront de prendre la main pour le pied. Le coude est plus petit et plus pointu que le talon auquel il ressemble un peu ; les condyles de l'humérus sont moins gros et moins élevés que les malléoles.

Souvent le membre supérieur se déploie dans le vagin, et la main sort de la vulve (*fig.* 54) : le diagnostic est alors encore plus facile ; cette main indique le côté qui se présente, et l'on peut en déterminer la position en calculant que, dans un état moyen entre la pronation et la supination, le pouce répond à la partie antérieure du fœtus. Cependant il vaut mieux, à l'aide du doigt porté à l'orifice utérin, compléter le diagnostic, pour ne pas s'en laisser imposer par une procidence du bras sous la tête ou les fesses, ou par la torsion de ce même bras.

La forme du ventre, plus irrégulière, plus élargie en

travers, ne fournit ordinairement que de faibles présomptions.

D. P**ronostic et indications.** Le pronostic est toujours fâcheux, d'après ce qui a été dit plus haut (B.) ; aussi doit-on constamment aller chercher les pieds de tout enfant qui présente l'épaule, s'il n'est mort ou abortif (voyez *Partie pathologique*). Moyennant cette conduite, on peut obtenir, sur six enfants, quatre vivants et sains, un faible et un mort, et même des proportions plus avantageuses. Les accouchements spontanés fournissent des proportions infiniment moins favorables (1 vivant et 9 morts, sur 10 ; Denman).

§ VII. *Accouchement multipare.*

A. D**ivision.** L'accouchement multipare ou gémellaire se distingue en bipare, tripare, quadripare et quinipare, suivant le nombre des enfants auxquels il donne naissance.

B. E**numération**, *etc.* Sur 7,448 accouchements, nous avons trouvé un .tripare, 89 bipares (1 sur 84) et 7,358 unipares. Les quadripares s'observent quelquefois, mais plus rarement ; une série de 108,000 accouchements n'en a offert aucun exemple. Cinq jumeaux paraissent être le dernier degré de multiplicité réellement observé chez l'espèce humaine (Petretein, Weiss) : un homme digne de foi a dit pourtant avoir reçu ensemble six œufs abortifs (Osborn).

La proportion des *sexes* est à peu près la suivante : sur quatre accouchements bipares, on trouve une fois deux filles, une fois (ou un peu plus) les deux sexes, et deux fois deux garçons. Sur deux accouchements tripares, nous avons reconnu une fois trois filles, et une fois deux filles et un garçon.

Le *poids* des bi-jumeaux est en général de 3 à 4 livres chacun ; quelquefois pourtant ils ont le volume ordinaire (Delamotte). Leur poids, au reste, est souvent inégal, le premier pesant 3 et le deuxième 5 livres.

Tantôt une seule enveloppe membraneuse, un seul amnios entoure les deux enfants, cas fort rare. Plus souvent on trouve à chacun son chorion et son amnios, qui forment une cloison par l'adossement des deux poches ; dans tous les cas un seul épichorion enveloppe le tout. Quelquefois il n'y a qu'un seul placenta à deux cordons anastomosés dans le tissu de l'organe par de larges communications ; souvent aussi nous avons trouvé un placenta isolé pour chaque enfant.

C. CAUSES ET ORIGINE. Certaines femmes sont très-disposées aux parturitions multipliées, et l'on en cite qui ont fait jusqu'à 11 enfants en trois couches (Gottlob) ; nous en avons vu naître 7 en trois accouchements successifs.

Une seule fécondation affectant les deux ovaires, ou produisant plusieurs corps jaunes dans un même ovaire ; plusieurs fécondations successivement opérées en peu de jours, c'est-à-dire avant que le premier ovule fécondé soit arrivé dans l'utérus : voilà les théories qui peuvent rendre raison de la présence de deux enfants.

Les fécondations successives doivent être opérées par un seul ou par plusieurs individus : c'est ainsi qu'un nègre et un blanc peuvent produire chacun un jumeau chez la même femme ; le placenta ne se formant qu'au deuxième mois, il n'est pas étonnant que ces deux jumeaux puissent n'en avoir qu'un seul pour tous deux (Delmas, Dewees, Guerarde). Cette dernière théorie portera, si l'on veut, le nom de *superfétation*, quoique cette expression convienne plutôt à deux fécondations successives, mais séparées par plusieurs semaines, plusieurs mois même d'intervalle. La possibilité de ces dernières n'est aujourd'hui généralement admise, que pour le cas où il existe un double utérus ; de sorte qu'une cavité est encore apte à recevoir un nouveau produit, tandis que l'autre est déjà occupée (Tiedemann et Naegelé, Geiss, West). On nous en a récemment communiqué un exemple soigneusement constaté.

L'analogie, consultée chez les autres mammifères, nous prouve la possibilité de la fécondation multiple, et peut-être de la superfétation par duplicité de l'utérus (lapin domestique, etc.)

Quelques personnes admettent encore la possibilité de la superfétation sans cette condition (Fodéré, etc.), mais ils l'appuient sur des faits incomplets ou mal observés. Dans les cas les plus probants, on a négligé de chercher si l'utérus était simple ou double; dans les autres on s'est laissé abuser : 1° par la naissance prématurée d'un jumeau, l'autre restant dans la matrice jusqu'à terme ; 2° par la naissance simultanée de deux jumeaux, dont l'un, mort depuis plusieurs mois, avait un volume nécessairement inférieur à celui de l'autre ; 3° par une différence très-marquée dans la taille de deux jumeaux du même terme, mais inégalement développés. Leur volume peut effectivement être différent, sans qu'on en doive rien conclure pour l'époque de leur formation primordiale; on ne peut non plus tirer, sous ce rapport, aucune conclusion de l'ordre qu'ils suivent en sortant; le premier né peut avoir été conçu après, en même temps, ou avant l'autre ; les théories anciennes ou modernes ne peuvent éclaircir ce doute, au reste peu important.

D. DIAGNOSTIC. 1° *Signes rationnels*. Gêne, distension de l'abdomen; infiltration et varices des membres inférieurs.

2° *Signes sensibles extérieurs*. Mouvements ressentis en deux endroits éloignés ; battements du cœur du fœtus entendus aussi en deux endroits ; ventre volumineux, large, *bilobé*.

3° *Toucher*. Deux poches membraneuses remplies d'eau se présentant quelquefois à l'orifice utérin ; fœtus peu mobile, quoique petit ; présentation de plusieurs membres semblables (deux pieds du même côté, etc.)

4° *Après une première parturition*. Sortie d'une petite quantité d'eau relativement au volume du ventre; petitesse

aussi relative du fœtus déjà né ; ventre gros , dur, quelquefois inégal (sans hémorrhagie); une poche à l'orifice ,
et dans cette poche une partie quelconque du fœtus ;
hémorrhagies et pulsations rapides du bout placental du
cordon ombilical , après sa section (signe d'anastomoses).

E. Mécanisme de la naissance. Travail lent ; utérus inerte ;
sortie successive des jumeaux, le plus gros et le plus lourd ,
ordinairement le premier , et en position plus favorable.
Intervalle d'une , deux ou trois heures entre les deux
naissances ; deuxième travail plus rapide, plus facile, si
la position est bonne. Le deuxième fœtus est plus souvent
irrégulièrement placé (positions des fesses , des épaules ,
etc.) que le premier, parce qu'il est plus petit et qu'il est
libre dans un plus grand espace. Cependant les deux tiers
des jumeaux sortent en présentant la même extrémité de
l'ovoïde ; l'autre tiers offre des régions disparates. Souvent
un jumeau offre la tête en première, et l'autre en deuxième
position ; ce qui semblerait contredire l'opinion que ces
positions tiennent à des causes organiques siégeant chez
la mère. Quand le premier présente le pelvis et le deuxième
la tête , il peut arriver que celle-ci soit entraînée par celle
du premier; la tête de l'un passant avec le cou de l'autre ,
le plus faible périt par suite de la compression et de
l'aplatissement qui en résultent.

La délivrance ne s'opère ordinairement qu'après la
deuxième parturition.

F. Pronostic. 1° Pendant la grossesse, outre les accidents susdits (anasarque, varices), la présence des
jumeaux expose à l'avortement, à la péritonite chronique,
à l'accolement monstrueux des deux fœtus. Les enfants
jumeaux sont plus petits, plus faibles, et rarement vivent
tous deux. Le pronostic est plus fâcheux encore pour les
tri-jumeaux , quadri-jumeaux et quini-jumeaux qui n'ont
jamais survécu de beaucoup à leur naissance.

2° Durant la parturition , il peut en résulter, disions-

nous, quelque mauvaise position, quelque obstacle réciproquement opposé par les parties des deux enfants.
L'inertie, ordinaire en pareil cas, nécessite souvent la
version, que la confusion des membres de l'un et de l'autre
fœtus peut rendre difficile et périlleuse.

5° Par rapport à la délivrance, le cordon coupé avant la
naissance du deuxième enfant peut donner une hémorrhagie funeste à celui-ci (anastomoses placentales), qui
peut également périr, si le placenta commun se détache
et suit immédiatement le premier-né. L'inertie peut encore
se prolonger après la délivrance, et causer une hémorrhagie fâcheuse pour la mère.

SECTION QUATRIÈME.

LACTATION.

§ Ier. *Phénomènes maternels.*

A. *Allaitement.* La femme qui allaite un enfant prend
le nom de nourrice, et par cette fonction elle complète
l'ensemble des actes particuliers à la reproduction. Chez
la nourrice les lochies sont moins abondantes, moins prolongées, et l'évacuation menstruelle ne recommence le
plus souvent à paraître qu'après le sevrage. La fièvre de
lait est légère ; ce n'est plus chez elle qu'un mouvement
fluxionnaire normal, une sorte de *molimen* sécrétoire ; les
mamelles, continuellement dégorgées par l'enfant, ne deviennent point douloureuses, et il n'y a pas de fièvre secondaire ou symptomatique. Le lait se reproduit néanmoins
en quantité nécessaire pour les besoins du nouveau-né ; de
trois en trois heures environ il remplit les mamelles, et
cette réplétion s'accompagne, quand elle est complète,
d'une sorte d'érection vulgairement nommée *montée du
lait, éponge,* etc. Souvent cette sensation, qui n'est pas
sans douceur, ne se manifeste qu'au moment où l'enfant

tette; elle contribue en quelque chose à l'attachement des nourrices pour leur élève. Dans les premières semaines, le lait coule parfois en assez grande quantité dans l'intervalle des repas du nourrisson; plus tard cette surabondance cesse, et cette humeur prend aussi plus de consistance et de blancheur. Chaque fois même qu'une de ces glandes est soumise à la succion, le lait qui s'écoule d'abord est clair, séreux; celui qui vient ensuite est au contraire d'un blanc mat. Les nourrices apprennent aisément à le faire jaillir par la compression du mamelon; on peut alors l'examiner plus aisément. Il renferme plus de sérosité et de sucre de lait, mais moins de matière butyreuse et de caséum que celui de la vache, et se rapproche beaucoup de celui d'ânesse; mais la composition, la saveur en sont sujettes à de grandes variations : aussi un enfant accoutumé au lait de sa nourrice refuse-t-il souvent d'en téter une autre. Les aliments, les médicaments peuvent aussi lui communiquer leur saveur (amers), leur propriété médicamenteuse (purgatifs, mercuriaux), et même leur couleur (safran).

B. *Ablactation.* Absence ou arrêt de l'allaitement. Si l'accouchée ne nourrit point son enfant, après la fièvre de lait les mamelles s'affaissent et le calme se rétablit : cependant, pendant plusieurs mois encore un peu de cette humeur est sécrétée et conservée dans les canaux galactophores, et tant que cet état de choses est bien manifeste, il serait souvent possible de rappeler une abondante sécrétion par des succions réitérées. Lorsqu'une nourrice suspend brusquement l'allaitement, il y a comme chez l'accouchée plénitude, engorgement douloureux des seins et fièvre symptomatique; mais si l'on diminue par degrés la fréquence des succions, si l'allaitement a été prolongé pendant 18 mois ou davantage, s'il survient une nouvelle grossesse pendant sa durée, ou si la nourrice est fatiguée, épuisée, l'ablactation a lieu sans mouvement fébrile ni gonflement douloureux des mamelles.

§ II. *Phénomènes particuliers à l'enfant.*

A. Les changements qu'a subis l'hématose, et l'action de l'air sur la peau y déterminent une rougeur qui diminue peu à peu. Dès le troisième ou quatrième jour, elle fait souvent place à une *teinte jaunâtre* ou ictériforme, attribuée par Rosen, Frank et autres, à une légère altération du sang dans les capillaires cutanés. Cette coloration est moins foncée, moins verdâtre que celle du véritable ictère; la conjonctive, les urines n'y participent point. Elle disparaît après avoir duré de trois à huit jours. L'époque de son apparition est aussi celle où la peau du jeune nègre, jusque-là rouge, prend une teinte noirâtre, qui en quatre ou cinq jours arrive au noir complet. C'est au même moment qu'on voit se dissiper les thrombus et les ecchymoses que la parturition avait produits.

B. Cette sorte d'érythème normal est suivi d'une *desquamation* de l'épiderme, d'autant plus prompte et plus considérable que la peau a été plus rouge (Rosen). Cette membrane se détache en plaques ou en lamelles, d'abord au thorax, au ventre, puis aux membres; elle commence du troisième jour (Billard) au sixième (Orfila), et dure jusqu'au trentième ou quarantième.

C. Le cordon ombilical commence à se flétrir le lendemain de la naissance; il se dessèche peu à peu chez l'enfant vivant, non chez le mort, du troisième au cinquième jour (Billard). Du sixième au huitième, il se détache laissant ou une ulcération superficielle, ou une rougeur avec suintement léger et dont la cicatrisation n'a lieu que du dixième au douzième jour. D'abord plus ou moins saillante, la peau de l'ombilic ou *nombril* s'enfonce peu à peu en formant un ou deux plis circulaires, et l'ouverture aponévrotique s'oblitère aussi par degrés; quelquefois cette constriction ne s'opère que plusieurs mois après la naissance.

D. Le lait reçu dans l'estomac du nouveau-né s'y coagule, puis *s'y digère;* à l'évacuation du méconium succèdent, dès le troisième jour, des excréments de couleur jaune-clair, de consistance diffluente, d'apparence grumeleuse, d'une odeur aigre et peu fétide. Pendant le cours de l'allaitement, beaucoup d'enfants sont sujets au hoquet, aux flatuosités, aux régurgitations de lait, sans qu'il en résulte aucun inconvénient. Après un espace de temps variable entre une et deux années l'enfant change de régime; quelquefois il *se sèvre* ou renonce à la mamelle comme de lui-même; plus souvent ce changement nécessite des soins particuliers.

E. La *dentition* est ordinairement fort avancée à cette époque; elle commence souvent vers le sixième mois, mais quelquefois elle est du double plus tardive; les dents incisives inférieures paraissent d'abord, puis viennent les supérieures, quelques mois plus tard les premières molaires apparaissent, et les canines ne se montrent qu'après elles, puis viennent les secondes molaires, de sorte que vers deux ans l'enfant a vingt dents en tout. La rougeur, le gonflement des gencives, une douleur qui force l'enfant à porter les doigts dans la bouche, l'écoulement de la salive, quelquefois un peu de diarrhée, de fièvre, des plaques rouges aux fesses, signalent souvent l'éruption des dents; quelquefois même un ou plusieurs accès d'éclampsie, la toux, les vomissements s'y joignent, tandis que d'autres fois cette éruption a lieu sans qu'on s'en aperçoive.

F. L'*accroissement* marche avec une rapidité proportionnellement beaucoup moindre que pendant la vie intra-utérine; la taille acquiert de cinq à sept pouces dans la première année, et de moins en moins dans les suivantes. Les forces musculaires se développent par degrés; l'enfant soutient sa tête dès la fin du deuxième mois; il commence quelquefois à marcher à la fin du huitième. L'ouïe et la vue se perfectionnent, comme l'intelligence par une éducation naturelle. Vers six semaines l'enfant suit des yeux les objets en mouvement et commence à sourire ; vers douze ou quinze mois il prononce quelques syllabes sans suite ; mais il ne parle véritablement que dans le cours de la troisième année. Pendant long-temps l'enfant diffère encore de l'adulte par le sommeil profond et prolongé que nécessite l'attention constamment active qu'il donne à tout ce qui l'entoure ; il en diffère aussi par la fréquence du pouls, quoiqu'on voie quelquefois le contraire (Billard) ; le plus souvent on trouve de cent trente à cent quarante pulsations chez le nouveau-né, et environ cent vingt à l'âge d'un an (Sœmmerring).

§ III. *Résumé médico-légal des signes d'un accouchement antécédent.*

A. *Accouchement récent.* Lochies sanguines, séreuses ou puriformes selon l'époque de l'examen. Vulve tuméfiée, humide, contuse ; périnée récemment entamé à son bord antérieur. Utérus senti dans l'hypogastre sous forme de tumeur arrondie ; son col béant ; ses lèvres pendantes, gonflées. Mamelles tuméfiées, dures, sécrétant du lait ou du *colostrum.* Pâleur et amaigrissement général ; état fébrile plus ou moins marqué.

Sur le cadavre, on trouve de plus les symphyses du bassin mobiles, l'utérus volumineux, mou, charnu, rouge, pesant ; sa surface interne sanguinolente d'abord et offrant de larges orifices veineux ; plus tard (jusqu'au deuxième mois) mamelonnée, et enduite d'une couenne albumineuse au lieu qu'occupait le placenta ; enfin, l'un des ovaires contient des traces très-visibles du *corpus luteum.*

B. *Accouchement ancien.* Col utérin échancré ; vagin large, mou, peu ridé ; fourchette nulle ; éraillements en forme de petites cicatrices blanches, luisantes, et relâchement de la peau du ventre, des cuisses, des mamelles ;

celles-ci molles, grosses, veinées; élargissement et quelquefois écartement de la ligne blanche.

Dans le cadavre on trouve en outre les ovaires constamment ridés, et l'utérus plus gros que chez une femme qui n'a pas eu d'enfants.

§ IV. *Résumé médico-légal des signes qui indiquent l'époque de la mort d'un enfant nouveau-né.*

A. *Signes indiquant que la mort a précédé la naissance.* — 1° *Signes anamnestiques.* Ce sont ceux par lesquels on a pu reconnaître ou présumer la mort du fœtus, soit durant la grossesse (sect. II, art. 3, § 5), soit pendant la parturition : tels sont, pour ces derniers, un travail prolongé après la rupture des membranes; un écoulement bourbeux, fétide, chargé de méconium, entraînant des cheveux, des lambeaux d'épiderme, des os; la partie du fœtus que le doigt peut atteindre est sans tumeur, ou bien celle-ci est molle, pâteuse, fluctuante même; si quelque membre paraît au-dehors, il est immobile, flasque, putréfié, l'épiderme s'en détache aisément; si c'est le cordon, il est flétri, sans pulsations; si la bouche est accessible, on n'y découvre aucun mouvement de succion; si le thorax est au-dehors, il n'y a ni effort d'inspiration, ni palpitations au cœur ou à l'ombilic. Un seul de ces signes ne suffirait pas toujours pour faire prononcer; ainsi des eaux fétides enferment quelquefois un enfant sain, un cordon simplement flétri peut appartenir à un fœtus vigoureux (Jœrg).

2° *Signes actuels.* Ils indiquent quelquefois que la mort *a précédé de beaucoup la naissance;* comme un développement moindre que ne le comporte l'époque de l'accouchement (sect II, art. 2, § 4), une couleur rouge foncée mais sale de la peau et de tous les tissus intérieurs, même les plus compactes; une infiltration universelle et des épan-

chements de sérosité d'un rouge terne, qui ont fait quelquefois supposer à tort des hydrocéphalies, des ascites,
des hydrothorax; une mollesse générale, un décollement
facile de l'épiderme, des épiphyses, etc. Quelquefois
même infiltration et atrophie du placenta; plus souvent
hypertrophie de cet organe qui pèse deux, trois et quatre
fois autant que dans l'état normal. Cette végétation
(Ruysch, Morgagni) est l'effet de la mort du fœtus, dont
le placenta reçoit et conserve alors les matériaux nutritifs;
on voit aussi quelquefois, dans cette masse vasculaire,
des calculs, des squirrhosités, des hydatides qui peuvent
passer pour la cause de cette mort.

Les signes actuels indiquent parfois au contraire une
mort *peu antérieure* ou contemporaine à l'accouchement :
enduit sébacé sur la peau; cordon adhérent, frais, ses
vaisseaux libres; thrombus et ecchymoses à la partie que
présentait le fœtus, sans diminution, sans suppuration;
quelquefois fractures à la partie supérieure des pariétaux,
ou enfoncement de l'un des frontaux; présence de l'urine
dans la vessie, du méconium dans le gros intestin, ou
toute la peau salie, pénétrée par cet excrément qui a été
rendu dans l'utérus et mêlé avec les eaux de l'amnios;
glaires sanguinolentes dans la bouche et la gorge; thorax
aplati; diaphragme au niveau de la quatrième côte
(Berndt); poumons violacés ou brun-rouge, petits,
n'occupant que la moitié postérieure de chaque côté du
thorax, à bords tranchants et minces, compactes, non
crépitants, gagnant, en tout comme par morceaux, le
fond de l'eau; ils font ensemble la soixante-dixième partie
du poids du corps selon Plouquet, mais les variations que
l'embonpoint apporte dans ce dernier rendent ce calcul
trop infidèle; il vaut mieux constater le poids absolu de
ces organes pris ensemble avec le cœur dont on a préalablement lié les gros vaisseaux pour y retenir le sang qu'il
renferme : on trouve alors que, chez un enfant à terme

(taille de 15 à 18 pouces), ce poids est d'*une once et demie
à une once cinq gros* (Berndt).

B. *Signes qui indiquent que la mort a été postérieure à la
naissance.* Caractères de la *viabilité*, c'est-à-dire développ-
pement et constitution normale des septième, huitième
ou neuvième mois de vie intra-utérine (sect. II, art. 2, § 4);
traces de violences autres que celles que l'accouchement
peut produire (fractures, meurtrissures, piqûres, plaies);
restes d'omissions dangereuses (cordon non lié); canal
artériel et veineux, fort rétrécis, obstrués; poumons
développés, spongieux, crépitants, rosés, à bords et
angles mousses, surnageant l'eau, même après la compression de leurs fragments, remplissant les deux côtés
du thorax qui en est même soulevé, abaissant le diaphragme jusqu'à la sixième et même la septième côte
(Berndt), pesant ensemble la trente-cinquième partie du
corps selon Plouquet (douteux), pesant avec le cœur,
chez l'enfant à terme et qui a librement respiré, de 2
onces 2 gros à 5 onces (Berndt), poids presque double
de celui des poumons d'un enfant qui n'a pas respiré. Ce
signe les distingue des poumons insufflés artificiellement
chez un fœtus né mort; ceux-ci, quoique surnageant, ne
pèsent pas sensiblement davantage que des poumons compactes. Il en est de même des poumons qui ne surnagent
qu'à la faveur des gaz que la putréfaction y a développés;
ceux-ci, d'ailleurs, ne surnagent plus dès qu'on en a exprimé les morceaux entre les doigts.

§ V. *Signes de l'âge d'un nouveau-né vivant ou mort.*

A. *Trois jours environ.* Peau rouge offrant un fond jaunâtre sous la pression du doigt; membres tendant encore
à se pelotonner comme dans le sein de la mère; dessèche-
ment du cordon ombilical; existence des thrombus et
ecchymoses; matières fécales jaunissantes.

B. *Vers le sixième jour.* Teinte ictériforme ; commencement de desquamation ; résolution ou inflammation avec œdème des thrombus ; mamelles engorgées et permettant, dans les deux sexes, l'excrétion d'une humeur lactescente lorsqu'on les comprime légèrement. Chute du cordon. Matières fécales jaunes.

C. *Vers le douzième jour.* Cicatrisation complète de l'ombilic ; peau blanche.

D. *Vers le trentième ou quarantième jour.* Exfoliation de l'épiderme achevée ; dégorgement des mamelles ; accroissement de taille (de 9 à 12 lignes) : consolidation des sutures ; rétrécissement des fontanelles , etc.

IIIe PARTIE — HYGIÉNIQUE (1).

SECTION PREMIÈRE.

SOINS RELATIFS A LA NUBILITÉ.

§ 1er. *Enfance.*

Jusqu'à l'âge de douze à quatorze ans les soins hygiéniques diffèrent peu pour les deux sexes, à part l'éducation morale et ce qui a trait aux vêtements. Relativement à ces derniers, nous renvoyons aux dissertations de Bonnaud, d'Alphonse Leroy et autres, contre les corps baleinés, etc. Remarquons seulement que les corsets ordinaires n'étant point disposés, pour les enfants, de manière à recevoir les mamelles qui ne font point saillie encore, compriment et souvent atrophient le mamelon, oblitèrent les conduits lactifères, rendent l'allaitement fort difficile par la suite (Alphonse Leroy, Frank), et causent en outre des abcès.

Le rachitisme mérite aussi plus d'attention chez la jeune fille que chez le garçon, puisqu'il porte son action sur la largeur des passages que doit traverser, par la suite, le produit de la conception ; elle doit donc être plus surveillée sous ce rapport, et pour peu qu'elle y soit disposée, être soumise à un régime plus fortifiant, à l'emploi des amers, de l'exercice du corps, etc.

Enfin, un dernier soin relatif à notre objet, c'est d'empêcher la masturbation, qui peut causer non-seulement le rachitisme, mais beaucoup d'autres maladies chroniques et un épuisement incurable. Si les remontrances ne suffisent pas, il faut avoir recours aux moyens mécaniques propres à entraver les mains, etc.

(1) Même division à peu près que pour la Partie physiologique.

§ II. *Menstruation*.

La puberté nécessite de nouveaux soins : le premier est d'instruire avec circonspection la jeune fille des changements qui vont arriver chez elle, afin qu'elle ne s'effraie et ne s'étonne que le moins possible. Le moral mérite aussi alors plus de surveillance et de ménagement que jamais. L'éruption menstruelle sera favorisée doucement ; souvent, d'abord peu abondante et survenant à des époques non périodiques, elle acquiert par degrés, en une ou deux années, l'abondance et la régularité convenables : il ne faut donc point médicamenter énergiquement pour ces petites anomalies. On se contentera d'éviter à chaque époque périodique tout refroidissement subit, soit général, soit même partiel, toute humidité permanente, toute émotion vive, et surtout celles qui seraient dues à la frayeur. On évitera aussi les aliments et les boissons trop excitants, à moins qu'ils ne soient indiqués par un état de langueur (voy. *Partie pathologique*). Le mariage est quelquefois le seul moyen de régulariser ces premières fonctions de l'utérus.

La cessation des menstrues expose les femmes à diverses maladies, soit générales, soit particulières aux mamelles ou à l'utérus ; elles ont donc alors besoin d'user de beaucoup de précautions et de se surveiller dans le régime, l'exercice, etc. Les soins à prendre alors varient selon la nature des accidents qu'on paraît avoir à craindre ; nous ferons remarquer seulement que quelques irrégularités dans la menstruation, relativement à la périodicité et à la quantité de sang, ne constituent point un état réellement maladif ; ajoutons que les névroses (hystérie, lipothymies, etc.), qui se développent à cette époque, n'ont ordinairement qu'une durée mesurée par celle des irrégularités susdites (de six mois à trois ans environ), et qu'elles disparaissent quand la menstruation a complétement cessé.

SECTION DEUXIÈME.

SOINS RELATIFS A LA CONCEPTION ET A LA GROSSESSE.

§ Ier. *Conception.*

Le meilleur moyen d'obtenir des produits bien développés et vigoureux, c'est de n'en permettre la formation qu'à des parents sains et parvenus au terme de leur accroissement de stature et de force; mais les règles qu'on pourrait donner à cet égard varient selon le climat, la constitution des individus, etc. Les pays chauds accélèrent cette aptitude.

L'époque de la menstruation, ou les quinze jours qui la suivent immédiatement, paraissent être le temps où l'utérus et les ovaires sont plus aptes à concevoir; on pourrait donc les choisir dans le cas où l'on voudrait assurer la conception. Dans certaines circonstances, on pourrait utiliser aussi les remarques récemment faites sur l'accroissement de la fécondité sous l'influence d'une nourriture saine et abondante, d'une aisance générale et d'une température modérée (Villermé). Le repos et la tranquillité d'âme, pendant les premiers jours qui suivent l'imprégnation, assureront aussi une conception régulière; car si les passions de la mère peuvent déplacer ou déformer l'embryon, ce doit être surtout dans les premiers jours, où, passant de l'ovaire dans la trompe, il pourrait échapper à celle-ci (grossesses ovariques et abdominales), ou s'arrêter dans son canal (grossesses tubaires).

On a dit tout récemment que le sexe du parent le plus vigoureux était transmis au fœtus, et cette assertion a été appuyée sur l'expérience (Girou) : on a dit aussi que les mâles provenaient de parents vigoureux et bien nourris, et les femelles, de parents faibles ou affaiblis (Alphonse

Leroy et Bailly). Si des faits nombreux viennent confirmer l'une ou l'autre de ces théories, elles pourront quelquefois procurer des résultats utiles. Les idées des anciens et de quelques modernes sur l'influence du testicule et de l'ovaire droits (mâles) et de ceux du côté gauche (femelles) sont fausses, puisqu'un homme privé d'un testicule produit indifféremment des garçons et des filles.

§ II. *Grossesse.*

La femme enceinte est plus excitable, plus sensible, et doit par conséquent être, plus attentivement que tout autre, soustraite aux variations atmosphériques. Le catarrhe pulmonaire, la pneumonie et la pleurésie sont fréquemment, chez elle, occasionnés par un refroidissement médiocre, parce qu'elle est éminemment disposée aux affections inflammatoires. Cette disposition, portée trop loin, simule souvent la pléthore, et peut alors être combattue avec succès par les bains tièdes : c'est une pratique des plus efficaces et sans aucun danger (Dupuy). Les bains chauds, généraux ou partiels, accroîtraient le malaise et pourraient même provoquer l'avortement ; c'est aussi ce qu'on pourrait craindre des bains froids, par la réaction qui en suit constamment l'application (Dupuy).

Toute gêne du ventre et des mamelles doit être évitée ; mais on pourra, avec avantage, soutenir les mamelles et l'abdomen au moyen d'un corset sans baleines par-devant et médiocrement serré.

L'appétit et le goût sont souvent altérés par la grossesse. Le vulgaire attache beaucoup d'importance à la satisfaction de ces divers goûts, de ces *envies* extraordinaires. On peut les satisfaire, en effet, toutes les fois qu'ils n'ont rien de contraire à la santé ; mais il ne faut pas craindre de repousser les désirs dictés par le caprice ou par un sentiment dépravé, que renforce toujours une complaisance mal entendue. Ainsi, un appétit vorace nécessitera plus d'aliments que de coutume, mais pourtant une quantité telle qu'elle ne puisse devenir nuisible; un appétit variable sera satisfait par des repas fréquents et légers; un appétit diminué sera stimulé par un choix d'aliments en rapport avec le goût de la femme, mais on lui refusera les liqueurs fortes, le vinaigre, le charbon, etc., etc., qu'elle pourrait appéter. J'ai vu, dans ces circonstances, une gastrite chronique des plus intenses résulter d'une complaisance répréhensible.

On ne doit pas non plus mesurer la quantité des aliments au volume qu'on désire donner au fœtus : la diète ne l'empêche pas de s'accroître, et les repas copieux et fréquents ne lui donnent ni une taille plus grande, ni un embonpoint plus considérable.

Le ptyalisme, la dyspepsie, les vomissements même qui accompagnent souvent les premiers temps de la grossesse diminuent parfois sous l'emploi d'un peu de magnésie ou de rhubarbe; quelquefois ils nécessitent l'usage des antispasmodiques (tilleul, oranger, sirop diacode). Une constipation opiniâtre nécessite parfois l'usage journalier des lavements, ou même celui de quelques laxatifs qui sont toujours sans danger.

Il en est de même des saignées que peut réclamer une pléthore *réelle* ou l'imminence d'une phlegmasie, d'une hémorrhagie active (céphalalgie, vertiges, rougeur de la face, bouffées de chaleur, palpitations, pouls plein, dur et fréquent). La dyspnée est quelquefois aussi diminuée par la saignée; plus souvent elle tient à une gêne mécanique des organes respiratoires qui ne peut cesser qu'après l'accouchement. On peut en dire autant de l'infiltration séreuse des membres inférieurs; les boissons nitrées n'y apportent que peu ou point de changement; les scarifications ne produisent qu'un effet momentané et souvent nul.

Le cours de l'urine est quelquefois suspendu dans le dernier mois, il faut alors pratiquer le cathétérisme ; l'urètre peut être tellement comprimé par la tête de l'enfant, qu'il faille tourner la concavité de la sonde en arrière et la choisir d'un faible calibre. Pour l'introduire on peut s'aider de la vue ou bien seulement du toucher, en portant le pouce sur le vestibule et glissant l'instrument immédiatement sous ce doigt.

Les micturitions, les pesanteurs, etc., sont souvent diminuées par la position horizontale de la femme.

Les exercices violents, la fatigue musculaire, l'abus du coït, les passions vives, les surprises, les secousses physiques, etc., augmentent la disposition et la tendance des femmes enceintes aux maladies fébriles, inflammatoires, hémorrhagiques, et peuvent même les décider et entraîner l'avortement ; il faut donc les éviter avec soin, mais sans croire avec le vulgaire que l'imagination maternelle répétera sur l'enfant l'image de l'objet de sa frayeur. Dès le deuxième mois, l'enfant est complétement formé, et ne peut changer de forme que par une maladie sans rapport direct avec l'objet d'une impression morale de la mère : avant cette époque, un trouble dans la circulation pourrait simplement retarder le développement de certaines parties encore imparfaites.

La tristesse est quelquefois d'un mauvais présage chez la femme grosse ; soit qu'un malaise intérieur, précurseur d'une terminaison funeste, en soit cause, soit que la tristesse elle-même influe sur la santé de la femme : c'est donc une passion qu'il faut chercher à combattre, soit en elle-même, soit dans sa source. La morosité peut bien n'être qu'une disposition à l'aliénation mentale, qui s'est quelquefois observée dans la grossesse ou les couches et qui se dissipe souvent avec elles. Cette aliénation doit être bien distinguée des *caprices*, que le vulgaire met sur le compte de la grossesse, mais qui ne peuvent excuser aucune action illégale.

SECTION TROISIÈME.

SOINS RELATIFS A L'ACCOUCHEMENT.

ARTICLE Ier. — Soins à donner à la mère.

§ Ier. *Prodromes.*

A. Dès que les premiers signes précurseurs se montrent, il faut tenir la femme à une *diète* modérée, pour prévenir d'une part l'indigestion, les vomissements, etc., et de l'autre l'épuisement des forces. Le *repos* sera utile aussi pour remplir cette dernière intention. On évitera toute boisson excitante, qui, sous prétexte d'accroître les forces, déterminerait souvent la fièvre et entraverait la marche du travail. Un clystère simple est souvent nécessaire pour vider le rectum, s'il y a eu constipation depuis quelque temps. Le toucher ne doit être pratiqué que dans les cas de doute, pour reconnaître si le travail commence véritablement ou si les douleurs sont dues à toute autre cause. Celles qui peuvent le plus aisément simuler les contractions utérines sont les coliques intestinales ; quelquefois même ces *fausses douleurs* amènent par synergie un commencement de travail (dilatation de l'orifice) qu'on supprime avec elles. On les reconnaît à l'irrégularité de leurs retours et de leur siége, à la cardialgie, aux borborygmes, aux éructations, à la diarrhée même qui les accompagne. On les dissipe par l'emploi des lavements faits avec la décoction de pavot ou avec celle de guimauve, plus huit à dix gouttes de laudanum ; par l'usage des boissons aromatiques données par petites gorgées (infusions de thé, de tilleul, d'oranger, d'anis, de mélisse) ; on y joint souvent avec avantage quelques gouttes d'éther sulfurique. En même temps on applique sur l'abdomen des linges secs ou humides, mais chauds ; on y fait des embrocations d'huile chaude, etc.; un bain est utile dans les cas opiniâtres.

Il est aussi un *faux travail* qui dépend de la pléthore et que la saignée arrête.

Cette première période est le moment de préparer le lit de travail : celui que nous préférons est un lit de sangle étroit, assujetti contre le mur par une extrémité, libre par ses deux bords, garni d'un matelas un peu dur et dont le milieu est soulevé par un traversin afin d'élever le bassin de la femme, de l'empêcher de s'enfoncer, et de laisser à l'accoucheur la facilité d'agir sur la vulve et le périnée. Un drap et une couverture légère servent à préserver du froid et à ménager la pudeur. Quelquefois on ajoute à ce lit une traverse en bois pour supporter l'effort des pieds de la femme. Dans quelques pays, on se sert, au lieu de lit, d'une chaise ou d'un fauteuil largement échancré.

C. La femme est ordinairement alors vêtue d'une camisole qui ne descend que jusqu'aux hanches, et le reste du corps est entouré d'une alèze convenablement ployée et ouverte du côté droit.

D. On préparera aussi un oreiller garni ou bien un berceau pour l'enfant, du fil ciré, des ciseaux, une compresse, et les vêtements du premier âge.

§ II. *Deuxième période.*

A. Si les douleurs sont fortes, fréquentes et de bonne nature, la femme pourra rester au lit ou assise ; si l'utérus est incliné en devant, on la couchera en supination, et on l'inclinera du côté opposé à l'obliquité si elle est latérale. On modérera les efforts de la femme, pour ne pas épuiser ses forces inutilement et ne pas risquer de rompre prématurément les membranes.

B. Si la tête de l'enfant est haute, placée sur les pubis, le ventre aplati, la femme restera debout, marchera dans l'intervalle des douleurs, et se couchera le moins possible. Si les douleurs sont faibles, rares et la dilatation lente, la progression sera plus utile encore; des frictions sur l'abdomen accroîtront les douleurs commençantes.

C. S'il existe un mouvement fébrile, céphalalgie, chaleur, etc., gonflement et rigidité de l'orifice utérin, douleurs de reins; les bains tièdes, les demi-bains, les injections émollientes, les lavements adoucissants, les bains de vapeurs aqueuses, et par dessus tout la saignée, seront mis en usage, et le toucher ne sera pas trop fréquemment réitéré de peur d'enflammer des parties déjà trop irritées.

D. Si les eaux paraissent très-abondantes et que leur surabondance semble paralyser l'utérus (Harnier); si le fœtus, très-mobile, présente tantôt une partie, tantôt une autre (Dubois); si les membranes rompues au-dessus de l'orifice ne permettent qu'un écoulement lent et empêchent la poche de se tendre, l'orifice de se dilater; si les membranes, fort lâches, descendent en forme de boudin dans le vagin, après que l'orifice est tout-à-fait dilaté, il faut *rompre les membranes*, en saisissant le moment d'une douleur; on les gratte alors avec l'ongle, ou bien on y enfonce le bout du doigt, la pointe des ciseaux, le poinçon d'un canif, etc.; il faut choisir aussi l'instant où le fœtus offre une partie favorable, qui se trouve ainsi fixée.

E. Dans certains cas, des membranes fort denses ne s'engagent point dans l'orifice en forme de cône : l'œuf en totalité représente alors un globe qui ne favorise point la dilatation; la poche est plate, peu éloignée du fœtus; l'orifice a des bords minces, et pourtant il n'est ouvert que de 5 à 6 lignes, quoique les douleurs soient fortes (Puzos, Segmundine, Jacobs, Mme. Lachapelle); il faut encore alors rompre les membranes. Cela fait, la dilatation est presque instantanément opérée par la tête, et le reste du travail marche rapidement.

F. Dans toute autre circonstance que les trois susdites, il faut conserver les eaux ; car, 1° l'enfant est moins gêné, le placenta moins froncé quand les eaux protègent l'un et soutiennent l'autre ; 2° l'utérus agit plus également et par conséquent plus énergiquement sur la surface uniforme de tout l'œuf, que sur les inégalités de la surface du fœtus (Haller); 3° si l'accouchement artificiel devient nécessaire, la présence des eaux facilite souvent beaucoup les manœuvres.

§ III. *Troisième période.*

A. Dès que les eaux s'écoulent, il faut procéder au toucher, pour savoir quelle partie l'enfant présente, et agir en conséquence (épaule, cordon ombilical, etc.)

B. Il faut dès-lors moins ménager les efforts de la femme ; la faire marcher, si la dilatation est peu avancée ; la faire pousser comme pour rendre ses excréments ; soutenir du doigt et repousser en haut l'orifice utérin et les plis du vagin, à mesure que la partie présentée par l'enfant traverse ces passages ; enduire ces mêmes passages d'un corps gras, mais sans faire d'efforts pour les distendre.

C. Si les douleurs se ralentissent après que la tête a franchi l'orifice utérin, et que la femme soit peu vigoureuse, on la fait alors placer comme pour les accouchements difficiles ; elle fait ainsi mieux valoir ses forces, et l'on excite des ténesmes qui augmentent l'énergie de la contraction, en pressant du doigt sur les muscles transverses du périnée, lorsque les douleurs se montrent.

D. Quand la partie présentée par le fœtus distend le plancher coccy-périnéal d'une manière notable, il faut tenir la femme au lit et couchée sur le dos : on doit aussi l'engager à modérer ses efforts, afin de laisser aux parties molles le temps de se dilater par degrés et d'en éviter la rupture. A chaque douleur, l'opérateur placé à droite de la femme, passant (sans découvrir la malade) sa main droite sous les couvertures, sous l'alèze et sous la cuisse droite fléchie, soutiendra le périnée en appuyant la paume de la main sur l'anus, le bord radial au niveau de la fourchette, le pouce sur la grande lèvre droite et les autres doigts sur la gauche; il soutiendra sans presser beaucoup, empêchant seulement le périnée de trop descendre en arrière, et laissant glisser, en devant et vers l'arcade pubienne, la partie qui s'avance. La main ne doit faire ici que donner au plancher coccy-périnéal la direction et la solidité nécessaires pour qu'il représente exactement le prolongement de la paroi postérieure de l'excavation pelvienne. C'est dans le même but qu'on a proposé d'introduire entre ce plancher et la partie du fœtus qui tend à sortir, soit le levier de Roonhuysen, soit une lame de baleine courbée selon l'axe du plan vulvaire (Gehler). Il est peu probable que cette manœuvre soit préférable à la nôtre. C'est sans doute pour soutenir plus aisément le périnée, que les accoucheurs anglais placent la femme sur le côté, les genoux écartés par un coussin, et que d'autres la font tenir debout et appuyée seulement sur les coudes.

Lorsque la première partie du fœtus a franchi la vulve, on laisse un moment de repos; puis on aide, s'il est nécessaire, par quelques tractions à la sortie du reste : on coupe alors le cordon, et l'on sépare ainsi complétement les deux individus.

§ IV. *Quatrième période; Délivrance.*

On ne doit s'en occuper que lorsque quelques douleurs annoncent le décollement du placenta. Des frictions sur le ventre et sur les bords du col de la matrice provoqueront ces douleurs, si l'on veut accélérer la délivrance, comme après un travail long et fatigant; au contraire, on n'opérera qu'après leur répétition fréquente, si le travail a été rapide, court, facile, et qu'on veuille retarder la délivrance. Le toucher annonce que le placenta est décollé,

quand on sent cette masse appuyée sur le col de la matrice ;
alors l'accoucheur, placé au côté droit de la femme, passe
sous la cuisse relevée de celle-ci sa main gauche munie
d'un linge, à l'aide duquel il saisit et tire le cordon ; la
main droite, portée entre les cuisses, introduit profondément dans la vulve deux doigts qui appuient sur cette
corde vasculaire et dirigent les tractions vers la courbure
du sacrum (axe du détroit supérieur). Le placenta arrivé
ainsi dans le vagin, la main gauche le recevra au-devant
de la vulve, pendant que la droite achèvera l'extraction
en saisissant le cordon et l'élevant (axe du détroit inférieur) graduellement. Enfin, à mesure que le placenta
sortira toujours soutenu par la main gauche, la droite le
roulera plusieurs fois, de manière à tordre, sous forme de
corde cylindrique et solide, les membranes qui lui font
suite : c'est le moyen d'en empêcher le déchirement et le
séjour dans l'utérus.

§ V. *Cinquième période; Suites de couche.*

A. Après la délivrance, il faut palper l'hypogastre,
s'assurer que la matrice ne reste point inerte et qu'elle
n'est point distendue par du sang, des caillots, ou quelques
restes du placenta et des membranes. Ces organes doivent
même, en cas de doute, être examinés avec soin après
leur extraction. On s'assurera aussi que les lochies coulent
convenablement ; sans quoi il faudrait extraire, avec quelques doigts ou toute la main, les caillots contenus dans le
vagin ou l'utérus, frictionner l'hypogastre pour déterminer la contraction du viscère, et en prévenir la distension par le moyen d'une bande de ventre large et modérément serrée. Cette bande a aussi l'avantage de raffermir
les parois flasques de l'abdomen et de prévenir la syncope
par dimotion. Pendant ce temps on prépare le lit ordinaire
de l'accouchée, on change son linge et on l'y transporte,
après l'avoir garni d'une alèze.

B. Les tranchées utérines trop fortes sont ordinairement apaisées par les cataplasmes, les lavements ; quelquefois une constipation opiniâtre avec coliques et tranchées utérines a cédé à l'emploi d'un laxatif (huile de ricin).

C. Si les symphyses du bassin sont relâchées au point de permettre dans les os une mobilité douloureuse et gênante, le repos sera prolongé plus que de coutume, et une serviette serrée entourera le bassin.

D. Si la vessie, obstruée par l'enfant, avait contracté pendant le travail une paralysie passagère, le cathétérisme, répété deux à trois fois par jour, suppléerait à sa contraction, et lui permettrait de reprendre ses forces.

E. Si la femme ne nourrit pas son enfant, on se contentera, le premier jour, de bouillons et de tisane d'orge ou de limonade ; le deuxième, on donnera quelques légers potages. Lors de la sécrétion du lait, la femme sera tenue à une diète sévère, dont on ne se relâchera qu'après cessation de la fièvre. Alors on donnera, par degrés, des potages, puis des aliments plus solides, et toujours quelques boissons diaphorétiques (bourrache, violette, etc.) et légèrement diurétiques ; on évitera le froid, sans cependant surcharger la femme de couvertures, qui exciteraient de violentes sueurs, une fièvre miliaire, des lochies surabondantes, etc. La constipation doit être combattue par des lavements, et même, si elle est opiniâtre, par quelques laxatifs (tamarin, pruneaux, sirop de rhubarbe, de fleurs de pêcher, etc.) Si les mamelles deviennent fort douloureuses, on les couvrira de cataplasmes ou de fomentations tièdes, et à moins de nécessité absolue on ne cherchera point à les dégorger par la succion, car on y entretiendrait ainsi la sécrétion du lait.

Quand les mamelles seront dégonflées totalement et que la fièvre aura disparu, on laissera l'accouchée à son régime ordinaire, et l'on ne recourra qu'en cas de nécessité aux purgatifs (anorexie, coliques, constipation) et aux prétendus antilaiteux. On ne doit pas craindre les effets de la résorption du lait; il n'est pas plus dangereux, absorbé dans les mamelles, qu'il ne le serait, absorbé par les pores de la peau, par les vaisseaux de l'estomac ou du rectum. S'il existe un moment en nature dans le système circulatoire, c'est comme le chyle, comme la sérosité, etc.. qui sont bientôt assimilés, élaborés ou éliminés sans métastase. Aussi, les maladies qu'on a nommées *laiteuses* sont-elles toutes de nature différente (Dunal), parce qu'on a rattaché à cette cause imaginaire tous les maux dont la cause n'était pas manifeste.

F. L'allaitement entre certainement dans le vœu de la nature; il dissipe la pléthore, et préserve ainsi la femme de diverses affections fébriles et inflammatoires : aussi, sans croire aux influences funestes du lait retenu dans l'économie, on doit conseiller la lactation comme moyen d'assurer la santé des femmes, à moins que la mère ne soit d'une trop faible constitution, atteinte de quelque maladie sérieuse ou d'agalactie. Le régime doit être alors moins sévère, et l'on peut soutenir et accroître par degrés l'usage des aliments accordés le 2ᵉ jour. La femme nourrice sera aussi moins sévèrement astreinte à garder le lit.

G. On prescrit ordinairement neuf jours de séjour au lit après l'accouchement. Ce délai est souvent utile : il prévient les relâchements de l'utérus et du vagin, les engorgements chroniques (pesanteurs) de ce canal, et la métrite chronique; il prévient aussi les refroidissements dangereux. Mais toutes ces précautions seront subordonnées à la saison, à la constitution de la femme, à l'état des parties, etc. Nous avons souvent permis avec avantage de sortir du lit le quatrième jour, et de marcher le sixième ou septième. Il ne faudrait pas imiter l'imprudence des femmes qui se lèvent dès le lendemain de leur accouchement, quand même il ne devrait survenir d'accidents qu'une fois sur vingt, en suivant cette méthode.

§ VI. *Soins particuliers relatifs à la position du fœtus et au nombre des enfants.*

A. *Première et deuxième positions du vertex.* Rien de particulier, jusqu'à ce que la tête soit arrivée à la vulve. En effet, les procédés par lesquels on a conseillé d'en favoriser la rotation horizontale, l'emploi du levier pour en accélérer la marche, l'introduction des doigts dans le rectum pour en empêcher la rétrogression, sont autant de pratiques inutiles et nuisibles dans les cas heureux, insuffisantes dans les cas difficiles. Cette rétrogression n'effraie point d'ailleurs l'homme expérimenté; il sait qu'elle n'aura plus lieu dès que l'élasticité du plancher coccy-périnéal aura été vaincue par la pression intermittente que la tête exerce sur lui. Quand l'occiput est déjà dans l'arcade pubienne et qu'il entr'ouvre la vulve, à chaque douleur la fourchette est tendue, portée en arrière, et une plus grande partie du crâne se montre : il faut que la main soutienne le périnée, comme il a été dit plus haut. Quand la tête est dégagée, après un moment de repos, si la nature n'expulse pas le reste du corps, on saisit d'une main (gauche pour la première position, droite pour la deuxième) la base de la mâchoire inférieure, et de l'autre l'occiput; on tire avec modération, jusqu'à ce que les épaules se dégagent, l'une en avant, l'autre en arrière; et si la vulve est étroite, si le périnée a été échancré, on le fait soutenir encore lors du passage des épaules. Si quelques circulaires du cordon embarrassent le cou, on cherche à les développer, ou bien on les coupe. Si les épaules résistent, on porte les doigts indicateur et médius dans chaque aisselle, et l'on dégage d'abord l'épaule qui est en arrière.

B. *Troisième et quatrième positions du vertex.* Dans celles-ci la parturition doit être facilitée dans les cas pénibles,

en plaçant la femme comme pour les accouchements difficiles ; le périnée doit être soutenu avec beaucoup plus de
force que dans les positions précédentes lorsque la sortie
de la tête est imminente. Quand l'occiput est dégagé, on
peut, avec les doigts, aider au dégagement de la face, en
poussant le front en arrière.

C. *Positions du pelvis.* Si les pieds ou les genoux s'avancent, on ne se pressera point de les dégager, ou on le fera
sans violence. En descendant graduellement, le fœtus dilatera convenablement les parties sans causer de dilacéra-
tions, et lui-même sera moins exposé au refoulement
brusque du sang vers la tête. Quand les membres inférieurs seront hors de la vulve, on soulèvera le tronc à
mesure qu'il sortira, et l'on soutiendra modérément le
périnée lors du passage du thorax et surtout de la tête,
qui sort souvent brusquement, et non par degrés comme
quand elle se présente la première.

Si les fesses s'avancent avant les membres inférieurs,
on soutiendra le périnée dès qu'elles paraîtront à la vulve,
et l'on pourra aider à leur sortie, après avoir placé convenablement la femme, en portant un ou deux doigts, d'abord
dans l'aine qui est en avant (axe du détroit supérieur),
puis dans celle qui est en arrière (axe du détroit inférieur).

Il vaut mieux pénétrer dans le pli de l'aine, en portant
le doigt par la partie externe du pli ; si pourtant on éprouvait trop de difficulté à y parvenir ainsi, l'on pourrait y
glisser le doigt par la partie interne, c'est-à-dire en l'in-
troduisant d'abord entre les deux cuisses (Asdrubali). Si
les bras s'étaient relevés, on les dégagerait comme lors de
la version par les pieds, opération dont les règles sont
aussi applicables aux autres difficultés que peut présenter
ici la parturition.

D. *Positions de la face.* Dans celles-ci, on cherchera à
accélérer quelque peu le travail (attitude des accouchements difficiles) pour que l'enfant souffre le moins long-

temps possible de son attitude gênante. Quand le travail a amené le menton dans l'arcade pubienne, et que le vertex tend à se dégager au-devant de la fourchette, il faut soutenir le périnée, mais modérément, pour ne pas trop presser la partie antérieure du col contre les pubis.

E. *Positions des épaules.* Elles dépassent ordinairement les limites des attributions de l'hygiène, et nous recommanderons seulement ici de conserver soigneusement l'intégrité des membranes, jusqu'à ce que l'orifice utérin soit assez dilaté pour qu'on puisse opérer la version.

F. *Accouchements multipares.* La théorie semble indiquer qu'on pourrait, chez les femmes qui ont annoncé cette fécondité quelquefois fâcheuse, prévenir la double conception en évitant de trop rapprocher les actes qui la font naître. Du reste, conserver avec soin les membranes et les eaux du deuxième jumeau pendant et après la sortie du premier ; rassurer la mère, la faire reposer, lui donner quelques légers aliments ; attendre le développement du deuxième travail sans le provoquer, à moins qu'il ne tarde par trop à paraître (dix à douze heures) ; lier le bout placental du cordon ombilical de l'enfant né d'abord ; n'opérer la délivrance qu'après la deuxième parturition : voilà les soins particuliers qu'exige un accouchement spontané de jumeaux. Si les membres inférieurs se présentaient de prime abord et qu'on crût devoir aider à l'accouchement, il faudrait bien s'assurer que les deux membres sur lesquels on opère les tractions appartiennent au même individu. Si les deux têtes tendaient à s'engager à la fois et se gênaient mutuellement, on devrait en repousser une (la moins avancée) au-dessus du détroit supérieur. Enfin, l'utérus, ayant été fortement distendu, a besoin de quelque temps pour se contracter après le double travail, s'il n'a pas eu une longue durée ; il faut donc retarder en pareil cas la délivrance, plus encore qu'après un accouchement unipare, quoiqu'à durée égale. Si les deux parturitions ont été longues, si elles ont été séparées par un grand espace de temps, la disposition contraire existe, et il faut accélérer la délivrance plus que dans l'accouchement simple.

ARTICLE II. — Soins que réclame l'enfant nouveau-né.

§ Ier. *Ligature du cordon ombilical.*

Si on laissait au bout fœtal une longueur de 5 à 6 pouces, le sang ne tarderait pas à s'y coaguler (Solayrès); d'ailleurs on pourrait en suspendre complétement le cours, en y faisant un nœud simple mais serré : c'est même une précaution bonne à prendre quand on craint qu'un enfant chétif ne perde trop de sang, et qu'on veut néanmoins le séparer de sa mère pour appliquer plus commodément la ligature. Cette ligature ne doit jamais être omise quand on coupe, comme c'est l'ordinaire, le cordon à peu de distance du nombril. C'est à un ou deux pouces de l'abdomen qu'on place la ligature, et même plus près si l'on veut, pourvu qu'on respecte la peau qui environne quelquefois la racine du cordon. La distance n'a aucune conséquence pour la forme ultérieure de la cicatrice ombilicale; mais un bout trop long exposerait à des tiraillements douloureux. Deux à trois brins de fil réunis par de la cire servent d'ordinaire à faire deux ou trois tours fixés chacun par un nœud; si le cordon est gros, gélatineux, il pourrait être coupé par un fil de lin; une mèche de coton filé n'a pas le même inconvénient. Le bout placental ne doit être lié que dans les accouchements bipares. Après la ligature, le bout adhérent du cordon est enveloppé d'un linge fin ou de coton cardé, relevé sur le côté gauche et supérieur de l'abdomen, et maintenu par quelques tours de bande : de cette manière il ne comprime point le foie et n'est pas mouillé par l'urine. Dans les jours suivants, après sa des-

siccation et sa chute, on lave et l'on couvre d'un linge sec
ou de charpie la petite ulcération qui lui succède.

§ II. *Nettoyage, vêtements, etc.*

A. Des lotions d'eau tiède enlèvent le sang qui salit
la peau ; mais si l'enduit sébacé est très-abondant, une
graisse, une huile quelconque ou une dissolution de savon,
peuvent seules le délayer et l'enlever entièrement. Les
lotions froides ou les bains de même température sont
formellement contre-indiqués par la faible caloricité des
enfants ; ils ne réussissent qu'aux plus robustes, et expo-
sent aux affections catarrhales, à l'hydrocéphalie chronique (Frank). Nous avons vu quatre enfants périr successivement victimes de ce système d'éducation dans la même
famille. Les bains tièdes seront continués pendant l'enfance, et surtout lors de la dentition ; mais l'abus doit en
être évité, il dispose au rachitisme : c'est assez de deux
par mois.

B. S'il y a un thrombus à la tête, une forte ecchymose
à la face ou aux organes génitaux, etc., on couvre la
partie malade de compresses imbibées d'eau de Goulard,
d'eau vineuse, de solution de sel ammoniaque ; si, au
bout de quelques semaines, la résolution n'a pas lieu, et
que la fluctuation soit manifeste, on fait à la peau une
piqûre étroite avec la lancette.

C. Les vêtements varient selon le pays, le climat, la
saison ; il faut qu'ils soient chauds en hiver, légers en été,
mais toujours un peu plus chauds que pour un adulte ; on
doit éviter de les serrer comme dans le maillot d'autrefois.

D. On couche le nouveau-né sur le côté pour faciliter
l'écoulement des mucosités sanguinolentes dont il a parfois
la bouche pleine ; il est bon quelquefois même de les extraire avec le doigt ou la barbe d'une plume. Par la suite,
le décubitus latéral est encore nécessaire toutes les fois que
les mucosités nasales sont sécrétées avec plus d'abon-

dance que de coutume (coryza). On recommande aussi de coucher l'enfant en face du jour, pour éviter le strabisme.

E. Si le méconium ou l'urine ne sortent point dans les premiers jours, il faut examiner soigneusement l'anus ou l'urètre pour remédier aux imperforations, s'il en existe, ou à la constipation. Un peu d'eau miellée, rarement le sirop de chicorée par cuillerées à café, ou bien quelques lavements, un suppositoire, sont nécessaires pour faire évacuer le méconium ; il ne faut pas les administrer sans nécessité.

Tout ce qui concerne la nourriture sera traité dans la section suivante.

SECTION QUATRIÈME.

SOINS RELATIFS A LA LACTATION.

§ Ier. *Chez la nourrice.*

A. Les commencements d'une première lactation exigent quelquefois des soins assez minutieux. Le mamelon peut n'être pas suffisamment allongé pour que l'enfant puisse le saisir. On fait alors exercer la succion par un jeune chien, ou par quelque enfant déjà fort, et même par un adulte : il suffit quelquefois de loger le mamelon dans un petit moule de bois, de cire, de gomme élastique ; enfin, on réussit mieux encore en appliquant une ventouse à col étroit, un instant avant d'approcher l'enfant du sein. Cette ventouse peut être annexée à un petit corps de pompe, à un tuyau recourbé, sur lequel la femme elle-même peut exercer la succion (pipette) ; ou bien c'est une simple fiole échauffée à l'eau bouillante, et dont on refroidit le fond après avoir appliqué le goulot sur le mamelon. Si l'on n'arrive pas assez promptement à son but, on peut, en attendant, appliquer au sein un mamelon artificiel de gomme élastique ou de pis de vache préparé, par le moyen duquel l'enfant tette et aspire le lait maternel.

B. Les mêmes moyens dégorgent les seins incomplètement vidés par un nourrisson débile. Quelquefois même
un dégorgement préliminaire est indispensable, pour
qu'un enfant faible puisse allonger et saisir le mamelon.

C. Si, dans l'intervalle des succions, le lait s'écoule
spontanément, des linges épais ou bien des cuvettes de
verre destinées à cet usage préviendront le désagrément
d'une humidité continuelle. Quand le mamelon est fort
allongé, il suffit seulement de le replier sur le sein pour
arrêter cette effusion.

D. Ces inconvénients sont rarement durables ; il en est
de plus graves et qui forcent à recourir au lait d'une *nourrice étrangère*. Il est bon qu'elle soit accouchée quelques
jours seulement avant la mère ; il faut qu'elle soit jeune,
forte, exempte de tout vestige de vice vénérien, scrophuleux, dartreux, etc. On exige aussi qu'elle ait les dents
saines, les mamelles médiocres, mais faisant aisément
jaillir un lait blanc, sucré, point visqueux ni séreux à
l'excès. On préfère les brunes aux blondes ; et l'on s'informe, non sans raison, de la douceur de leur caractère
et de la pureté de leurs mœurs.

E. Durant l'allaitement, la nourrice fera usage d'aliments substantiels et de facile digestion (potages, viandes,
fécules) ; elle évitera l'abus des boissons alcooliques et
acides, les passions tristes ou violentes qui donnent parfois
au lait des qualités nuisibles, et ne s'exposera point au
développement d'une nouvelle grossesse.

F. Le moment de l'*ablactation* arrivé, on tâchera de
passer par des diminutions successives, aidées d'un régime
moins nourrissant, à la suspension complète de l'allaitement. Si, malgré ces précautions ou par leur omission
forcée, la fièvre de lait secondaire se déclare, repos complet, diète absolue, transpiration favorisée par des boissons
théiformes (bourrache, violette, racine de canne, etc.),
et même, au besoin, saignée du bras ou sangsues à la

vulve. S'il y a douleur aux mamelles, fomentations émollientes tièdes ; succion momentanée et réitérée le moins possible. Enfin, quand la fièvre est tombée, si la sécrétion se reproduit encore avec une abondance gênante, laxatifs huileux ou salins (huile de ricin, sel duobus, etc.) à faible dose, de deux en deux jours pendant une ou deux semaines.

§ II. *Chez l'enfant.*

A. Si l'allaitement maternel est possible, on peut mettre l'enfant au sein de six à dix heures après la naissance ; si c'est le lait d'une nourrice un peu ancienne qu'on lui destine, il est bon d'attendre au lendemain, et jusque-là donner un peu d'eau sucrée, lactée, ou d'eau d'orge. Si la succion est pénible, cela peut dépendre de la forme du mamelon, de la tension du sein, du mauvais goût du colostrum, d'un coryza ; mais si elle ne s'exerce pas mieux sur le doigt porté dans la bouche, il faut examiner le filet de la langue, pour le couper, s'il est prolongé jusqu'à son extrémité.

B. L'enfant tettera d'abord de deux en deux heures, ou un peu plus souvent s'il est faible ; plus tard ce sera de trois en trois heures durant le jour, à des intervalles plus longs pendant la nuit. Tantôt on lui livre successivement à chaque fois les deux mamelles, tantôt on n'en laisse épuiser qu'une, réservant l'autre pour la fois suivante. Ce dernier procédé ne convient qu'aux enfants débiles et aux nourrices pourvues d'un lait abondant. Les régurgitations, le hoquet ne demandent aucun soin ; un peu d'eau aromatisée de fleur d'oranger calmerait ce dernier s'il devenait fatigant.

C. Dès le quatrième mois, plus tôt même si la nourrice est faible, on ajoute à ce régime quelques aliments plus solides (crèmes de pain, de riz, tapioca, etc.), d'abord une fois, bientôt deux fois par jour. Quand arrive l'époque du *sevrage* (entre un ou deux ans), on rend ces aliments plus substantiels encore (soupes grasses , etc.) ; on diminue la quantité du lait ; on le supprime tout-à-fait dans la nuit , puis dans le jour. Les potages au lait de vache le remplacent pendant quelque temps. Si l'enfant a déjà pris un peu d'âge et de connaissance, on se trouve souvent mieux d'un sevrage brusque et d'un éloignement complet de la nourrice. Dans les contrées méridionales on évite de sevrer à l'époque des fortes chaleurs ; on doit aussi laisser passer le premier travail de la *dentition*. Ce travail, s'il tourmente l'enfant, nécessite une diminution dans les aliments solides , des boissons adoucissantes (orge, mauve , etc.), des bains tièdes , parfois même l'incision d'une gencive douloureuse enflammée et tendue à l'excès depuis plusieurs jours.

D. Les circonstances forcent quelquefois de renoncer aux avantages de l'allaitement naturel ; on nourrit alors l'enfant avec un mélange de lait de vache et d'eau d'orge, qu'on lui administre tantôt à la cuiller , au biberon, tantôt à l'aide d'une éponge fine fixée au goulot d'une bouteille : c'est là ce qu'on nomme *allaitement artificiel*. Mieux vaudrait mettre le nourrisson au pis d'une chèvre, comme on le fait aussi quelquefois.

IVᵉ PARTIE.

PATHOLOGIE DE LA FEMME.

Nous comprendrons dans cette partie tout état morbide de la femme relatif à ses fonctions génitales. Elle sera divisée, comme les deux précédentes, d'après les quatre stades de ces mêmes fonctions : nubilité, grossesse, accouchement, allaitement.

SECTION PREMIÈRE.

NUBILITÉ.

§ Iᵉʳ. *Maladies des mamelles.*

A. C'est le plus souvent vers l'âge critique que le *squirrhe* de ces organes paraît sous forme d'une tumeur qui succède quelquefois à une contusion fort légère, et souvent même se montre sans violence extérieure antécédente. D'abord petite, arrondie, mobile et indolente, elle grossit peu à peu, adhère aux parties voisines, envahit toute la glande, altère la peau et l'ulcère, non sans avoir fait souffrir d'horribles douleurs et surtout des *élancements* répétés. L'extirpation (en conservant la peau), ou l'amputation (ablation simultanée de la tumeur et de ses téguments), sont les seuls moyens de prévenir les suites funestes de ces affections : en effet, l'ulcération ayant eu lieu, quelquefois même auparavant lorsque les douleurs deviennent plus fortes et annoncent le ramollissement du squirrhe, les glandes du voisinage s'engorgent, deviennent cancéreuses, et la malade périt, après avoir parcouru toutes les périodes de la cachexie et du marasme. Ordinairement même l'ablation du cancer déjà ramolli ne produit qu'un soulagement momentané ; le mal se reproduit peu après (Boyer). Cette fâcheuse rechute est moins à craindre si le cancer est enkysté (Dupuytren), quelle qu'en soit la masse. Dans ces derniers temps, on a obtenu souvent de grands bienfaits d'une compression méthodique exercée sur la glande squirrheuse au moyen de disques d'agaric et de tours de bande. Des squirrhes volumineux, ulcérés même, considérablement réduits par la compression, ont pu être extirpés ou cautérisés ensuite avec facilité (Récamier).

B. Il arrive quelquefois qu'un *engorgement inflammatoire* des mamelles se termine par une *induration* qui peut céder aux sangsues et aux émollients. Ce n'est point là un véritable squirrhe (Astruc, Fodéré). Il ne faut pas confondre non plus avec cette maladie celle qu'Astruc a nommée *cancer benin*. Ce n'est autre chose qu'un écoulement muqueux ou puriforme par le mamelon ; effet de la *phlegmasie chronique* des conduits lactifères, qui s'accompagne parfois d'un gonflement inflammatoire mais passager. Ce phénomène, qui s'observe surtout à l'âge critique, demande à peine quelques soins particuliers (propreté, pommades adoucissantes, etc.), à moins qu'il ne dépende d'un vice herpétique comme nous l'avons vu une fois ; le traitement serait alors celui de l'affection générale.

§ II. *Maladies des organes génitaux externes.*

Ici se rapportent toutes les maladies qui affectent ces organes hors l'état puerpéral.

A. Telles sont les *violences extérieures* que suivent ordinairement des inflammations qu'on traite par les fomentations émollientes, les demi-bains, les sangsues même. Quelquefois ces inflammations produisent des abcès, des fistules dans les grandes lèvres, qu'il faut fendre largement pour guérir les suintements interminables qui en résultent.

B. L'inflammation de la muqueuse vulvaire peut dépendre encore de la malpropreté, d'un mauvais régime ou bien d'une disposition catarrhale universelle, de la syphilis.

1° Souvent elle consiste dans une simple rougeur, avec gonflement, prurit, cuisson et quelquefois écoulement muqueux, ou bien amas d'un enduit sébacé plus ou moins odorant : la propreté, les bains, les lotions avec les décoctions mucilagineuses, le régime adoucissant, suffisent ordinairement pour la dissiper.

2° L'inflammation peut causer à l'intérieur de la vulve une éruption aphtheuse ; mais alors il y a ordinairement une disposition interne, un état fébrile qu'il faut combattre par la diète et les boissons adoucissantes, en même temps qu'on emploie les décoctions mucilagineuses et même les cataplasmes appliqués sur la vulve. Parfois une pommade fraîche préparée avec le concombre ou quelque autre ingrédient analogue, un peu de cérat blanc, etc., produisent un heureux effet ; mais il faut se souvenir que ces substances rancissent avec facilité et nécessitent une grande propreté et un renouvellement fréquent.

3° Nous avons vu régner comme épidémiquement une inflammation ulcéreuse de ces mêmes parties, qui parfois s'étendait jusqu'aux aines. De petites pustules se formaient d'abord en nombre variable, s'agrandissaient peu à peu en s'ulcérant, offraient bientôt un fond grisâtre, des bords coupés à pic, enflammés, douloureux. L'ulcère ne tardait pas à présenter tous les caractères de la pourriture d'hôpital ; son accroissement en étendue amenait la fièvre, le dépérissement et souvent la mort. On observait ordinairement cette variété chez les enfants débiles, épuisés ; elle avait un caractère moins fâcheux chez les sujets sanguins et doués d'un grand embonpoint. Quelques antiphlogistiques, mais surtout la propreté et un régime doux et substantiel, et plus encore le changement d'air, réussissaient toujours, chez ces derniers sujets, à guérir la maladie.

4° Une affection d'un caractère plus grave encore et plus constamment funeste est l'inflammation gangréneuse, le charbon des parties génitales. Son début est ordinairement celui d'un phlegmon douloureux, qui envahit les grandes lèvres, le mont-de-Vénus et le périnée. La gangrène se déclare souvent dès le quatrième ou cinquième jour ; elle fait des progrès rapides. Une escarre noire et profonde remplace graduellement tout l'intervalle compris entre les cuisses, d'une part, entre l'abdomen et l'anus, de l'autre. L'adynamie accompagne ce développement, et malgré le vin et les amers la mort survient plus tôt ou plus tard, même lorsque la gangrène est bornée et que les escarres commencent à se détacher. Le cautère actuel serait alors inutile : si cette affection est curable, ce n'est que dans sa première période, dans son état phlegmoneux ; des sangsues appliquées à quelque distance et en bon nombre, des bains, des fomentations, des cataplasmes et le régime antiphlogistique y réussiraient peut-être. On a prôné récemment l'emploi des chlorures de soude et de chaux contre toutes les affections de ce genre ; ils ralentissent la putréfaction, dissipent la mauvaise odeur, peuvent retarder l'adynamie, mais non dissiper la phlegmasie et sa tendance à la gangrène.

5° La plupart de ces inflammations sont particulières à l'enfance ; il en est une propre à l'âge adulte, celle qui produit le *fongus douloureux du méat urinaire*, tumeur rouge, humide et très-sensible, dont le volume varie depuis celui d'un pois jusqu'à celui d'une grosse cerise. L'ablation, la cautérisation sont souvent indiquées ; les lotions astringentes (sulfate de zinc) m'ont réussi dans un cas de récidive.

C. Les vices de conformation dont la vulve est quelquefois le siége sont assez nombreux.

1° *L'adhésion congéniale ou accidentelle des grandes lèvres de la vulve,* qui est ordinairement incomplète et laisse encore passer les urines et même la liqueur séminale, quoique la copulation soit impossible (Riolan, Moinichen , Madame Boivin) ; disposition à laquelle on pourra souvent remédier d'un coup de bistouri, conduit toutefois avec précaution sur une sonde cannelée.

2° *L'adhésion des nymphes* qui forment alors une sorte de canal étroit dans lequel s'ouvre le méat urinaire ; elles gênent ainsi l'excrétion de l'urine et nécessitent une incision, comme je l'ai vu une fois.

5° *Le prolongement excessif de ces mêmes nymphes*, habituel chez certaines peuplades d'Afrique (tablier des Hottentotes); celui des caroncules myrtiformes (Mauriceau), quelquefois prises pour des excroissances vénériennes, dont elles diffèrent surtout par leur surface lisse et non granulée. La gêne qui en résulte peut rendre la résection nécessaire ; on l'opère, soit avec les ciseaux, soit avec le bistouri, soit encore (base étroite) par la ligature.

4° *Le prolongement du clitoris*, qui a quelquefois créé des doutes sur le sexe d'un individu naissant ou adulte , et qui, outre les inconvénients communs aux difformités précédemment énoncées , invite souvent à des excès nuisibles à la santé, autant que contraires à la morale (de Graaf). Cet allongement , quelquefois accompagné d'ossification, a pu réclamer l'ablation de cette partie (Bartholin , Richerand); et peut-être la prétendue nymphotomie des Egyptiens n'était-elle que l'amputation du clitoris (Riolan , de Graaf).

5° *L'imperforation de l'hymen* qui retient les menstrues, simule la grossesse et cause de graves accidents (Fabrice de Hilden), jusqu'à ce que le toucher ou l'inspection des parties ait fait découvrir cette *atrésie* qu'on dissipe aisément par une incision cruciale (Fabrice d'Aq., Wier, Benivenius, Pelletan, etc.)

6° A cette cause de rétention des menstrues, il faut

ajouter l'*oblitération de l'orifice utérin* (Benevoli), son adhésion aux parois du vagin (Frank), celle des parois de ce canal entre elles (*Dictionnaire des sciences médicales*), son extrême étroitesse (Rossi), ou même son *absence* totale ou partielle (De Haën, Haller, Boyer (1), Willaume).

§ III. *Maladies des annexes internes de l'utérus.*

A. L'ovaire et la trompe peuvent être le siége d'affections plus particulières à l'âge critique qu'à tout autre. Ainsi, on les voit constituer un kyste rempli de sérosité qui ne tarde pas à envahir la majeure partie de l'abdomen, en s'élevant peu à peu de l'un des côtés de l'hypogastre et entraînant en haut l'utérus qui se perd dans les parois du sac. Ces sortes d'hydropisies enkystées offrent ordinairement une fluctuation fort obscure (Duverney), parce que leur kyste est souvent cloisonné, parce que ses parois sont souvent assez épaisses, et enfin, parce que la matière qu'il renferme a plus de consistance que celle de l'ascite, et qu'elle est même parfois gélatineuse (Delaporte). L'anasarque des membres inférieurs est toujours ici plus tardive et moins prononcée que dans l'ascite. La douleur et la fièvre, ainsi que le marasme, sont ordinairement aussi portés plus loin que dans l'ascite, parce que très-souvent le kyste s'enflamme et suppure (Ledran). Ce kyste s'est quelquefois rompu spontanément dans l'abdomen, et cet

(1) Nous avons eu connaissance des trois cas cités par ce professeur : chez une de ces femmes, la mort est survenue quelques semaines après la formation spontanée d'un canal nouveau, dilacéré, ecchymosé, étendu depuis un reste du vagin proche de l'utérus jusqu'à la partie postérieure et inférieure de l'urètre, où il s'ouvrait pour donner issue aux règles; chez une seconde, la ponction par le rectum fut mortelle; la troisième, enfin, succomba à une opération destinée à creuser un vagin artificiel entre le rectum et l'urètre. Il en fut de même de celle de De Haën. Une semblable opération a réussi pour un cas moins grave (Willaume), et une rupture spontanée dans l'urètre a eu aussi une fois des résultats heureux. (*Journal de Médecine.*)

événement a été suivi soit de la guérison , soit d'un mieux momentané, soit d'une péritonite mortelle (Delpech). On a souvent pratiqué la ponction et même l'incision des parois abdominales et du kyste (Morand) ; on y a procédé aussi par la paroi postérieure du vagin (Vermandois). La guérison a rarement été la suite de ces opérations ; on a vu une fistule persister (Ledran), et plus souvent encore l'inflammation enlever les malades. De-là, le précepte de ne point attaquer ces sortes d'hydropisies par une opération chirurgicale (Delpech). On a conseillé d'enlever tout le kyste à travers une large incision : c'est une opération impraticable, si le mal a fait quelque progrès, et en faveur de laquelle on ne peut citer que quelques succès et nombre de conséquences funestes (Lizars).

B. L'ovaire est quelquefois squirrheux , et , outre la stérilité qui peut s'ensuivre , il doit causer la mort , par suite de sa dégénérescence cancéreuse et de ses progrès en volume. Quelquefois aussi il renferme une matière graisseuse mêlée de poils et de portions osseuses irrégulières , qu'on a prises à tort pour des portions d'embryons avortés , puisqu'on en a trouvé chez des vierges (Baillie), et puisque d'autres organes , la thyroïde , par exemple , les parois de l'estomac , etc., en renferment même chez l'homme (Celse , Ruysch , Frank). Un ovaire squirrheux a été enlevé avec succès par Laumonier.

C. On a vu aussi l'ovaire faire hernie par l'anneau crural (Verdier, Lamcs, Deneux), et il a été enlevé sans autre accident que la flaccidité des mamelles et la stérilité (Pott).

§ IV. *Déplacement de l'utérus.*

A. *Hernie.* La matrice peut être déplacée par l'effet du relâchement des ouvertures naturelles des parois abdominales, d'où résultent des hernies inguinales (Lallement) ou ventrales . qui ont eu parfois lieu pendant la grossesse ,

et dont les unes ont été heureusement réduites (Ruysch),
tandis que les autres ont nécessité *une incision* dont les
suites ont été funestes (Sennert).

B. *Prolapsus.* Plus souvent c'est le relâchement des
parties environnantes et des soutiens de l'utérus, qui en
favorise le déplacement. Si toutes ces parties, fatiguées
par un exercice prématuré après l'accouchement, restent
molles, peu résistantes, allongées ; si elles sont ramollies
par des écoulements muqueux ; si le vagin est large et
mou, la matrice s'abaisse en totalité et descend plus ou
moins bas. Est-elle précédée d'un bourrelet formé par un
repli du vagin, la maladie prend le nom de *prolapsus
vaginal,* affection qu'il ne faut pas confondre avec l'œdème
et le refoulement en bas de quelques plis du vagin lors
d'une hydropisie ascite (Frank) ; il faut bien en distinguer
aussi le boursoufflement, suite de l'inflammation chronique de la membrane interne de ce canal. Cette inflammation reconnaît la même cause que les incommodités
précédentes, des imprudences après l'accouchement. Elle
ne réclame que le repos, quelques bains, parfois des
sangsues et des injections émollientes pour dissiper la
pesanteur douloureuse qu'elle produit ordinairement au-
dessus du méat urinaire. Le relâchement du prolapsus
vaginal doit, au contraire, être traité comme le *prolapsus
utérin* proprement dit. Sous ce nom, on comprend la chute
complète de l'utérus, qui parfois sort en totalité de la
vulve, entraînant avec lui toute la muqueuse vaginale et
la vessie dans laquelle peuvent se former des calculs qui
seront aisément extraits par l'incision (Ruysch). L'utérus,
ainsi descendu, est quelquefois plus volumineux que de
coutume ; souvent la muqueuse vaginale qui le recouvre,
s'ulcère ou s'enflamme, se couvre de croûtes comme dar-
treuses ; quelquefois aussi elle s'habitue au contact de
l'air, se dessèche et prend l'aspect de la peau, au point
d'avoir quelquefois été prise pour le pénis, et d'avoir

constitué quelques prétendus hermaphrodites (Saviard).
Ces sortes de prolapsus se reconnaissent à l'orifice béant
que forme à leur extrémité le museau de tanche, orifice
d'où suintent habituellement des mucosités, et du sang à
l'époque des menstrues. Cet état de choses gêne beaucoup
la femme et rend le coït impossible, à moins qu'on n'opère
momentanément la réduction. On l'a vu d'ailleurs accompagner la grossesse, menacer la femme de graves accidents, soit pendant la grossesse même, soit lors de l'accouchement, et nécessiter l'incision des bords de l'orifice
utérin (Chopart, Pelletan, Ducreux, Portal). Dans l'état
de vacuité, l'art y remédie aisément à l'aide des *pessaires*.
On nomme ainsi un anneau de forme arrondie ou ovalaire,
de deux pouces de diamètre environ et de quatre à cinq
lignes d'épaisseur, si on emploie l'ivoire à sa construction.
Il est soutenu par trois branches réunies sur un seul
manche (pessaire en bilboquet), dont la longueur varie
selon celle du vagin, et qui, par son extrémité percée de
plusieurs trous, peut être fixée à la vulve, au moyen d'un
bandage en T. Il est d'autres pessaires construits en tissus
enduits de gomme élastique et de grandeurs diverses,
selon le volume de l'utérus, la largeur du détroit inférieur
et la laxité des parties molles. Ils représentent un disque
percé, à son centre, d'un trou large et évasé, qui recevra
et soutiendra le museau de tanche, tandis que la circonférence sera soutenue par l'orifice inférieur du vagin et
par la partie interne des tubérosités sciatiques.

L'utérus réduit, ces pessaires seront mis en place, et
retirés de temps à autre pour être nettoyés. Le pessaire de
gomme élastique est glissé dans le vagin par un de ses
bords, sur lequel on a d'avance placé un fil, qui sert
ensuite à le faire basculer et à lui donner une situation
horizontale.

C. *Inclinaisons.* Si le relâchement est partiel et que la
matrice soit devenue plus pesante que de coutume, au

lieu de descendre en totalité, elle s'inclinera en avant (*antéversion*) ou en arrière (*rétroversion*). La première déviation est assez commune (Levret, Desgranges); nous l'avons souvent observée conjointement avec la métrite aiguë ou chronique. La plupart du temps c'est à la pression de l'utérus engorgé sur la vessie que sont dues les pesanteurs, les douleurs dont se plaignent alors les malades; douleurs qui ont fait croire quelquefois à l'existence d'un calcul dans la vessie, et qui se dissipent quand les femmes quittent la station verticale pour se coucher sur le dos. Il n'existe fort souvent qu'une antéversion incomplète et qui guérit avec l'engorgement qui la cause, surtout si au repos et aux anti-phlogistiques on ajoute le soin de faire coucher la femme sur le dos et d'élever le bassin au moyen d'un coussin un peu résistant ; quelquefois pourtant l'inclinaison est portée au point de nécessiter l'application d'un *pessaire en bilboquet*, qui ramène au centre le col utérin trop porté en arrière et qui relève l'utérus abaissé dans sa totalité, comme c'est l'ordinaire en pareil cas, au point même qu'il cause des pesanteurs sur le rectum. L'antéversion ne s'observe guère pendant la grossesse ; on voit plutôt alors l'*obliquité*, qui incline la matrice dans l'abdomen et non plus dans le bassin. Elle s'observe bien plus souvent après l'accouchement et rend la délivrance difficile.

La *rétroversion*, au contraire, ne s'observe guère que dans les premiers mois de la grossesse. Dans l'état de vacuité, la matrice reprend aisément sa direction normale quand le décubitus dorsal l'avait portée en arrière ; mais devenue plus pesante, elle peut vaincre la résistance des cordons sus-pubiens, et son fond peut se porter, soit lentement, soit subitement lors d'une chute, d'un effort musculaire, et être retenu, en raison de ses dimensions, dans la concavité du sacrum, l'orifice se relevant plus haut que le fond, c'est-à-dire derrière et au-dessus des pubis.

Après le quatrième mois, la matrice a trop de volume pour se loger ainsi dans l'excavation pelvienne. Des pesanteurs douloureuses, des tiraillements pénibles, une rétention complète des matières fécales et de l'urine, et quelquefois une péritonite mortelle (Hunter), en sont la suite, si l'on n'opère promptement la réduction. Dans quelques cas, cette réduction a eu lieu d'elle-même après le cathétérisme et la saignée, et l'on a pu croire alors que la rétention d'urine était cause et non effet du déplacement (trois fois, Baër); dans d'autres elle a paru impossible, et la mort n'a pu être prévenue. Nous avons vu la réduction s'opérer spontanément après l'écoulement des eaux de l'amnios; l'avortement eût été inévitable si la péritonite n'eût enlevé la malade. L'avortement s'est quelquefois déclaré même après la réduction (Sibergundi). L'élévation du col utérin, dont l'orifice est à peine accessible derrière les pubis, l'abaissement du fond et la réplétion de l'excavation pelvienne par une large tumeur, l'aplatissement de l'hypogastre, etc., confirment le diagnostic. La réduction s'opérera en plaçant la malade sur les genoux et sur les coudes, portant dans le vagin un ou deux doigts destinés à abaisser le col utérin, tandis que deux doigts de l'autre main, glissés dans le rectum, repousseront et relèveront le fond de cet organe (Sabatier). On a quelquefois mieux réussi en portant dans la vessie une sonde, dont la concavité tournée en arrière a remplacé avec avantage les doigts qu'on aurait glissés dans le vagin (Bellanger, Lallemand). La réduction obtenue, un pessaire peut prévenir la rechute, en maintenant le col utérin au centre du bassin et en soutenant tout l'utérus à une hauteur convenable. La femme devra aussi se coucher dès-lors sur le côté (Capuron). Certains cas ont paru si graves et si difficiles, qu'on n'a pas craint de conseiller, soit la ponction de la vessie (Sabatier), soit même celle de l'utérus et l'évacuation de l'eau de l'amnios (Hunter,

Jourel), soit enfin la section pubienne (**Purcell**, **Gardien**);
celle-ci serait peut-être préférable à la ponction utérine,
qui met en danger les jours de la mère et tue inévitablement l'enfant. J'aimerais mieux encore essayer de percer
les membranes, en portant dans l'orifice utérin une sonde
d'homme conique et fort courbe.

D. Le *renversement* est une autre sorte de déplacement
de l'utérus, accompagné d'un changement dans sa forme;
la face interne de l'organe devenue externe est alors en
contact avec les parois du vagin; la face externe ou péritonéale forme, au contraire, une cavité qui ne renferme
ordinairement que la moitié des trompes et les ligaments
des ovaires (Ségard, Boyer); enfin, le fond se trouve en
bas et le col en haut; de telle sorte que l'hypogastre est
plus vide que de coutume, et qu'on sent dans le vagin
une tumeur mollasse, lisse, de la forme et du volume
d'une figue, arrondie en bas et étranglée en haut par le
reste de l'orifice externe de l'utérus, autour duquel le
vagin forme un cul-de-sac qui ne permet le passage d'aucun
instrument, circonstance qui distingue cette tumeur d'un
polype. Cette tumeur laisse suinter du sang en nappe ou
du mucus jaunâtre, et fournit, de temps à autre, des
hémorrhagies abondantes qui épuisent la femme et la font
périr en quelques mois, ou bien même en peu de jours,
en peu d'heures. Ce renversement a été quelquefois produit par un ramollissement, accompagné sans doute de
distension, et causé par une hémorrhagie utérine (Le-
blanc), ou même sans cette condition (Boyer). On l'a vu
aussi dépendre d'un polype qui avait, par son poids,
tiraillé le fond de la matrice (Levret, Goulard, Denman,
etc.); mais, dans presque tous les cas, c'est à la suite de
l'accouchement, lorsque l'utérus était encore large, mou
et flexible, que cet événement a eu lieu, soit que des
efforts imprudents de la femme aient déprimé le fond de
la matrice, soit qu'une main téméraire ait extrait violem-

ment un placenta adhérent au fond de cet organe. Si le renversement est incomplet, il se réduit quelquefois de lui-même, comme nous l'avons vu ; s'il est complet, une hémorrhagie abondante a lieu d'abord ; puis elle diminue, quand les forces de la femme s'abaissent ; elle cesse même, pour revenir ensuite à de fréquentes reprises. D'abord ample, molle, et contenant parfois même quelque anse d'intestin (Ferrand et autres), la tumeur prend peu à peu le volume que nous lui avons assigné, et une solidité plus grande. Cette solidité empêche le plus souvent que la réduction soit possible, quoiqu'on ait deux exemples de réduction spontanément opérée par une chute sur les fesses (Delabarre, Baudelocque). Ordinairement, quand la maladie est ancienne, on déchirerait plutôt la matrice ou le vagin ; mais, dans les premiers moments, une main ou quelques doigts seulement, portés dans le vagin, peuvent repousser le fond de l'utérus, aidés dans cette manœuvre par l'autre main qui soutient, à travers les parois de l'hypogastre, les bords de l'enfoncement que formait cet organe. Lorsque la réduction est impossible, pourrait-on enlever ou lier l'utérus? Cette opération a été funeste le plus souvent (Ledran, Goulard, Boyer) ; quelquefois pourtant elle paraît avoir réussi (Vieussens, Plater, Wrisberg). On a cru quelquefois l'avoir faite, quoiqu'on n'eût extirpé que des polypes creux. On pourrait en essayer, comme a fait le professeur Dubois, suspendre ainsi l'hémorrhagie, et enlever la ligature s'il survenait des accidents graves. Les astringents n'arrêtent point les hémorrhagies, et le tamponnement du vagin serait inutile, à cause de l'impossibilité de maintenir constamment en place l'obturateur.

§ V. *Corps étrangers et dégénérescences dans l'utérus.*

A. *Hydromètre.* Vers la fin de la nubilité, il arrive parfois que la matrice se remplit d'un liquide séreux, soit que son orifice soit tout-à-fait oblitéré, comme nous l'avons vu une fois, soit qu'une tuméfaction de ses bords (Itard) ou une couenne albumineuse l'obstrue seulement. Cette maladie, essentiellement chronique, se distingue de la grossesse, et par cette lenteur même avec laquelle marche la tuméfaction, et par l'âge de la malade : la fluctuation est aussi plus manifeste dans l'utérus, qui, au reste, n'acquiert presque jamais assez de volume pour dépasser l'ombilic, si ce n'est dans des cas excessivement rares (Vésale, Sebizius). La circonscription de la tumeur la distingue de l'ascite. On dit qu'on a vu l'évacuation de l'eau s'opérer spontanément vers le neuvième mois (Barbaut). L'hydromètre peut durer fort long-temps, sans altérer beaucoup la santé ; dans le cas contraire, on a proposé de chercher à ouvrir, à dilater l'orifice utérin, tant par l'action des doigts ou de la sonde (Monro), que par celle des fumigations, bains, injections, etc. ; on a même conseillé la ponction dans les cas graves (Monro), et on l'a exécutée quelquefois avec succès (Wirer).

B. *Hydatides.* Le liquide accumulé dans l'utérus est quelquefois contenu dans des vésicules hydatiques. On a trouvé des hydatides dans le placenta et le cordon (Ruysch), et même dans toute l'étendue des enveloppes d'un jeune embryon (Reuss, Burdach, Gregorio) ; ce qui semble indiquer qu'elles naissent au sein d'un premier produit organique, résultat d'une conception imparfaite. On est revenu, non sans raison, à l'opinion ancienne qui attribuait ces vésicules à la dilatation irrégulière des vaisseaux du placenta (Reuss, Madame Boivin), malgré les observations de Percy qui les croyait des cysticerques (vers vésiculaires). L'intumescence de l'utérus qu'elles causent, marche graduellement jusqu'à trois ou quatre mois, et presque toujours est prise jusque-là pour une vraie grossesse (menstrues supprimées, etc.), à moins que quelques hydatides ne s'échappent isolément de temps à autre. Ce terme écoulé, surviennent des douleurs et un véritable accouchement d'une grappe plus ou moins considérable d'hydatides suspendues à des filaments et de forme allongée, disposées souvent en chapelet, etc. Il est à remarquer qu'une véritable sécrétion laiteuse s'est souvent établie après cette sorte de parturition, comme aussi après l'évacuation de l'eau dans l'hydromètre.

C. *Môles.* La même marche, la même durée et les mêmes symptômes, auxquels il faut joindre une hémorrhagie plus considérable, signalent l'existence et l'expulsion des môles et des faux germes. Les môles ont été distinguées en *légitimes*, produit détérioré, dégénéré d'une conception réelle, et *illégitimes*, nées de l'amas successif de caillots de sang solidifiés par la compression (Morgagni). Les premières consistent en une masse charnue, spongieuse, offrant quelquefois à son centre une cavité remplie de sérosité. Le faux germe n'en diffère que par moins d'irrégularité; il offre les enveloppes ordinaires de l'œuf un peu plus épaisses et plus denses que de coutume, remplies d'une eau limpide ou sanguinolente et sans aucune apparence de fœtus (Ruysch, Walther, Burdach). Quelquefois la môle est constituée par un mélange informe de parties spongieuses et de quelques portions irrégulières des membres d'un fœtus en partie détruit ou mal développé (Ruysch).

Si quelque chose peut faire distinguer la présence des môles, des faux germes et des hydatides d'avec la grossesse normale, ce n'est que la rapidité de leur développement. Aussi l'utérus, acquérant en trois à quatre mois autant de volume qu'à six dans la grossesse ordinaire, en est d'autant plus activé dans sa contractilité. Dès que cette contractilité suffisamment développée a produit le travail, on le laisse marcher, ou même on le favorise par l'emploi des bains, des injections, etc. (voy. *Partie hygiénique*). Si l'hémorrhagie est inquiétante, le vagin doit être tamponné jusqu'à ce qu'une dilatation suffisante de l'orifice utérin et un décollement complet des corps étrangers en aient permis l'expulsion. La pince à faux germe de Levret ne conviendrait que quand déjà ces corps auraient pénétré dans le vagin ; mais alors les doigts seuls suffisent.

D. *Physométrie.* Quelques auteurs ont parlé de l'accumulation des gaz dans l'utérus et de leur évacuation bruyante (*ructus vaginalis*). Ces phénomènes nous ont toujours paru dépendre de la putréfaction d'une partie du placenta, ou de quelques caillots retenus dans la matrice d'une femme en couche. Quelle qu'en soit la cause, ils ne réclament d'autres soins que des injections d'eau pure ou bien d'une dissolution très-étendue de chlorure de chaux.

E. Des *calculs* se forment quelquefois dans la matrice, et gênent par leur poids et l'irritation le **prurit** (Louis) qu'ils occasionnent ; le toucher immédiat (doigt) ou médiat (stylet) peut seul les faire reconnaître, et l'on a proposé de fendre des deux côtés l'orifice utérin, pour en opérer l'extraction à l'aide d'une tenette (*idem*). Ces calculs paraissent n'être souvent autre chose que des polypes ou des corps albugineux ossifiés (Roux) et détachés de l'intérieur de la matrice ; on a même vu la totalité de ce viscère pétrifiée ou ossifiée (Verdier).

F. *Polypes.* Le tissu de la matrice renferme souvent des tumeurs albuginées, c'est-à-dire blanches et comme fibro-cartilagineuses, qui parfois font saillie sous le péritoine et sont presque toujours circonscrites et faciles à séparer du tissu du viscère (Bayle). Quelquefois elles font saillie à l'intérieur, rétrécissent les cavités ou les ouvertures de l'utérus, etc., plus souvent s'en détachent en partie, et, en grossissant, finissent par n'y plus tenir que par un pédicule fixé tantôt au fond, tantôt au col de l'organe qu'ils distendent et parfois renversent (voyez ci-dessus *Renversement*) : c'est ce qu'on nomme *polypes utérins*. Il en naît aussi des parois du vagin. Une autre espèce de végétation mollasse et fongueuse nommée *vivace* par Levret, peut naître à la surface interne d'un utérus ulcéré. Les polypes causent de la douleur, de la gêne et de fréquentes hémorrhagies qui épuisent la femme ; il en est qui descendent jusque hors de la vulve, et peuvent se gangrener, tomber spontanément. On les reconnaît à leur saillie dans le vagin ou dans le col utérin, à la possibilité d'en suivre profondément la surface (jusque dans la matrice), à leur forme irrégulièrement arrondie, à leur dureté et à la présence de l'utérus dans l'hypogastre. On a proposé de les extirper : 1° par la torsion du pédicule (Dionis, Heister, Boudou), méthode dangereuse et qui expose à déchirer la matrice ; 2° par la section de ce même pédicule, qui quelquefois a produit une hémorrhagie mortelle (Zacutus), surtout quand on a en même temps enlevé une partie de l'utérus ; mais d'autres fois elle n'a pas donné lieu à l'écoulement d'une cuillerée de sang (Boyer); 3° la ligature, au moyen d'un fil d'argent (Levret) ou d'un simple fil ciré (Desault), est le plus sûr et le plus doux moyen d'en obtenir la guérison. Deux tiges offrant à leur extrémité un petit anneau qui s'ouvre par un mécanisme analogue à celui de la pince de Hunter (porte-nœud), portent le fil profondément autour du pédicule de la tumeur ; les deux bouts restés au-dehors sont engagés dans l'anneau solide d'une troisième tige (serre-nœud), qui les réunit et les serre sur ce pédicule qu'on étrangle ainsi par degrés. Herbiniaux et ensuite Baudelocque ont proposé d'extraire avec le forceps les polypes trop volumineux pour être liés aisément, et d'opérer ainsi le renversement de l'utérus.

G. *Cancer*. L'utérus est souvent atteint, de la trentième à la cinquantième année, d'une dégénération squirrheuse qui attaque le plus souvent le col et surtout la partie qui fait saillie dans le vagin (museau de tanche). D'abord, les lèvres de l'orifice externe sont épaisses, dures, lobées et sillonnées, tantôt dans toute leur étendue, tantôt d'un côté seulement ; ces squirrhes causent souvent des douleurs même dans les cuisses et les lombes, des hémorrhagies répétées, et un écoulement tantôt muqueux, tantôt séreux et fort abondant, tantôt enfin sanieux. Ce dernier se remarque surtout quand le squirrhe ramolli s'est ulcéré ou détruit : dès-lors l'ulcération fait des progrès, envahit le corps de l'organe, le vagin, la vessie et le rectum ; tantôt accompagnée de douleurs insupportables, tantôt sans aucun sentiment douloureux. Par le toucher ou l'emploi du *speculum* on constate les désordres locaux, et l'on remarque aussi les effets généraux de la cachexie cancéreuse : teint jaune ou plombé, marasme, douleurs dans les membres, aphthes et érosions aux membranes muqueuses, à la langue, etc.; enfin, mort par épuisement.

Le spéculum moderne est bien préférable aux anciens ; c'est tantôt un cylindre légèrement conoïde, ouvert aux deux bouts et pourvu d'un manche latéral (Récamier) ; tantôt un cylindre formé de la réunion de deux gouttières supportées par deux branches croisées (*voyez la fig.* 42, Mme Boivin, Lisfranc). On l'introduit doucement dans le vagin après l'avoir enduit d'un corps gras, et l'on aperçoit alors aisément, au travers, le col de la matrice qu'il faut quelquefois essuyer avec un tampon de charpie.

Les anti-phlogistiques, les adoucissants, les narcotiques administrés à l'extérieur ou à l'intérieur, soit par le vagin, soit par le rectum ou l'estomac, ne font que diminuer les douleurs sans guérir la maladie. Le mercure a souvent réussi à J.-L. Petit, et une ou deux fois à Cullerier et Fodéré : ce n'étaient point sans doute des *squirrhes*, mais des *ulcères* qui existaient alors ; nous l'avons, sans succès, opposé au squirrhe véritable.

On a conseillé et pratiqué l'excision du squirrhe non ulcéré, à l'aide des pinces-airignes de Museux, qui servent à attirer vers la vulve le col utérin à exciser ; cela n'est praticable que quand le squirrhe est borné au col : on aurait pu y recourir aisément, dans des cas où nous avons vu l'accouchement s'opérer malgré la présence d'un squirrhe multilobé, après que chaque lobe eût été isolé par les fissures spontanées qui produisirent l'ampliation des passages. Ces squirrhes flottaient alors dans le vagin. Mais souvent le squirrhe a primitivement attaqué le corps de l'utérus ; souvent encore l'ovaire participe à l'infection cancéreuse (Mme Boivin). L'hémorrhagie est d'ailleurs à craindre, et plus encore une métrite et une péritonite mortelles. Cependant Osiander, Dupuytren, Lisfranc et autres ont obtenu plusieurs succès. Divers instruments mécaniques ont été inventés pour rendre cette opération plus facile, mais ils la rendent plus incertaine (Canella , Colombat, Hatin). L'application d'un caustique à l'aide du spéculum a été aussi proposée (Récamier) et exécutée parfois avec succès (Delpech) ; mais les objections faites aux partisans de la résection se reproduisent ici avec d'autant plus de force, que les caustiques, comme on sait, s'ils agissent lentement, accélèrent les progrès de la dégénérescence cancéreuse. Une cautérisation superficielle guérit très-aisément au contraire les simples ulcères syphilitiques du col utérin (Delmas). Les ulcères scrophuleux lui céderaient aussi sans doute, mais les toniques suffisent souvent (Delpech).

La ligature serait presque impraticable dans les squirrhes du col utérin ; on en a cependant donné le conseil (Mayor).

Cette opération a été faite avec un succès momentané pour l'ablation d'un utérus entier, mais en prolapsus (Récamier, Marjolin et Delpech).

Des opérateurs plus hardis ont enlevé tout un utérus cancéreux à l'aide d'un instrument tranchant, et par le vagin, avec un succès passager (Sauter) ou durable (Bland), plus souvent avec des suites promptement funestes. Il en a été de même des extirpations tentées par la région hypogastrique (Langenbeck). Le prof.^r Récamier a rendu l'extirpation par la vulve plus méthodique et moins dangereuse : 1° en renversant l'utérus après avoir incisé le vagin en haut et en arrière; 2° en incisant la partie supérieure des ligaments larges; 3° en liant leur partie inférieure à l'aide d'une aiguille courbe. Il a obtenu par ce procédé un succès complet. D'autres tentatives ont été moins heureuses.

H. *Elongation, Hypertrophie.* Sans être précisément malade, on a vu le col de la matrice acquérir huit à neuf pouces de longueur et descendre même hors de la vulve (Leroux, Segard, Lallement, Bichat); c'est surtout alors la partie nommée museau de tanche qui s'allonge, et quelquefois seulement une de ses lèvres; on pourrait donc en retrancher une partie, si elle devenait trop gênante.

La totalité de l'utérus prend aussi quelquefois un accroissement considérable, sans dégénérescence de son tissu (Bayle). Rien ne doit être tenté alors, quand même l'organe gênerait par son volume; mais, le plus souvent, cet accroissement tient à une métrite chronique.

§ VI. *Inflammations et flux de l'utérus.*

A. *Métrite.* C'est l'inflammation de la matrice dans toute son épaisseur.

Causes. La métrite peut tenir à des violences locales, à des secousses, à des déplacements. Plus souvent elle est la suite de la dysménorrhée, de l'accouchement difficile, de la rupture des parois de l'organe, etc. L'avortement provoqué l'entraîne fréquemment à sa suite, et elle survient quelquefois après une couche ordinaire, quand on a repris trop tôt les exercices habituels.

Souvent elle est liée à la péritonite, plus souvent encore à l'inflammation de l'ovaire qui reconnaît les mêmes causes.

Symptômes. État fébrile; spasmes variés; douleur et sensibilité à l'hypogastre, dans les lombes, les aines, le sacrum; pesanteur sur le rectum; douleurs en urinant; gonflement du corps utérin appréciable par le toucher vaginal et quelquefois l'exploration de l'hypogastre. Les douleurs se propagent souvent vers l'une des fosses iliaques, surtout si l'ovaire et la trompe participent à l'inflammation. Le premier peut former une tumeur perceptible à travers les parois abdominales.

La métrite ne dure quelquefois que sept à huit jours; le plus souvent elle a plus de durée et peut se prolonger jusqu'à plusieurs mois; elle devient alors chronique. L'organe est volumineux comme à deux mois de grossesse; il est dur et sensible. Des retours fréquents à l'état aigu et même des hémorrhagies médiocres suivent tout exercice violent, tout écart de régime. Quelquefois le vagin s'enflamme après la matrice, prolonge la maladie et la rend plus douloureuse, mais non plus fàcheuse du reste.

Pronostic. Chronique, cette affection peut dégénérer en squirrhe, surtout si la femme approche de l'âge critique et ne se ménage point. Aiguë, elle détermine quelquefois une péritonite mortelle, ou bien elle amène la mort par elle-même, et l'on trouve du pus à la face interne de la matrice, dans ses veines, dans son tissu. L'inflammation de l'ovaire peut se terminer par un abcès; la péritonite est alors inévitable.

Traitement. La saignée du bras, les sangsues appliquées à la vulve, ou (surtout si l'ovaire est malade) à l'anneau inguinal, peut-être même au col de la matrice, à l'aide du spéculum (état chronique, Guilbert), les bains, les injections, les lavements, les cataplasmes seront employés comme dans toute inflammation. Le repos et une situation horizontale sont indispensables à la guérison.

B. *Leucorrhée.* Affection dont le principal effet est l'écoulement d'une matière muqueuse, lactescente ou puriforme, vulgairement nommée *fleurs blanches*, et réunie avec raison par Gardien et Capuron au *catarrhe utérin*.

Cette maladie est le résultat d'une inflammation, qui, parfois d'abord aiguë, devient chronique, et peut même disparaître, ne laissant plus qu'un flux véritablement hyposthénique. Son siége probable est dans les follicules muqueux du col de l'utérus et du vagin.

On la voit quelquefois accompagner la chlorose; plus souvent elle précède, suit et même remplace les menstrues; elle n'est pas rare à l'âge critique, et dépend souvent de l'abus du coït. Elle est souvent primitivement et essentiellement asthénique, affecte préférablement les femmes lymphatiques, qui sont sujettes en général aux catarrhes chroniques et aux flux muqueux.

Symptômes et Marche. Souvent, dans le principe, il y a douleur, chaleur, prurit, sensibilité des parties génitales; on peut y voir de la rougeur et du gonflement; l'écoulement est séreux, puis muqueux; quelquefois il tache le linge en jaune ou verdâtre, même assez foncé, et lui donne de la roideur en se desséchant. On observe alors des pesanteurs sympathiques dans la région sacro-lombaire, l'hypogastre, les aines et le haut des cuisses.

Peu à peu ces symptômes disparaissent; l'écoulement est blanchâtre, glaireux, et tache à peine le linge; mais les phénomènes primordiaux se reproduisent de temps à autre, surtout après quelque excès.

A la longue, les parties génitales deviennent molles, blafardes, lâches, pendantes, affectées de prolapsus. L'écoulement est continuel; il épuise, affaiblit la femme qui se plaint alors de tiraillements dans les lombes et surtout l'épigastre, de dyspepsie et même de vomissements.

La leucorrhée est désagréable, dégoûtante; elle cause parfois (surtout dans la première période), aux hommes qui cohabitent avec ces femmes, une phlegmasie urétrale qui peut durer un, deux et même quatre à cinq septe-

naires. C'est ce qui a fait souvent prendre pour syphilitique un catarrhe vaginal à l'état aigu. La phlegmasie
syphilitique occupe, dit-on, surtout l'urètre ou son orifice et celui du vagin; de-là, plus de douleur vers l'extérieur, moins vers l'intérieur, et par conséquent absence
des douleurs sympathiques.

Traitement. Tant que la première période existe, il ne
faut penser qu'à l'emploi des adoucissants, des anti-phlogistiques; bains, lotions, injections, pommades, cataplasmes, lavements, sangsues et même saignée du bras.
Les narcotiques sont peu utiles et même nuisibles. Après
que cette première période a cessé, il faut craindre encore
de la rappeler par un traitement trop actif, trop stimulant.
Ce n'est que lorsque le mal est devenu un véritable flux
hyposthénique, qu'on emploie utilement les injections astringentes (décoction de bistorte et d'écorce de grenade),
les demi-bains avec la décoction de farine de tan ou de
feuilles de chêne, et à l'intérieur, les martiaux, l'oxide
ou le tartrate potassié de fer en particulier, le cachou, les
eaux thermales, etc. : ils dissipent la gastrodynie, et rétablissent les digestions et la santé générale. Les narcotiques
peuvent aussi parfois calmer les douleurs sympathiques qui
existent alors, ou qui subsistent quand le mal passe de
l'état aigu à l'état chronique.

C. *Ménorrhagie ou métrorrhagie.* On nomme ainsi la surabondance de l'évacuation menstruelle, et, par analogie,
toute perte de sang dont la source est dans l'utérus. Cette
hémorrhagie n'est pas difficile à reconnaitre; mais il ne
faut pas confondre la ménorrhagie essentielle, due à une
exhalation simplement accrue, avec celle que causent
l'avortement, les polypes, le cancer (*voy. pag.* 169, 171,
189).

La ménorrhagie a paru quelquefois passive, mais toujours alors symptomatique (fièvre pestilentielle, intermittente, etc.): presque toujours elle est active et se lie aux

désordres de la menstruation (âge critique) ; elle dispose quelquefois à la métrite. Son traitement variera selon l'intensité de l'accident et selon la violence des symptômes généraux (molimen). La saignée du bras, les sangsues, les lotions un peu froides, les boissons gommées, acidulées, amylacées ou un peu astringentes (riz, limonade, acide tartarique, sirops de gomme et de consoude, etc.), seront employées suivant les circonstances. Certaines ménorrhagies devenues chroniques ont été combattues avec succès par le tannin, l'extrait de pampre de vigne, le nitre à haute dose (un à deux gros par jour), l'alun, etc., administrés à l'intérieur.

§ VII. *Asthénies et névroses génitales.*

A. *Aménorrhée.* 1° Si, à l'époque ordinaire de la puberté, l'*ovaire*, au lieu de prendre le volume et l'activité normale, est resté dans l'état d'atrophie où il était dans la première enfance, ou si quelque maladie l'a rendu incapable de remplir ses fonctions (Riolan, Bonet) ; s'il n'imprime point à l'utérus le mouvement qui en détermine l'accroissement et l'aptitude à de nouvelles fonctions ; si, enfin, ce même organe n'a pu influencer le reste de l'économie, comme il le fait d'ordinaire (voy. *Partie physiologique*), la menstruation n'aura pas lieu, et cette espèce d'*aménorrhée* sera d'ordinaire accompagnée de *chlorose*, c'est-à-dire de langueur, de pâleur, de bouffissure, etc. Ce genre d'aménorrhée peut être guéri par un régime fortifiant, par l'habitation d'un climat sec et chaud, par l'exercice et l'emploi des amers et des martiaux, de l'oxide de fer en particulier. Les aromatiques, les emménagogues sont aussi utiles dans cette sorte d'aménorrhée. La térébenthine (Guibert), l'iode (Sablairoles) ont été aussi employés avec avantage.

2° Si l'*utérus* reste seul inerte, s'il ne répond pas aux

sollicitations de l'ovaire, ce dernier n'en a pas moins produit les changements généraux propres à la puberté (voy. *Partie physiologique*), déterminé le développement des poils, des mamelles, changé les goûts, le caractère, etc. ; il aura simulé par consensus les systèmes nerveux et circulatoire, amené le molimen, l'effort hémorrhagique ; mais la voie normale reste close et le sang ne peut se faire jour par l'utérus (1). De-là, 1° les symptômes de pléthore, soit généraux (céphalalgie, bouffées de chaleur, pesanteurs, lassitudes, rougeurs, état fébrile), soit plus marqués vers les organes contenus dans le bassin (douleur des lombes, de l'hypogastre, des aines, des cuisses) ; 2° les phlegmasies et les catarrhes auxquels sont exposées alors les jeunes filles ; 3° les hémorrhagies supplémentaires qui se déclarent par la membrane pituitaire, par celle des bronches, des mamelons, des intestins, de la vessie, par la conjonctive, par un ulcère même, ou par un point quelconque de la peau.

Cette espèce d'aménorrhée doit être traitée avec beaucoup de circonspection. Si la pléthore et la fièvre angioténique sont trop fortes, si des accidents graves menacent de se développer, il faut faire une saignée générale. Dans le cas contraire, on applique des sangsues aux aines, à la vulve ; on désemplit ainsi le système vasculaire, et on stimule sympathiquement l'utérus. Les fumigations, les demi-bains, les lavements sont utiles dans le même but. On doit éviter ici l'emploi des substances aromatiques, résineuses, et des purgatifs dits emménagogues. Un traitement tout semblable est indiqué dans les suppressions ou

---

(1) A plus forte raison, s'il manque seul, les mêmes accidents auront lieu ; mais si les ovaires manquent aussi, il n'y a plus aucun phénomène morbide ou physiologique (voy. II⁰ partie) On reconnaît l'absence de l'utérus à l'occlusion du vagin et au rapprochement facile du doigt porté dans le rectum et d'une sonde mise dans la vessie

répercussions accidentelles des menstrues (froid, frayeur, etc.). L'aménorrhée essentielle n'a quelquefois cédé qu'au mariage.

3° Si une partie seulement de l'utérus (son col, par exemple, comme on le voit assez souvent) ne suit pas le développement du corps de l'organe, il pourra exister non-seulement *molimen,* mais encore exhalation sanguine ; mais le sang sera retenu dans la cavité du viscère (1) : est-il retenu tout-à-fait, c'est encore une *aménorrhée ;* n'est-il que retardé, ralenti dans son émission, c'est une *dysménorrhée,* une *aménorrhée distillante* (Frank). On sent qu'une foule de degrés peuvent exister, depuis l'aménorrhée réelle jusqu'à la menstruation un peu difficile.

Dans tous ces cas, aux symptômes de l'effort hémorrhagique se joindront des douleurs dans l'hypogastre et les aines, douleurs renouvelées par crampes souvent très-violentes, et qui pourront, après quelques jours de durée, amener la phlogose de l'utérus et des ovaires (Freind, Royer-Collard).

Ces douleurs précèdent l'expulsion de quelques gouttes de sang, et amènent ordinairement des caillots qui parfois ont la forme triangulaire du fond de la matrice (*Prat. des accouch.*, vi^e mém., art. i^{er}) et une grande consistance, et qui parfois sont enveloppés d'une fausse membrane. Quelquefois cette couenne albumineuse reste d'abord adhérente à l'utérus, puis est décollée par du sang nouvellement exhalé, se renverse à travers l'orifice, et forme un sac pendant dans le vagin (Chaussier) : ce sac a été pris pour la membrane interne de l'utérus, qu'on supposait détachée (Collomb).

L'aménorrhée qui nous occupe exige le même traitement que la précédente, et ce traitement est encore

(1) Je ne parle pas ici de la rétention absolue par imperforation, etc. — Voy. *Vices de conformation*, § II.

plus efficace. Les sangsues, appliquées dès les premières souffrances, soit à la vulve, soit à l'anus, rendent la menstruation plus copieuse et sans douleur, en la suppléant en partie. Les bains de siége ne sont pas moins avantageux, mais ce n'est là qu'un traitement palliatif. Quelquefois peu à peu cette fâcheuse disposition se dissipe, mais quelquefois aussi le mariage et même la grossesse et l'accouchement peuvent seuls la détruire.

4° A l'âge critique, les ovaires et l'utérus rentrent peu à peu dans une complète inertie, et la menstruation cesse; mais, fort souvent, cette réduction n'est ni égale ni régulière : de-là, des symptômes plus ou moins analogues à ceux de la première et de la deuxième espèce d'aménorrhée; de-là aussi, quelquefois, des retours abondants de l'évacuation sanguine, de véritables hémorrhagies. C'est en vain qu'on voudrait ici entretenir l'activité des organes génitaux vieillis : le rôle du médecin doit se borner à dissiper la pléthore, et à prévenir, par le régime et l'emploi des bains, des adoucissants, les congestions vers l'utérus ; congestions toujours fâcheuses, soit qu'elles menacent de produire de violentes pertes de sang, soit qu'elles engorgent l'organe et le disposent à des dégénérations funestes, ou qu'elles favorisent seulement la production de nouveaux tissus. Un cautère et même deux aux membres inférieurs régularisent souvent les phénomènes de cette période de la vie (Rodéric à Castro, Chaussier). Les exutoires remplacent l'évacuation périodique des menstrues, soutiennent à un degré convenable le ton du système nerveux, et préviennent les accidents dont les femmes sont si souvent victimes, lors de la cessation des règles.

B. *Hystérie.* Cette affection, du genre des névroses, paraît avoir pour siége primitif l'utérus et les ovaires, et pour cause la torpeur de cet organe et de ses nerfs, propagée plus ou moins énergiquement au reste du système ganglionnaire et même au système cérébral.

Par cela même, elle est souvent liée avec l'aménorrhée ; par cela même aussi, une continence outrée ou insolite lui donne fréquemment naissance, et parfois encore on peut l'attribuer à l'épuisement local et général qui suit l'abus des plaisirs vénériens, la masturbation, etc. Des chagrins, des frayeurs subites en sont aussi tantôt la cause efficiente et tantôt la cause occasionnelle. Un squirrhe de l'ovaire (Riolan, etc.), ou même de l'utérus, peut encore donner lieu à l'hystérie.

Son siége primitif n'est donc pas l'encéphale ; celui-ci n'est souvent point affecté, et il ne l'est toujours que secondairement.

Presque tous les phénomènes spasmodiques d'une nature inconnue, dont les femmes sont quelquefois affectées, ont été rapportés à l'hystérie : pour ne parler que de ce qui a été observé, soit simultanément, soit successivement chez des femmes décidément hystériques, nous ne décrirons que les formes suivantes.

1° *Céphalalgie*. Elle est fréquente, rarement seul symptôme, mais paraissant souvent dans l'intervalle que les autres laissent libre ; elle est mobile d'ordinaire, passagère, quelquefois périodique, ordinairement partielle et même bornée à un seul point (clou hystérique).

2° *Léthargie*. Rare ; quelquefois de plusieurs jours de durée. On dit que certaines malades ont conservé, au milieu de cette mort apparente, leur intelligence et les fonctions des sens. La léthargie succède ordinairement à un accès de spasme cérébro-ganglionnaire.

3° *Syncope*. Souvent confondue avec la précédente ; mais elle est ordinairement subite, sans signes précurseurs, et ne dure guère que quelques minutes : il y a chute du corps, perte de mémoire et des sens. Je l'ai vu se reproduire deux à trois fois par jour. Cette forme n'est pas commune: je l'ai observée à l'âge critique ; mais la syncope ne se renouvelait guère qu'une ou deux fois par mois.

4° *Eclampsie.* Il en sera question plus loin (*Accidents du travail*).

5° *Fébricule.* C'est ce qu'on nomme bouffées de chaleur. On les observe souvent dans l'intervalle des accès, surtout après le repas, et dans les cas où il y a complication d'aménorrhée. La face rougit subitement ; la peau devient le siége d'une chaleur forte, de picotements et d'un mouvement de sueur. Tout cela dure à peine deux minutes.

6° *Vésanies.* La tristesse, la morosité, le besoin de répandre des larmes ont lieu fréquemment dans l'intervalle des accès dont nous parlerons plus bas. Les éclats de rire succédant à ces accès sont souvent des phénomènes de maladie simulée. Il en est de même des gestes énergiques qui interrompent certains états comateux en apparence. Une léthargie réelle ne permet guère à la malade de donner un soufflet, comme on dit l'avoir vu, à un assistant qui lui déplait.

7° *Tussicule.* Toux presque continuelle, courte, sèche, fatigante ; elle peut durer des semaines, des mois presque sans interruption, ou bien ne revenir que par intervalles.

8° *Accès de spasme cérébro-ganglionnaires.* Ces accès constituent la partie la plus caractéristique et la plus importante de l'hystérie ; leur fréquence, leur durée, leur intensité varient à l'infini : en voici les principaux phénomènes.

a. *Froid intérieur.* Spasme propagé de l'utérus aux plexus abdominaux et thoraciques du nerf trisplanchnique (Bonet, Lobstein), puis se répandant universellement jusqu'à produire un frisson violent. Le cœur est affecté de pulsations irrégulières qui deviennent souvent très-faibles (*cordis tremor*), et ne se relèvent que par intervalles ; des battements artériels se font aussi sentir quelquefois d'une manière habituelle à l'épigastre ; ils redoublent dans l'accès. Le pouls est alors petit, inégal, parfois insensible ; la peau généralement pâle et froide, même pour l'observateur.

b. De l'hypogastre semble partir un globe qui parcourt l'abdomen et le thorax, remonte jusqu'au cou, et cause la strangulation, l'étouffement ; quelquefois il y a gonflement réel du cou. Il paraît que cet effet est souvent dû à des gaz développés dans l'estomac et les intestins ; aussi de nombreuses éructations terminent-elles fréquemment les accès. La suffocation est quelquefois purement spasmodique ; elle s'accompagne alors d'un sentiment douloureux à l'épigastre, que les malades grattent et même déchirent avec les ongles. L'engourdissement se propage d'ordinaire aux membres supérieurs ; les avant-bras demi-fléchis, douloureux et roides, les doigts roides aussi, mais un peu crochus et plus douloureux encore, semblent paralysés ; les membres inférieurs étendus sont dans un état de roideur analogue.

c. Les malades sont ordinairement très-effrayées et dans un état d'angoisse extrême ; leurs larmes coulent en abondance, et elles réclament des secours prompts et puissants. Il n'y a généralement aucune lésion des fonctions sensoriales.

d. L'urine est très-abondante (surtout après l'accès) et très-décolorée (Sydenham), semblable à l'eau pure.

Ces accès sont souvent simulés, rarement bien exactement. La roideur des avant-bras, l'état moral, celui du pouls et de l'urine en sont les signes caractéristiques. Ordinairement ils se terminent par une diminution graduelle des symptômes ; quelquefois plus brusquement, par suite de l'orgasme spontané ou provoqué des parties génitales.

9° A ces formes se joignent quelquefois d'autres symptômes moins constants : ainsi, l'ictère suit parfois les accès, des coliques les accompagnent, l'ischurie leur succède, la chorée en prend la place, etc. Les vomissements, la dyspepsie ont été regardés comme hystériques, quand ils accompagnaient d'autres signes plus positifs. Ces symptômes sont souvent dus aux excès de la masturbation; le front est presque toujours alors couvert de boutons.

L'hystérie est rarement fâcheuse; on cite pourtant des cas de syncope funeste. Elle est d'un présage sinistre, quand elle complique l'hémorrhagie, la péritonite, etc.

Le traitement doit être relatif aux causes. Modérer les excès, satisfaire les besoins, autant que le comportent l'ordre social et les bonnes mœurs, c'est la première indication. Un régime stimulant, un exutoire à la jambe, peut-être un vésicatoire sur l'hypogastre, l'usage des eaux minérales ferrugineuses, des boissons amères et aromatiques : voilà encore les moyens à mettre en usage contre la torpeur ou l'hyposthénie utérine, première cause des accidents. Quant aux phénomènes morbides, ils seront combattus par les bains chauds, partiels ou généraux ; par les préparations d'opium à dose modérée (cinq à six gouttes de laudanum par heure, tant que dure l'accès); par l'administration de l'éther, des alcoolats de menthe, de mélisse, de musc, de valériane, de castoréum; par les lavements avec l'assa-fœtida et autres gommes-résines ou quelques-unes des substances précitées; enfin, par les injections stimulantes et aromatiques dans le vagin, si le péril devenait imminent (léthargie). La toux nerveuse cède aisément au sirop de morphine, à la dose de deux à trois gros par jour.

C. *Nymphomanie.* Un degré considérable d'excitation dans les organes génitaux internes en constitue l'inflammation; un degré un peu plus faible, siégeant peut-être plus encore dans les plexus nerveux de l'ovaire et de la matrice que dans les capillaires des parties génitales, produit la nymphomanie : affection caractérisée par des désirs violents qui finissent par pousser la malade à provoquer, à solliciter même impudemment l'union des sexes, ou bien à la masturbation, et qui se terminent fréquemment par la manie ou la démence, quelquefois aussi par le marasme et la mort. Une dartre fixée sur la vulve a produit quelquefois la salacité, mais rarement l'impudeur déclarée, qui indique toujours un certain degré d'aliénation mentale. Le clitoris a été inutilement excisé dans de telles circonstances. Le traitement moral, l'éloignement de tout livre capable d'exalter l'imagination et de réveiller la lubricité, la réclusion, le régime adoucissant, les antiphlogistiques locaux, les bains froids pourront réussir, si le siége du mal est réellement dans les organes de la génération et non dans l'encéphale. On devra peu compter sur le camphre, l'assa-fœtida et autres anti-spasmodiques, qui pourraient même nuire à raison de leurs qualités excitantes. Les exutoires seraient probablement inutiles ; ils seraient dangereux, si on employait, pour les produire, les cantharides, qui irritent, comme on sait, spécifiquement les organes génitaux.

SECTION DEUXIÈME.

CONCEPTION ET GROSSESSE (1).

§ Ier. *Stérilité.*

On confond souvent la *stérilité* avec l'*impuissance*: celle-ci n'est souvent qu'une cause de celle-là ; elle consiste dans l'*impossibilité de consommer l'acte de la génération.* Chez la femme, l'impuissance dépend ordinairement d'obstacles dus à la mauvaise conformation de la vulve ou du

---

(1) Les incommodités de la grossesse ont été exposées à la *Partie hygiénique* ; les déplacements de la matrice l'ont été dans la section précédente ; les solutions de continuité de l'utérus en plénitude seront traitées à l'occasion de la *Parturition morbide.*

vagin, comme ceux dont nous avons parlé à la section précédente.

La stérilité, ou l'impossibilité de concevoir, tient souvent à des causes inconnues, à l'incompatibilité physique des deux individus qui concourent à l'acte vénérien, à une faiblesse générale, à la torpeur de l'utérus et de l'ovaire, tantôt réellement morbide, tantôt due à un âge trop tendre ou trop avancé, ou enfin à l'état catarrhal de la matrice et de ses annexes. Trop d'embonpoint passe aussi pour une cause de stérilité. Les causes les plus évidentes sont celles qui dépendent d'une disposition organique qui met obstacle au passage du sperme jusqu'à l'ovaire. Telles sont l'occlusion de l'orifice utérin, celle des trompes (Ruysch, Morgagni), l'atrophie des ovaires, de l'utérus, et bien plus encore l'absence de ces parties (Pears, Engel, etc.).

Dans ces derniers cas, la stérilité est incurable; dans les premiers, quelquefois le changement de climat, de régime, d'époux, a réussi à la guérir. On a, dans quelques cas, eu du succès, en attendant pour la cohabitation l'époque des règles ou celle qui la suit, en prolongeant et préparant l'acte de manière à le rendre aussi complet que possible. On trouve ainsi l'utérus et les ovaires dans l'état d'excitation le plus convenable pour favoriser la conception (voy. *Partie physiologique*). On a pu penser quelquefois qu'une trop forte inclinaison de la matrice en avant appliquait son orifice contre les parois du vagin, et l'on a conseillé de conserver l'attitude en supination durant et après la copulation (Osiander).

§ II. *Grossesses extra-utérines.*

On donne ce nom à tout développement d'un enfant ailleurs que dans la matrice, par suite d'une fécondation ordinaire (*voy.* Mad. Lachapelle, VIIIe *mémoire* ; Weinknecht, etc.).

Causes. La frayeur et la surprise dans le coït (Lallemand), ou peut-être dans les premiers jours qui suivent
l'imprégnation, c'est-à-dire avant l'arrivée de l'ovule dans
la matrice ; une violence extérieure imprimée aux organes
génitaux dans le même temps, ou même une forte compression exercée sur l'utérus dans les premiers temps de
la grossesse (Patuna). Certaines grossesses extra-utérines
tiennent à l'ulcération (par gangrène ou par abcès) de la
matrice pendant la grossesse normale (Bertrand).

Signes. Ce sont généralement ceux d'une grossesse pénible, quoique la marche en soit assez régulière : aux signes
qui indiquent la présence d'un enfant dans l'abdomen, se
joignent ceux qui indiquent la vacuité de l'utérus, comme
le faible développement du corps de cet organe, son déjettement d'un côté, et la liberté de ses ouvertures plus
grandes que dans l'état normal, liberté telle que nous
avons pu une fois porter le doigt jusque dans le corps
de la matrice et en constater ainsi la vacuité. Peut-être
l'auscultation indiquera-t-elle que le fœtus est placé dans
un point de l'abdomen qu'il n'occupe pas dans la grossesse
ordinaire (Kergaradec). L'équivoque serait moins à craindre, si le kyste était descendu dans le bassin, derrière le
vagin et au devant du rectum aplati ; la présence de l'eau
et de l'enfant dans cette tumeur recto-vaginale, et la
liberté de l'utérus, rendraient le diagnostic indubitable
(Baudelocque).

Terminaisons. Il s'en faut de beaucoup que de semblables grossesses arrivent toujours au terme normal ; le plus
souvent c'est vers le sixième mois, et quelquefois beaucoup plus tôt, qu'a lieu le travail qui en décide la terminaison ; quelquefois aussi ce travail se déclare à l'époque
ordinaire du neuvième mois, parfois même plus tard (*voy.*
Mad. Lachapelle, viiie *mém., art.* i[er]). Il s'annonce par
des douleurs, par des contractions dont le siége est moins
peut-être encore dans le kyste que dans la matrice, dont

le col se gonfle et l'orifice s'ouvre ; ordinairement un mouvement fébrile l'accompagne. Ce travail, après avoir duré plusieurs jours, se termine : 1° tantôt par une rupture subite, accompagnée du passage de l'enfant dans l'abdomen, et d'une hémorrhagie mortelle qui s'opère dans le péritoine ; 2° tantôt par un éraillement lent, une sorte d'ulcération qui se propage, en environnant de pus (abcès) le fœtus mort et putréfié, jusqu'aux enveloppes ou aux ouvertures naturelles de l'abdomen, et y détermine une fistule qui laisse échapper le fœtus en entier, et plus souvent os par os, lambeaux par lambeaux. Cette terminaison s'est observée aussi dans les cas où la rupture lente de l'utérus avait fait passer l'enfant dans l'abdomen. Les kystes recto-vaginaux s'ouvrent ordinairement dans le rectum ; les autres s'ouvrent parfois dans la vessie, l'estomac, et plus souvent percent la peau de l'hypogastre, de l'ombilic ou des aines. Quelquefois la femme guérit après cette expulsion lente et partielle, ou subite et totale. 5° Quelquefois le fœtus reste dans l'abdomen, où il se momifie, se pétrifie même, et séjourne ainsi de longues années sans nuire beaucoup à la mère ; plus souvent il se putréfie, détermine la suppuration du kyste, l'épuisement et la mort, qui est, en somme, la suite la plus ordinaire de cette maladie.

Examen des cadavres. L'enfant est ordinairement renfermé dans un kyste épais, variqueux, auquel adhère le placenta, et qui tantôt appartient à l'ovaire (gr. ovarique), tantôt à la trompe (gr. tubaire), tantôt aux parois de l'utérus dans l'épaisseur desquelles il s'est développé (Breschet), tantôt même au haut du vagin (Richter) ; tantôt, enfin, ce sac paraît de nouvelle formation (gr. abdominale) et dû à une couenne albumineuse qui a agglutiné ensemble les viscères abdominaux : le placenta se fixe alors sur les ligaments de l'utérus, sur le mésentère, le colon, l'estomac, etc. Le placenta a été vu une fois encore contenu dans la matrice (Patuna), le cordon ombilical passant par l'orifice de la trompe. Ces divers cas ne doivent point être confondus avec ceux d'inclusion congéniale, dont il sera question ailleurs (*Pathol. de l'enfant*).

L'utérus est souvent adhérent aux parois du kyste ; quoique vide, il est toujours cinq à six fois plus volumineux que dans l'état normal, et renferme une couenne albumineuse semblable à la caduque.

Indications. Si l'on a la certitude de l'existence d'une grossesse extra-utérine, si l'enfant est présumé viable, la *gastrotomie* est indiquée (voy. *Section IV*): cette opération, souvent mortelle, compte aussi quelques succès. Dans les cas contraires, il faut s'en abstenir, de crainte de tuer la femme par l'hémorrhagie ou la péritonite. On pourrait cependant tenter l'incision du kyste dans tout état de choses relativement à l'enfant, si la mère courait quelque danger imminent dans les cas de grossesse recto-vaginale ; le kyste serait alors attaqué par le vagin, dont on fendrait la paroi postérieure (Baudelocque) : cette opération serait et plus facile et moins dangereuse. On devra aussi aider à l'expulsion d'un fœtus mort, toutes les fois qu'il formera un abcès sous les parois abdominales, et l'on facilitera la sortie des os, dans les cas de fistule rectale, en incisant le sphincter de l'anus.

§ III. *Avortement.*

Définition. On nomme ainsi toute expulsion d'un fœtus non viable, c'est-à-dire âgé de moins de six mois et suivi ou enveloppé de ses annexes. On a remarqué qu'il naît ainsi plus de filles que de garçons (Sœmmerring).

Causes. 1° Du côté de la mère, toute secousse, toute violence qui peut détacher le placenta d'avec l'utérus ; toute affection accidentelle ou ancienne qui empêche le développement de l'utérus (squirrhe, Bonet, Frank ; polypes, **Levret**; môles avec un fœtus, **Morgagni**), ou qui l'excite vivement (excès du coït, blessures, etc.), le distend outre mesure (grossesse multiple, hydramnios) ; mais, par-dessus tout, la pléthore et l'excitation générale, le molimen hémorrhagique que produit l'état de grossesse, qu'accroît l'habitude menstruelle (**Klein**) : aussi, selon la plupart des auteurs, l'avortement est-il plus commun dans les premiers mois que dans les mois subséquents. Quand la prédisposition existe, le molimen est souvent décidé par un régime stimulant, des bains chauds, des drogues irritantes, une maladie fébrile ou inflammatoire quelconque, sporadique ou épidémique. 2° Du côté de l'enfant, toute cause, soit externe, soit interne, qui détermine l'expulsion de l'eau de l'amnios (rupture des membranes), qui cause sa mort ou entrave son développement (difformités de l'enfant, squirrhosités, calculs et hydatides du placenta, **Mauriceau**, **Ruysch**, etc.), peut en amener la naissance avant terme. L'enfant reste pourtant quelquefois plusieurs semaines et même plusieurs mois, quoique mort, dans le sein de sa mère. Ordinairement le sang devenu inutile à sa nutrition engorge l'utérus, détermine un état fluxionnaire, qui bientôt devient général ; cet état ranime ou remplace l'expansion et l'activité circulatoire qui, dans l'utérus, s'étaient éteintes en grande partie avec le fœtus. Un premier avortement dispose à d'autres au même terme, et devient ainsi cause prédisposante.

Marche; Mécanisme. Toutes ces causes de pléthore et d'activité *locale* ou *générale* accélèrent dans l'utérus les changements qui s'opèrent lentement dans la grossesse normale. Une sorte d'inflammation, soutenue du molimen général, donne à l'utérus la contractilité qui lui manquait; il devient rouge et musculeux. En même temps, l'effort hémorrhagique achève le décollement des membranes, et fournit un écoulement de sang plus ou moins considérable. Bientôt les membranes décollées se rompent, et les eaux s'écoulent.

Les inégalités du fœtus stimulent de nouveau la matrice (effet primitif, quand c'est la rupture des membranes qui a décidé l'avortement); elle chasse le fœtus, qui sort facilement, à raison de son petit volume, quelque partie qu'il présente, fût-ce l'épaule; il sort même ici plus rarement par la tête que dans l'état naturel. Les secondines ne sont pas toujours alors détachées complétement; si elles le sont, elles sortent peu après le fœtus, sinon l'orifice interne et l'externe de la matrice se resserrent, l'utérus moins distendu se repose, et il faudra ensuite, pour que le placenta sorte, un nouveau travail plus douloureux, plus long que le premier, et qui quelquefois n'aura lieu que plusieurs semaines (*Prat. des acc.*, vi^e mém.), plusieurs mois même après lui (Capuron). Cette marche est constamment accompagnée d'un écoulement de sang considérable, qui cesse et reparait, selon que l'utérus est en repos ou en activité. Cette activité se manifeste par des douleurs toutes semblables à celles de l'accouchement.

Diagnostic. 1° Si la grossesse est incertaine (voy. *Signes de la grossesse*), on pourrait prendre l'avortement pour une hémorrhagie à la suite d'une suspension des règles ou pour une simple *dysménorrhée*. L'absence des signes ordinairement précurseurs des menstrues (Dubois); la présence des causes et des symptômes d'un *molimen* morbide (frissons et chaleur, etc.; voy. *Causes*); l'apparition de l'hémorrhagie avant les douleurs; la violence de ces douleurs; l'écoulement de sang plus abondant; les caillots plus mous et non triangulaires ou moulés sur la cavité utérine (Morgagni); l'écoulement de l'eau; la sortie d'un embryon (qui quelquefois est perdu dans les caillots); celle d'un placenta et des membranes, qu'il ne faut pas confondre avec des caillots fibrineux (Morgagni) et des fausses membranes (Chaussier) ; et, avant la sortie de ces substances ; l'ouverture du col de l'utérus, sa grosseur et sa mollesse ; la présence dans son orifice d'une poche membraneuse, ou d'une portion de fœtus, de délivre, etc. : tels sont les signes propres à l'avortement imminent ou terminé.

2° Si la grossesse n'est pas douteuse, on peut avoir à décider entre un avortement imminent et un *faux travail*, une *menstruation* durant la grossesse, un écoulement de *fausses eaux*. Pour ce qui concerne les fausses douleurs, voyez la partie hygiénique (*sect.* IIIe, *art.* Ier, § Ier). Quant aux menstrues, on voit des femmes qui les éprouvent encore une ou deux fois après la conception ; il en est moins qui les gardent pendant toute la grossesse, et bien moins encore qui ne sont réglées que pendant sa durée (Rhodion, Deventer, Burton). Ces cas sont rares, et tout écoulement de sang par le vagin durant la gestation doit éveiller l'attention et faire craindre l'avortement. Les fausses eaux (allantoïde ? caduque réfléchie, Nœgelé) sont pour l'ordinaire caractérisées par un écoulement brusque, sans douleurs ou travail préliminaire, sans traces de sang, sans une réduction considérable du volume du ventre. Nous avons vu pourtant plus d'un cas douteux où l'événement seul a prononcé sur la nature des accidents.

Pronostic. L'avortement est fâcheux pour l'enfant, puisqu'il n'est pas viable ; il l'est pour la mère, surtout lorsque l'utérus est déjà extensible à un certain degré : 1° par rapport à l'hémorrhagie qui peut devenir mortelle ; 2° à cause de la force et de la durée des douleurs qui peuvent amener la métrite et la péritonite, surtout si la grossesse est peu avancée et si l'utérus a besoin d'une vive excitation pour devenir contractile ; 3° relativement aux lésions organiques auxquelles l'utérus ainsi tourmenté reste sujet, surtout si l'on a provoqué l'avortement par des violences locales; 4° enfin, eu égard aux affections fébriles qui l'accompagnent, surtout si l'on a cherché à le provoquer (ce qui est heureusement fort difficile) par des drogues irritantes dites emménagogues, des drastiques, etc. Il est fâcheux encore, parce qu'il laisse à sa suite la disposition à d'autres avortements, disposition qui parfois cependant peut se dissiper par des retards successivement plus rapprochés du terme dans les couches subséquentes (Désormeaux). L'avortement provoqué est un véritable homicide, sévèrement puni par les lois, surtout dans les personnes de l'art qui abusent ainsi de leur ministère. Souvent, d'ailleurs, on n'a pu le produire malgré des tentatives criminelles qui ont mis immédiatement en danger les jours de la femme, et l'ont laissée en proie à une maladie mortelle de l'utérus (Scardona, Velpeau).

L'avortement spontané, bien que imminent, n'est pas toujours inévitable, même quand le sang a déjà coulé (Mauriceau, Raymond, Boër), et quand les douleurs ont paru; il l'est lorsque les membranes se sont rompues. Quelques faits contraires à cette assertion (Noortwik, Camper, Nœgelé, Lévêque-Lasource et nous-même) nous semblent devoir être rapportés aux *fausses eaux*.

Traitement. — 1° *Préservatif.* On conduit souvent au terme convenable une femme disposée à l'avortement, par la situation horizontale et le *repos* prolongé cinq à six semaines au moins au-delà de l'époque des avortements antécédents; on y joint un régime adoucissant, une diète modérée, l'usage des bains tièdes, et l'abstinence du coït qui, chez certaines femmes, cause, durant la grossesse, des coliques suivies de ténesme ou d'évacuations alvines. La saignée est le préservatif par excellence, soit qu'on la pratique aux bras ou aux malléoles (Mauriceau, Mad. Lachapelle, Nœgelé, etc.), soit qu'on applique des sangsues aux aines, à la vulve, à l'anus (pléthore locale, Désormeaux). La saignée est le moyen le plus sûr d'arrêter le travail, presque inflammatoire et fébrile, qui donne à l'utérus la contractilité qui lui manque.

2° *Palliatif*. Si l'avortement est inévitable, il faut l'attendre sans tourmenter l'utérus ni l'estomac ou l'intestin par des médicaments inutiles et dangereux. Si le travail marche lentement, les bains de siége, les fumigations, les injections (Recolin), et même la saignée, deviennent utiles. La matrice une fois douée de la contractilité nécessaire, tout mouvement fébrile ne fait qu'entraver son action, que facilite alors la saignée comme dans un accouchement à terme. La saignée locale est nécessaire, si les douleurs sont très-violentes; et si l'hémorrhagie devient à craindre, il faut recourir au *tamponnement*. L'extraction forcée, à l'aide des pinces de Levret, exposerait à blesser l'utérus, et laisserait toujours quelques débris dans sa cavité.

Le tamponnement s'opère avec des bourdonnets de charpie enduits de cérat, et qu'on introduit successivement dans le vagin, jusqu'à ce qu'ils l'aient rempli; des gâteaux de charpie remplissent alors la vulve et soutiennent les bourdonnets; le tout est maintenu par un bandage en T. Le tamponnement au moyen d'un linge rempli de charpie est toujours incomplet, difficile d'ailleurs et infidèle dans ses résultats. Rien n'est plus facile que d'extraire avec les doigts les bourdonnets même le plus profondément placés.

§ IV. *Hémorrhagie par insertion anormale du placenta.*

Définition. L'examen des cadavres des femmes mortes d'hémorrhagie du sixième au neuvième mois de la grossesse, celui du placenta, les signes obtenus par le toucher, ont prouvé qu'à pareille époque l'hémorrhagie dépend ordinairement du décollement d'un placenta *greffé* sur l'orifice interne de l'utérus ou à son voisinage. On dit même l'avoir vu greffé en partie sur le haut du vagin (Wrisberg). On a pensé que le placenta pouvait se décoller en quelque endroit qu'il fût greffé ; et les anciens croyaient que ce n'était qu'après un semblable décollement qu'il descendait sur l'orifice : erreur dévoilée par Paul Portal. Quelques modernes ont assuré encore que le plus grand nombre des hémorrhagies dont nous parlons venait du décollement d'un placenta éloigné de l'orifice (Rigby). Nous croyons ce cas fort rare, ainsi que les hémorrhagies *internes* pendant la grossesse, soit qu'on entende par là l'accumulation du sang entre les membranes et l'utérus, soit qu'on le suppose épanché dans la cavité même des membranes, par suite d'une prétendue rupture du cordon ombilical (voy. *Prat. des acc.*, tom. II, pag. 553). Cette rupture, bien constatée, a causé la mort de l'enfant et l'hypertrophie du placenta sans hémorrhagie interne (Ribes).

Causes ; Mécanisme. On n'a donné que des causes hypothétiques de l'insertion anormale du placenta (Osiander). Cette insertion peut se faire de sorte que la masse vasculeuse couvre, centre pour centre, l'orifice interne ; elle peut ne le couvrir que par une portion voisine de sa circonférence, et cette même circonférence touche parfois à peine les bords de l'orifice.

Jusqu'au sixième mois, le corps de l'utérus s'agrandissant lentement comme le placenta, les deux surfaces en contact ne changent pas de rapport. Les deux tiers de la grossesse écoulés, le col se dilate de haut en bas et *anneau par anneau* : cette dilatation entraîne l'élargissement de la partie inférieure du corps de la matrice, élargissement qui porte d'abord seulement sur les parties du corps voisines de l'orifice, et qui se propage peu à peu aux parties plus éloignées. De-là résulte : 1° que, dès la première dilatation, le placenta greffé centre pour centre sera en partie décollé, et qu'il se décollera de plus en plus jusqu'à séparation totale, avant que la grossesse soit arrivée à son terme ; 2° que plus le bord du placenta sera voisin de l'orifice, plus tôt aura lieu le décollement partiel.

Ce décollement est quelquefois spontané ; plus souvent un effort, une violence suivie de craquement le déterminent ; parfois des symptômes fluxionnaires (pléthore, molimen) le précèdent et le décident.

Marche ; Symptômes ; Diagnostic. L'époque même de l'apparition est déjà un signe distinctif. Les orifices des sinus utérins mis à nu par le décollement donnent une hémorrhagie d'abord peu abondante pour l'ordinaire, et qui cesse après quelques heures ; elle reparaît les jours suivants, quelquefois seulement une à deux semaines plus tard ; puis, elle se renouvelle plus abondante que les premières fois ; enfin, après plusieurs alternatives semblables, elle devient continue et mortelle, si le travail ne se déclare ou si l'art n'y remédie. On remarque que, dès que la parturition se manifeste, l'écoulement du sang s'accroît pendant la douleur (Rigby), du moins avant la rupture des membranes ; cela tient à ce que le décollement augmente alors.

Le toucher fait reconnaître l'orifice externe plus mou, plus gros et plus ouvert que de coutume (Brand) ; le doigt porté dans le col sent une masse fongueuse plus résistante et plus adhérente que des caillots, et qui obstrue le col : si le placenta n'est qu'au voisinage (ce qui a sans doute trompé Rigby et d'autres), on sent les membranes ; mais l'épichorion est ordinairement plus épais et plus inégal, surtout d'un côté, que lorsque le placenta est loin du col utérin. Le toucher doit être pratiqué avec circonspection et peu répété, de crainte de détacher des caillots utiles.

Le placenta sort quelquefois avant l'enfant (Delamotte, Pardigon), ou peu après lui : il offre souvent une forme conoïde et un mamelon épais vers son centre ; sa surface utérine est souvent aussi enduite d'un caillot noir et lamelliforme. Les femmes mortes après de telles hémorrhagies offrent, autour de l'orifice interne du col, une foule de grosses ramifications veineuses et d'orifices béants (sinus utérins); toute cette région est ordinairement le siége d'une ecchymose très-noire, qui quelquefois a été regardée à tort comme un état gangréneux.

Les caillots s'accumulent ordinairement dans le vagin, et presque toujours lorsque les eaux de l'amnios s'écoulent; elles sont teintes par le sang coagulé qu'elles lavent et emportent: c'est ce qui a fait croire que ce sang s'était épanché dans les membranes. La rupture du cordon, à laquelle on attribuait cette sorte d'hémorrhagie, n'avait eu probablement lieu que dans les efforts de l'accouchement.

Pronostic. Le caillot lamelliforme peut bien arrêter l'hémorrhagie, en couvrant le placenta et la surface de l'utérus mise à nu; mais de nouveaux décollements la reproduiront si l'insertion a eu lieu centre pour centre, et l'épuisement fera périr la femme si l'accouchement ne s'opère prématurément: aussi cette hémorrhagie est-elle bien plus souvent funeste que celle de l'avortement (Puzos). La grossesse pourra marcher jusqu'à terme, si le placenta n'est greffé qu'au voisinage du col utérin et si l'hémorrhagie paraît tard. Même sans être mortelle, l'insertion anormale est fâcheuse: 1° en affaiblissant la femme; 2° en produisant un travail prématuré; 3° en nécessitant des moyens irritants et dangereux (quoiqu'on ne pratique plus l'accouchement forcé proprement dit); 4° enfin, en faisant souvent périr le fœtus qui meurt, non d'hémorrhagie, mais d'asphyxie, comme un poisson privé d'air (Herholdt, Béclard, Ramsbotham, etc.); on trouve ordinairement ses vaisseaux pleins de sang (Rœderer, Wrisberg, Denman).

Indications. Les saignées et le repos ne pourront préserver que dans le cas où le greffement n'aurait lieu qu'au voisinage de l'orifice ; ces moyens pourraient aussi retarder l'apparition de l'accident.

1° Si le travail n'est pas établi, le *tamponnement* est absolument nécessaire : c'est le seul moyen d'empêcher la mort de la femme. L'utérus, rempli par le produit de la conception, résiste à toute distension, et le sang ne peut guère s'y épancher ; d'ailleurs, ce tamponnement décide le travail et permet de terminer l'accouchement, ce qui est le meilleur moyen de couper la racine du mal (Louise Bourgeois). 2° Si le travail commence et que le fœtus soit en bonne position, on peut rompre les membranes (Mauriceau, Deventer, Puzos), pour faire froncer les orifices des sinus, les obstruer par la pression du corps du fœtus, et activer les douleurs expultrices. 3° Si la dilatation de l'orifice permet l'introduction de la main sans nécessiter trop d'efforts, il faut recourir aussitôt à la *version* du fœtus (voy. *Section V*). La main sera introduite sans attendre que la dilatation soit absolument complète ; car il faut se hâter, et l'orifice est d'ailleurs alors plus dilatable que de coutume (Brand). La main ne déchirera point le placenta, ne le décollera que dans l'étendue suffisante pour son passage, et le détachera tout-à-fait aussitôt après la naissance du fœtus, sans le laisser séjourner dans la matrice. L'enfant une fois saisi par les pieds et ceux-ci arrivés à la vulve, on procédera avec lenteur pour dilater graduellement l'orifice. Le corps de l'enfant obstrue alors les sinus, et l'on n'a plus à craindre l'hémorrhagie. 4° Si le travail marche avec énergie, si la tête du fœtus s'avance rapidement, on laissera l'accouchement se terminer spontanément ; on n'appliquerait le forceps que si le travail s'arrêtait après que la tête aurait franchi l'orifice externe complétement dilaté.

SECTION TROISIÈME.

Cette section se composera principalement de la considération des *obstacles* qui empêchent la terminaison spontanée du travail, et de quelques *accidents* qui peuvent le compliquer.

ARTICLE Ier. — Obstacles dépendant de la mère.

§ Ier. *Obstacles dynamiques. — Inertie de l'utérus.*

La *paralysie* (paraplégie) ou la faiblesse des muscles abdominaux, l'indolence de la femme ou sa pusillanimité, la privent d'un grand secours pour l'expulsion de son enfant; mais l'accouchement n'en aura pas moins lieu si l'utérus est bien contractile. Au contraire, si l'utérus reste inerte, les plus violents efforts de la femme n'y pourront suppléer, et la résistance des passages qu'il faut dilater fera perdre au fœtus le peu de progrès qu'il aura pu faire dans chaque effort, aussitôt que cet effort aura cessé. La matrice maintient l'effet qu'elle a produit, et empêche le fœtus de rétrograder, ce que ne peuvent faire les efforts musculaires de la femme. Nous devons donc regarder cet organe comme siége principal des obstacles dynamiques ou par défaut de moyens expulseurs.

A. *Définition.* L'inertie constitue le défaut que nous venons de mentionner; nous en distinguons deux espèces: inertie par torpeur, par faiblesse primitive, et inertie par épuisement. Dans la première, il y a impuissance et flaccidité; dans la deuxième, fatigue et rigidité, ou contracture permanente, mais sans effort expulsif (*Prat. des accouchem.*, xe mém.; *voy.* aussi Denman).

B. *Causes.* Les lésions organiques, les déchirures, la distension outrée de l'utérus par une excessive quantité d'eau (hydramnios) ou par des jumeaux volumineux, un mouvement fébrile, une chaleur excessive, des boissons alcooliques, quelquefois la frayeur, la honte, le sommeil, la plénitude de la vessie, une déplétion subite de la matrice (écoulement d'une grande quantité d'eau), produisent la première espèce d'inertie ; tous les obstacles mécaniques dépendant de la mère ou du fœtus finissent par amener la deuxième, qui est fort fréquente chez les primipares. La rupture des membranes en un lieu éloigné de l'orifice permet à une petite quantité d'eau de s'échapper à chaque douleur, et empêche ainsi les contractions d'agir sur l'orifice pour le dilater. Le travail est alors prolongé, et les contractions multipliées qu'il exige épuisent l'utérus.

C. *Diagnostic*. Souvent l'inertie est méconnue, et l'on cherche bien loin la cause des retards du travail ; de-là, tant de causes chimériques, de prétendues difformités du fœtus ou du bassin, d'enclavements, etc., qui sont, dans le fait, si rares, et qu'on croirait si fréquents.

1° Dans la torpeur utérine, absence de douleurs, de dureté et de tension dans l'abdomen et l'orifice utérin ; pénétration libre de la main de l'accoucheur dans l'utérus ; liberté des mouvements du fœtus, dont la peau se tuméfie à peine vis-à-vis de l'orifice ; fort souvent intégrité des membranes. 2° Dans l'épuisement, tension et dureté ; sensibilité et chaleur du ventre ; rigidité et souvent épaississement des bords de l'orifice ; membranes toujours rompues ; constriction permanente de l'utérus sur l'enfant, dont la peau se tuméfie dans la partie que circonscrit l'orifice, et sur la main de l'accoucheur, qu'il fatigue, engourdit et rend incapable d'agir ; souvent aussi *douleurs de reins*, vomissements, céphalalgie, fièvre, etc. L'inertie peut se prolonger après la naissance de l'enfant ; elle offre alors de nouveaux signes et de nouveaux effets (voyez *Hémorrhagie*, *Rétention du placenta*).

D. *Pronostic.* Après avoir duré quelques heures, quelques jours même, la torpeur cesse souvent, les douleurs reparaissent et l'accouchement se termine; mais quelquefois les douleurs reviennent si faibles, si rares, que l'art doit terminer l'accouchement. Certaines femmes lymphatiques, quoique bien conformées, sont si sujettes à l'inertie, qu'elles l'éprouvent à chacune de leurs couches. L'épuisement tenant à des causes persistantes ne se dissiperait pas ainsi; souvent on voit les douleurs se réveiller à diverses reprises, pour s'éteindre de nouveau, à moins que les obstacles ne cèdent à l'une de ces alternatives (premier accouchement, rigidité de l'orifice, etc.). Parfois la rigidité détermine la rupture de l'utérus, ou bien elle amène un état fébrile et un état inflammatoire qui se propage au péritoine. Souvent, à sa suite, on observe des escarres gangréneuses au vagin, à l'utérus; souvent aussi elle se change en torpeur après l'accouchement, et dans tous les cas elle gêne les manœuvres de l'accoucheur, l'expose à blesser la femme. En outre, la rigidité de l'utérus, qui ordinairement est vide d'eau, comprime de toutes parts l'enfant et le placenta, et expose le premier à une asphyxie, à une apoplexie mortelles, ou du moins à des thrombus considérables.

E. *Indications.* 1° Dissiper l'inertie est la première de toutes, quand la chose est possible; mais il faut que la torpeur soit bien peu intense, pour que des frictions sur le ventre la dissipent. La marche, la station, quelques boissons fortifiantes prises avec modération, des lavements, le cathétérisme, peuvent être utiles; la rupture des membranes peut l'être aussi, quand on suppose qu'une distension outrée de l'utérus le jette dans la torpeur et le paralyse. Le seigle ergoté, malgré les insuccès dont nous avons été témoin, paraît jouir d'une efficacité réelle pour rappeler les contractions utérines : on le fait prendre à la dose d'un quart, d'un demi, d'un gros ou davantage en poudre ou en décoction. On a abandonné le suc d'orange amère, et bien d'autres moyens semblables vantés autrefois.

L'épuisement se répare par le repos : on y remédie aussi par les bains, les fumigations, la saignée, l'éloignement des obstacles, comme la rupture des membranes quand la poche est plate (1) et tendue (voy. *Partie hygiénique*), la réduction d'une position désavantageuse en une plus favorable, etc.

2° Si ces moyens ne réussissent pas, il faut suppléer à l'impuissance de l'utérus, en terminant l'accouchement, soit par la version, soit à l'aide du forceps, etc., selon l'occurrence (voy. *Partur. artif.*).

§ II. *Obstacles mécaniques formés par les parties molles.*

A. *Obliquités utérines.* On donne ce nom aux diverses inclinaisons que prend, pendant la grossesse, l'axe de l'utérus comparé à celui du détroit supérieur. Deventer en a compté quatre espèces : obliquité antérieure, postérieure, latérale droite et gauche. La deuxième espèce est généralement niée aujourd'hui, quoique admise anciennement par Moschion et récemment par Janh et Hennemann : je soupçonne fort qu'elle existe toutes les fois qu'il y a obliquité postérieure du fœtus, comme nous le verrons plus loin. Le relâchement des parois abdominales dispose à l'obliquité antérieure, et le décubitus du côté droit favorise la latérale droite ; aussi cette dernière est-elle la plus fréquente de toutes (100 pour une gauche, Baudelocque). Les autres causes assignées à cette disposition sont peu valables. Dans les obliquités latérales, l'utérus tourne en même temps qu'il s'incline, de façon que sa face antérieure glisse vers le côté de l'obliquité ; il en résulte que l'un de ses bords latéraux regarde en avant (le gauche

____

(1) Peut-être les eaux plates tiennent-elles autant à l'adhérence des membranes à l'utérus qu'à leur densité.　　　(le dern. édit.)

pour l'obliquité droite). Le cordon sus-pubien, du côté où l'utérus penche, est plus court et plus gros; l'autre plus mince et plus long.

Ordinairement la totalité de la matrice bascule, de façon que l'orifice externe se porte du côté opposé au fond de l'organe; mais quelquefois aussi le col conserve sa rectitude, de sorte que la matrice est courbée sur un de ses côtés : selon Boër, une semblable courbure serait la cause la plus ordinaire de la déviation de l'orifice externe. La chose sera toujours facile à reconnaître, au toucher, par la coïncidence de cette déviation avec la saillie du fond de l'utérus vers le même côté du ventre.

Les effets de l'obliquité sont d'abord de produire celle du fœtus, dont nous parlerons ailleurs, et en deuxième lieu, celle du col dont il vient d'être question, et qui est quelquefois telle que le doigt ne peut atteindre le museau de tanche. Cette dernière empêche les efforts expulseurs de porter sur l'orifice et de le dilater : celui-ci étant porté en arrière ou sur un des côtés, l'une des parois du col répond au centre du bassin; pressée par le fœtus, elle s'étend, s'amincit, descend dans le vagin, et quelquefois paraît à la vulve (Morgagni, Slevogt, Baudelocque); on l'a vue même se gangrener, se rompre et donner passage à l'enfant, ou nécessiter une incision qui remplit le même but (Cathral). Le plus souvent la nature finit par réduire l'orifice au centre et le dilater (Boër), surtout si l'on vient à son secours, en réduisant, par le décubitus sur le côté opposé, l'inclinaison du fond, et en ramenant à l'aide du doigt (Baudelocque) l'orifice externe au centre du bassin : cette dernière opération sera inutile et impossible même si l'autre ne la précède, et si la nature n'agit vivement, de manière que la tête du fœtus pressant sur le col de l'utérus le maintienne au point où on l'a ramené.

B. Le col utérin, non dévié, peut refuser passage au fœtus, lorsque son orifice interne se contracte spasmodiquement sur le col de l'enfant dont la tête l'a déjà traversé, phénomène toujours passager et sans doute assez rare; il est plus commun et plus facile à constater quand l'enfant s'est présenté par l'extrémité pelvienne, et que le tronc est hors de la matrice : en pareil cas, si la tête est petite, on ne peut guère attribuer au bassin l'obstacle qui retient *primitivement* la face et l'empêche de se fléchir sur le thorax pour présenter ses plus petits diamètres.

L'orifice externe est quelquefois *rigide*, tendu, sans qu'on puisse dire si c'est l'effet d'une disposition organique ou un état de spasme, de crampe; ses bords sont épais, durs, arrondis, et parfois ils finissent par s'échancrer profondément; on s'est même cru, dans certains cas, forcé d'y pratiquer des incisions, méthode chanceuse et qui expose à la propagation des déchirures jusqu'au corps même de l'utérus. Plus souvent, après une durée assez longue, qui fatigue la matrice et produit constamment les *douleurs de reins*, l'orifice se ramollit, s'amincit et se dilate. Les bains, les fumigations, la saignée accélèrent cette heureuse terminaison, qui demande souvent beaucoup de temps et de patience. On a conseillé, pour la hâter encore, l'opium en lavements (Asdrubali); l'application de la pommade d'extrait de belladona (Chaussier) a eu du succès (Madame Legrand et nous-même).

Il n'est pas très-rare que ce même orifice soit, chez une femme en travail, entouré d'un bord squirrheux, épais, dur et lobuleux ou bosselé (voy. *Pratique des accouchements*, X^e mémoire). Cet orifice résiste pendant plusieurs jours aux efforts expulseurs; enfin, il s'échancre en plusieurs points, les lobes squirrheux s'écartent et laissent passer l'enfant, mais l'utérus fatigué a souvent besoin d'être suppléé par l'emploi de la main ou du forceps. Il ne serait pas impossible qu'un squirrhe considérable fît périr la femme plutôt que de céder. On a vu, dans des cas semblables, le col se rompre au-dessus du squirrhe, l'enfant déchirer ensuite le rectum, et sortir en dilacérant l'anus (*Archives de médecine*). Ce serait donc là peut-être le cas de pratiquer des incisions multipliées, mais peu étendues, au pourtour de l'orifice utérin, au moyen d'un bistouri garni de linge jusque près de sa pointe ou d'un pharyngotome ; on y a eu recours avec succès (Baudeloc-que, etc.). Peut-être pourrait-on ensuite enlever aisément le squirrhe et prévenir la dégénération cancéreuse qui amène inévitablement la mort, quelques mois, un an, deux ans même ou plus, après l'accouchement.

Enfin, sans rigidité, sans squirrhosité, le col de l'uté-rus étant aminci autant que possible, il peut arriver que son orifice externe reste fermé et comme oblitéré. On a cru quelquefois (Portal, Martin) qu'il y avait une véri-table adhésion de ses bords, et que la déchirure était nécessaire pour le passage de l'enfant. Il est possible que des cicatrices déforment l'orifice, le rendent moins exten-sible et nécessitent même des incisions ; on peut concevoir aussi, quoique les exemples qu'on en cite soient douteux et rares, que l'adhésion des lèvres de cet orifice soit à peu près complète (Amand, Simson, Latour, Weis) ; mais, dans bien des cas, elle n'est qu'apparente ; un point in-égal, un peu enfoncé, est senti d'abord vers le milieu de la saillie hémisphérique que représente le col aminci, distendu et poussé par l'eau ou la tête du fœtus ; ce point cède assez facilement à la pression du bout du doigt, qui sépare sans difficulté les lèvres de cet orifice, *dissimulé* pour ainsi dire, obstrué et agglutiné par ces mucosités épaisses qu'on trouve ordinairement au col de la matrice. La séparation une fois faite, la dilatation s'opère sponta-nément avec rapidité ; et cet obstacle, qui avait long-temps résisté aux efforts utérins, n'arrête plus en rien les pro-grès du travail. Si l'art n'aide point la nature, celle-ci finit par opérer le décollement et la dilatation de l'ouver-ture (voy. *Prat. des accouch.*, *loc. cit.*).

C. Des tumeurs fibreuses, hydatiques, sarcomateuses, polypeuses, osseuses et syphilitiques (Viardel, Mauriceau) peuvent mettre obstacle à la sortie de l'enfant (Voigtel, Béclard, Moreau), soit qu'elles aient pris racine dans l'utérus même, dans l'ovaire ou dans le vagin (Madame Lachapelle, Merrimann), soit que les parois du bassin leur aient donné naissance (Thierry, Drew, Stark, Ramsbotham). Un calcul dans la vessie, un thrombus considérable des parois du vagin (Voigtel), peuvent produire le même effet. Quelquefois les tumeurs se laissent suffisamment comprimer pour que l'enfant sorte spontanément, ou bien à l'aide du forceps et de la version s'il est vivant, de la crâniotomie s'il est mort. D'autres fois on tentera d'enlever ces tumeurs (polypes, calculs), de les repousser au-dessus du détroit supérieur (Béclard); on ouvrira les tumeurs remplies d'un liquide (*Pratique des accouchem., loc. cit.*); et enfin, si ces tumeurs sont assez volumineuses pour obstruer tout-à-fait les passages, et que l'art ne puisse les déplacer, les enlever ou les détruire, il ne restera de ressource que dans l'opération césarienne.

D. Des brides, des membranes, des demi-cloisons, des adhérences congéniales ou accidentelles peuvent rendre difficile le trajet du fœtus à travers le vagin; les restes de l'hymen ou l'hymen entier (Boehmer, Baudelocque) peuvent aussi opposer quelque résistance; mais il est rare que la nature seule ne parvienne pas à les vaincre, soit en dilatant, soit en déchirant les obstacles; ordinairement il est aisé de faciliter cet effet à l'aide de quelques incisions ménagées. Il en est de même des adhérences, des cicatrices de la vulve : notons seulement que, dans presque tous les premiers accouchements, la vulve offre beaucoup de résistance; ce n'est que peu à peu qu'elle acquiert assez d'ampleur pour le passage du fœtus; longtemps elle repousse, après la douleur, par l'élasticité des parties qui l'environnent, la partie que le fœtus présente.

Il faut de la patience, et l'on ne doit recourir à des incisions propres à en élargir l'ouverture que dans des cas où l'on est bien sûr que la vulve offre par sa rigidité un obstacle invincible aux efforts naturels ; il faut se souvenir qu'une incision faciliterait ensuite les déchirures, et que les lacérations pourraient aller fort loin, jusqu'à l'anus, par exemple.

E. Il faut faire entrer également ici certains cas rares, dans lesquels, la vulve étant totalement close, le vagin s'ouvrait dans le rectum ; et cette voie, qui avait servi à l'imprégnation, a dû servir aussi à la sortie du fœtus (Louis Barbaut).

§ III. *Obstacles mécaniques formés par le bassin.*

Division. A. *L'inclinaison* des plans, que nous avons considérée ailleurs dans le bassin (*Part. anat.*), peut être vicieusement changée, si les variations dont elle est susceptible sont portées à l'extrême. 1° Le détroit supérieur est rarement trop incliné en avant, plus souvent il est redressé de manière que les pubis sont presque à la hauteur de l'angle sacro-vertébral. Cette disposition, indépendamment des altérations de forme avec lesquelles elle coïncide, exigerait par elle-même un décubitus dorsal soigneusement observé, afin de réduire l'axe de la matrice à une direction aussi voisine que possible de la ligne verticale du tronc. On pourrait aussi mettre sous les lombes un coussin qui augmentât l'inclinaison du bassin sur le rachis. Si cette inclinaison était trop forte, au contraire, on pourrait relever le sacrum de la même manière, ou bien tenir la femme debout ou assise, le dos soutenu et poussé en avant, pour incliner l'axe de l'utérus parallèlement à celui du détroit. 2° Le plan vulvaire du détroit inférieur est dirigé trop peu en avant quand le sacrum est court, le coccyx relevé ; mais alors cet os est ordinairement porté assez loin en arrière, pour que la tête de l'enfant sorte avec facilité sans dilacérer les parties molles. Cette disposition coexiste souvent avec le redressement du détroit supérieur, dont l'axe devient ainsi plus rapproché du parallélisme avec l'axe vulvaire ; de-là, plus de facilité dans l'introduction de la main ou des instruments, si la déformation de ces passages n'y apportait des obstacles d'un autre genre. L'inclinaison vicieuse du détroit inférieur est souvent de pure apparence et due à une mauvaise attitude ; les pubis, qui semblaient vicieusement déprimés, se relèvent avec tout le bassin, si l'on met le sacrum sur un plan solide et saillant. 5° Si le sacrum n'a qu'une faible courbure, s'il est tout droit, l'axe courbe de l'excavation pelvienne ne se transforme plus par degrés en celui du plan vulvaire ; la tête de l'enfant pèse directement en arrière et menace de déchirure l'espace coccypérinéal, qu'on n'en peut préserver qu'à l'aide de soins assidus. Si, au contraire, cet os est trop fortement courbé, l'harmonie n'existe pas davantage entre l'axe du petit bassin et celui des détroits ; mais les changements de direction sont ordinairement l'effet d'altérations dans la forme et la grandeur, qui, bien que beaucoup plus importantes en réalité que celles dont il vient d'être question, ne doivent pourtant pas les faire oublier.

B. Les vices de dimension et de forme consistent surtout en *rétrécissements* des diverses parties du bassin ; car l'amplitude générale ne paraît pas avoir les inconvénients qu'on lui a spéculativement attribués. Nous avons parlé plus haut des exostoses et autres tumeurs qui peuvent rétrécir le petit bassin ; nous venons de dire un mot des autres déformations dont cette cavité est susceptible, et nous avons vu comment le détroit inférieur y participe : toutes ces difformités, en y joignant le rapprochement mutuel des tubérosités sciatiques, sont subordonnées constamment à celles du détroit supérieur, qui doit, en conséquence, nous occuper d'une manière spéciale. Quoique les bassins difformes, et le détroit abdominal en particulier, aient souvent des dimensions moindres dans tous les sens qu'à l'état normal, la diminution n'est jamais également répartie : tantôt c'est d'avant en arrière, et tantôt d'un côté à l'autre, qu'elle est plus prononcée; quelquefois même, quoique rarement, il y a augmentation réelle dans le sens opposé à celui du resserrement principal. Mais on a eu tort de croire cette disposition fort commune; de même qu'on a dit d'une manière trop générale, que tout diamètre rétréci au détroit supérieur répondait à un diamètre augmenté au détroit inférieur, *et vice versá*. Le mouvement de bascule, qu'on supposait ainsi aux os du bassin déformé, n'est réel que pour le sacrum (Levret); les os coxaux n'y participent point, quoi qu'en dise Joerdens.

Les formes dont est susceptible le détroit supérieur vicié peuvent se rapporter à deux chefs. 1° *Diamètres antéro-postérieur et obliques diminués.* C'est la disposition de toutes la plus fréquente; elle donne lieu à quatre formes différentes : le détroit *réniforme* (*fig.* 55) est le plus ordinaire; il est dû surtout à l'avancement de l'angle sacrovertébral; le *bilobé*, plus rare, offre en outre le reculement des pubis, ce qui lui donne la forme d'un 8 de chiffre (*fig.* 56); le *triangulaire,* un peu plus commun (*fig.* 57), est dû à l'avancement du sacrum, à la rectitude des ischions et des pubis privés de leur cambrure ordinaire, et au ploiement anguleux des ilions à leur partie postérieure; enfin, le *trapézoïde* (*fig.* 58) diffère du précédent par l'aplatissement des pubis. Ces formes sont rarement régulières, et souvent on en trouve d'intermédiaires entre celles qui viennent d'être exposées : c'est dans ce premier genre de rétrécissements qu'on voit l'excavation pelvienne et le détroit inférieur déformés par une courbure excessive du sacrum. 2° *Diamètres transversal*

et obliques diminués. Le bassin *arrondi* en est le premier
degré ; degré souvent peu défavorable à l'accouchement ,
s'il n'entraîne pas la rectitude du sacrum et l'étroitesse
de l'arcade pubienne. Ces dernières conséquences sont
constantes quand le bassin est ovale ou *cordiforme* (*fig.* 39) :
les pubis sont alors avancés , leurs bords inférieurs joints
à angle plus ou moins aigu (barrure), et le haut du
sacrum projeté en arrière. Ces effets seront bien plus
marqués encore, si les régions cotyloïdiennes, plus rapprochées et plus enfoncées en arrière , donnent au détroit
la forme *pyramidale* ou enfin la forme *trilobée* (*fig.* 40),
dans laquelle l'avancement de l'angle sacro-vertébral se
joint au reculement des régions ilio-pectinées.

Causes. Le rachitisme, ramollissant les os dans le jeune
âge (1), fait qu'ils cèdent à la pression du poids du corps
et à la tension des muscles ; de-là résulte leur déformation.
Les fémurs appuient en avant sur le bassin , le sacrum
reçoit le poids du corps en arrière ; ces parties tendent à
se rapprocher , à écraser du sacrum aux pubis un bassin
ramolli. Les fémurs pressent aussi d'un côté à l'autre ;
ils peuvent donc resserrer transversalement le détroit
supérieur, et enfoncer vers son centre les régions cotyloïdiennes : les différentes conformations qui en résulteront
tiennent au ramollissement plus grand de telle ou telle
partie du bassin (pubis ou ilions). Le sacrum, pressé par
sa base, outrera sa disposition naturellement oblique, et
produira cette saillie de la croupe qu'on nomme *ensellure*;
son sommet tendra à basculer en arrière; mais, retenu
vers la partie antérieure par les ligaments sacro-sciatiques,
il se courbera davantage vers son milieu (Delpech),
quelquefois même à angle aigu (Cruveilhier), s'il est fort
ramolli, et se raccourcira en outre par l'affaissement de

---

(1) L'ostéomalaxie se développe quelquefois aussi chez des adultes (Morand ,
Nœgelé , etc.).

quelqu'une de ses fausses vertèbres. Sans ramollissement préliminaire, les os d'un sujet encore jeune peuvent se déformer à la longue, comme on le voit après l'amputation de la cuisse, laquelle fait porter sur un seul membre la presque totalité du poids du corps, et après des luxations du fémur qui en changent le point d'appui. Quelques difformités ont aussi reconnu pour cause une fracture des os du bassin.

Si ces efforts, si ces ramollissements portent plus d'un côté que de l'autre, si le rachis contourné dirige le poids du tronc sur une hanche en particulier, le bassin se déformera principalement d'un côté, et il offrira une forme *irrégulière* plus ou moins rapprochée de l'une de celles que nous avons signalées plus haut : dans ce cas, l'un des diamètres obliques est surtout vicié; l'autre, conservant son étendue, ou même agrandi par le déjettement de la symphyse pubienne du côté opposé à la déformation (Delpech).

Diagnostic. Il est souvent nécessaire de constater l'état des choses, soit pour prendre les mesures convenables dans un accouchement prochain, soit pour détourner du mariage les jeunes personnes à qui il pourrait devenir funeste. 1° *Signes rationnels.* La préexistence du rachitisme doit faire craindre un vice du bassin. Levret remarque que la déformation est ordinairement proportionnelle à celle des membres inférieurs : cela est souvent, mais non pas toujours absolument vrai. Si, chez une femme bossue, on trouve que le rachis est déjeté plutôt de côté qu'en arrière; si avec cette déviation du rachis, ou même sans elle, la mâchoire inférieure avance beaucoup au-devant de la supérieure; si les dents sont striées en travers (Chaussier); si les os des membres sont très-déformés et très-courts, on doit croire que le rachitisme a eu lieu dans l'enfance, et que le bassin est vicié. On sera confirmé dans ces présomptions, si l'on apprend que la femme n'a commencé à marcher que fort tard (3 ou 4 ans). On tirera des conclusions toutes contraires, si la bosse proémine autant ou plus en arrière que sur le côté, si les membres sont longs, les doigts effilés, la voix grêle et d'un timbre fêlé, les mâchoires comprimées d'un côté à l'autre, avancées toutes deux, et la supérieure autant ou plus que l'inférieure; si, enfin, l'on apprend que la courbure du rachis ne s'est montrée qu'à la puberté ou à peu près à cette époque.

2° *Signes sensibles*. Mensuration du bassin. On peut le mesurer à l'intérieur ou à l'extérieur (*Partie anatomique*). A l'extérieur, on mesure à l'aide du compas d'épaisseur boutonné; mais cette méthode est infidèle, puisque, quoi qu'en dise Baudelocque, l'épaisseur du sacrum est très-variable dans les bassins difformes. La longueur du col du fémur, son inclinaison, etc., sont bien plus variables encore, et l'on ne peut, sans craindre de graves erreurs, mesurer les diamètres obliques, en comptant d'un grand trochanter à la région sacro-iliaque opposée. On n'aura donc recours à ces moyens que dans le cas d'impossibilité absolue de pratiquer la mensuration à l'intérieur (chez une vierge), ou bien on ne les emploiera que comme moyens supplémentaires.

On mesure à l'intérieur avec divers instruments toujours infidèles : ces *pelvimètres*, dont l'application doit être le plus souvent impossible, le cèdent beaucoup à l'*intropelvimètre* de Mme. Boivin. La branche principale de celui-ci est introduite dans le rectum et appuyée sur l'angle sacro-vertébral, tandis que la branche mobile, portée dans le vagin, est ramenée derrière la symphyse des pubis. Nous pensons cependant qu'il vaut mieux se servir simplement du doigt indicateur porté dans le vagin : il sentira sur quel point il appuie, et pourra seul reconnaitre les rétrécissements des diamètres transverses ou obliques. On en porte et on en appuie l'extrémité sur l'angle sacro-vertébral (si l'on ne peut y arriver, c'est signe que l'étendue est plus que suffisante); on en relève ensuite la base sous l'arcade pubienne, et l'on marque le lieu où s'applique sur lui le ligament triangulaire. En mesurant l'espace étendu depuis cette marque jusqu'au bout du doigt, en défalquant six lignes pour l'augmentation qu'a dû produire son inclinaison nécessitée par la hauteur des pubis, qui ont éloigné sa base du plan du détroit au niveau duquel son extrémité seule s'est trouvée, on obtient la mesure exacte du diamètre sacro-pubien qui est, avons-nous dit, le plus souvent vicié et le plus important à connaître.

Pronostic. Il varie suivant le degré du rétrécissement, comme nous le verrons plus loin. La longueur du travail, la fièvre et l'inflammation, la rupture utérine, qui parfois en résultent, ne sont pas les seuls événements à craindre. La compression des parties molles contenues dans le bassin peut causer des gangrènes et des fistules. L'accouchement spontané a lieu quelquefois, quoique avec un rétrécissement considérable, si les symphyses du bassin sont très-mobiles et extensibles, ou si les os sont encore mous et flexibles (comme on l'a vu); si le bassin n'est vicié que d'un côté, l'autre restant libre tout-à-fait; si la tête du fœtus est molle (putréfié ou abortif), petite, réductible (Boër, Solayrés). Plus souvent, l'accouchement ne pourra s'opérer qu'après la mort du fœtus, ou bien l'enfoncement, la fracture de ses os et l'épanchement du sang dans le crâne; d'où l'asphyxie, l'apoplexie, les convulsions, lors même que l'enfant naît vivant. Ajoutez à toutes ces chances les dangers inhérents aux procédés opératoires que nécessitent les degrés de difformité les plus intenses.

Indications. Elles sont basées sur le degré de resserrement, sur la vie ou la mort du fœtus, sa position, son âge, etc.

1° *Favoriser la parturition spontanée* (voy. *Partie hygié-nique*, art. Ier, § II). C'est ce qu'on doit faire quand, avec de bonnes contractions utérines, un enfant présumé de volume ordinaire et bien placé, le diamètre sacro-pubien du détroit supérieur a *trois pouces et demi*. C'est trois lignes en sus du plus petit diamètre de la tête ; elles sont remplies par les parties molles qui environnent le vagin. A l'aide d'un travail prolongé, la tête peut se réduire encore de trois lignes, et sortir par un détroit de trois pouces et un quart : quelques cas de disproportion bien plus marquée, vaincue par les seuls efforts naturels, ne peuvent faire règle, à moins qu'il ne s'agisse d'un fœtus ramolli par la putréfaction.

2° Le *forceps* convient lorsque la tête se présente à un détroit supérieur de *trois pouces et un quart au moins* dans son diamètre antéro-postérieur. La force que cet instrument permet d'employer produit une réduction qu'on peut estimer à trois lignes, sur quelque point de la tête qu'il soit appliqué. S'il l'est d'un pariétal à l'autre, la réduction est plus forte et compense ainsi l'épaisseur de ses cuillers. (*Voyez*, pour plus de détails, ainsi que pour les méthodes opératoires ci-après, la section suivante ou *Parturition artificielle.*)

3° La *version du fœtus* permettra aussi de l'extraire à travers un *bassin de trois pouces et un quart, peut-être même un peu moindre*. En effet, on peut alors plus aisément diriger la face de côté, et du côté reconnu le plus large du bassin ; en outre, la réduction dont la tête est susceptible reste toute en bénéfice. Aussi, la version, employée en pareil cas à la Maternité de Paris, a-t-elle amené presque les deux tiers des enfants vivants ; tandis que, dans les mêmes circonstances, le forceps n'en a pas procuré la moitié (Madame Lachapelle).

4° *Favoriser l'accouchement prématuré*, pourvu qu'il y ait un commencement de travail ou des dispositions actuelles et bien prononcées (1) à une époque où l'enfant déjà viable (septième mois révolu) est encore peu volumineux; c'est ce qu'on pourra faire avec sûreté de conscience si le diamètre sacro-pubien a *au moins deux pouces trois quarts*. Mais nous ne pensons pas qu'on puisse, à pareil terme, provoquer par la ponction de l'amnios une parturition à laquelle la matrice n'est en aucune façon disposée. La lenteur avec laquelle le travail parcourt alors ses périodes (quelquefois quinze jours, Denman), doit faire presque constamment périr l'enfant. Cependant cette méthode, indiquée par Thouret, proposée par Macaulay, est fréquemment employée en Angleterre, en Allemagne, en Italie. Quant à l'*avortement* proprement dit (enfant non viable), d'après la législation française, aucun prétexte ne peut en justifier la provocation volontaire. Ajoutons ici que la diète sévère par laquelle on a espéré diminuer le volume du fœtus intra-utérin, n'a été suivie d'aucun succès réel.

5° *Symphyséotomie*. Cette opération ne doit être pratiquée que pour extraire un enfant vivant. Pour en avoir la certitude la plus complète et se procurer le moyen de terminer promptement l'extraction du fœtus, il serait bon peut-être de faire constamment d'abord la version et l'extraction du tronc; sinon, la tête sera, aussitôt après la section de la symphyse, saisie et amenée avec le forceps. On ne doit avoir recours à cette ressource violente que pour un bassin de *trois pouces au plus* et de *deux pouces et demi au moins*. En effet, avec un écartement de deux pouces entre les pubis, on n'obtient que trois ou six lignes d'augmentation au diamètre sacro-pubien; mais si l'une des bosses pariétales se loge dans l'intervalle des os

______

(1) Peut-être devrait-on agir de même, dans les mêmes conditions, lorsque le bassin est bien conformé, mais qu'il existe quelque maladie très-grave dont l'accouchement peut amener la solution; ceci du moins est hors de toute contestation pour l'hémorrhagie par insertion anormale du placenta.

séparés, on peut obtenir trois lignes de plus : total six à neuf lignes. Cette opération serait plus avantageuse dans le cas de rétrécissement dans le sens transversal ou oblique (Delpech).

6° *Crâniotomie ordinaire.* La certitude de la mort du fœtus motive seule cette opération, qui, permettant au crâne de se réduire à la largeur de sa base, lui rend possible le passage à travers un détroit de *deux pouces et demi, et même de deux pouces et un quart.* On aide à sa sortie avec le forceps, les doigts, le crochet mousse ou aigu.

7° *Crâniotomie térébrante.* Le brisement, le broiement de la base du crâne opéré à l'aide du *terebellum* ou du céphalotribe récemment inventé par le neveu de Baudelocque, en rend la réductibilité telle, que tout enfant mort pourra être extrait ainsi, pourvu que le bassin permette l'introduction de l'instrument et celle d'un crochet aigu (*douze à quinze lignes* pour le *terebellum*, *deux pouces à vingt lignes* pour le céphalotribe).

8° *Hystérotomie.* Cette grave et fâcheuse opération doit être réservée pour les cas où, l'enfant présumé vivant, le diamètre qui nous sert de norme a *moins de deux pouces et demi,* et pour ceux où, quoique l'enfant fût mort, il y aurait oblitération presque complète de la cavité pelvienne.

ARTICLE II. — Obstacles dépendant de l'enfant.

Jusqu'à Antoine Petit, la faiblesse ou la mort du fœtus avait passé pour une cause importante de retard dans le travail, parce qu'on attribuait à ses efforts la majeure partie de ses progrès. Cet *obstacle dynamique* est aujourd'hui regardé comme nul : il est certain cependant que la mort du fœtus stupéfie un peu l'utérus, en le privant de l'activité sympathique que l'enfant vivant entretient dans sa circulation et peut-être dans son innervation ; l'enfant putréfié se prête moins régulièrement d'ailleurs aux mouvements du mécanisme de la parturition ; il remplit en bloc les passages, et sort souvent avec un peu plus de lenteur. Ces difficultés sont peu de chose comparativement aux obstacles dont nous allons parler.

§ Ier. *Obstacles dus à la mauvaise direction de tout l'ovoïde fœtal.*

Cet article comprend toutes les obliquités du fœtus dépendantes ou indépendantes (Hennemann, Boehmer, Gardien) de celles de l'utérus (*voy art.* Ier, § II).

A. Les obliquités antérieures et latérales du fœtus favorisent des positions peu avantageuses (face, épaules), ou pervertissent les bonnes positions, comme nous le verrons plus bas ; on les reconnaît aux signes des obliquités de l'utérus et à ceux d'une position imparfaite (*voy. ci-après*). Elles dirigent le fœtus dans un sens qui n'est point celui des axes du bassin, et poussent contre les parois de l'excavation, ou contre les bords du détroit supérieur, la partie que l'enfant présente (Deventer). On y remédie par les moyens indiqués dans l'obliquité utérine, ou par ceux que réclame la position pervertie.

B. L'*obliquité postérieure* du fœtus est assez fréquente, surtout chez les primipares, dont les parois abdominales peu extensibles repoussent en arrière le fond de la matrice ; elles constituent ces positions *sus-pubiennes, ces têtes retenues au-dessus du détroit supérieur,* sans cause connue, qui ont souvent embarrassé les accoucheurs. (*Prat. des accouch.,* tom. III, pag. 195, note.)

On la reconnaît : 1° à cette élévation même, et à la situation de la tête de l'enfant au-dessus des pubis, où quelquefois on a peine à l'atteindre ; 2° au vide qui reste derrière elle dans l'aire du détroit, autant que permettent de le sentir la poche des membranes et l'eau qui la remplit ; 3° à l'élévation de l'utérus et à l'aplatissement du ventre.

Souvent, lorsque les membranes se rompent, le fœtus se précipite dans l'excavation; mais quelquefois il reste élevé, et il faut terminer artificiellement le travail.

Au lieu de recourir à la version, comme le veulent des praticiens instruits, mais qui ont méconnu la circonstance, nous avons toujours réussi à produire l'abaissement de la tête du fœtus en faisant marcher la femme et en la tenant debout, surtout au moment où les membranes se rompaient. On peut même la placer avec avantage sur les genoux et les coudes (Janh), de sorte que, le corps du fœtus tombant en devant, la bascule éprouvée par tout l'ovoïde reporte la tête en arrière et vers le centre du détroit. Quelquefois aussi nous avons pu réduire la tête dans ce même centre, en comprimant l'hypogastre, comme Baudelocque conseille de le faire dans certaines prétendues positions de l'oreille. La version est toujours une dernière ressource.

§ II. *Obstacles dus à la mauvaise position de la partie présentée au détroit supérieur.*

A. *Positions du vertex.* Les occipito-postérieures et les transversales ont, avons-nous dit ailleurs (*Partie physiologique*), un mécanisme dont l'exécution souvent difficile nécessite fréquemment les secours de l'art et notamment l'application du forceps (1) (voy. *Partur. artif.*).

Toutes peuvent être altérées par les obliquités utérines, par des vices modérés du bassin, ou par quelques dispositions primitives du fœtus (voy. *Positions de la face; Partie physiologique*), par la présence d'un jumeau (2),

---

(1) On a dit que, dans les transversales, l'obstacle venait quelquefois de l'enclavement des épaules entre les pubis et le sacrum (Levret, Désormeaux, etc.). Les exemples apportés en preuve ne nous ont pas semblé concluants; ils sont du moins fort peu nombreux.

(2) Nous avons parlé ailleurs des obstacles qu'un deuxième jumeau peut apporter à la naissance du premier (voy. *Partie physiologique et hygiénique*).

etc. Il en résulte : 1° que la tête peut ne pas se fléchir, pour pénétrer dans l'excavation, et offrir, au centre du détroit, la fontanelle antérieure ou même le front *(loc. cit.)*; 2° que l'un des pariétaux peut être retenu par l'angle sacro-vertébral (obliquité antérieure, vice du bassin), ce qui est le plus ordinaire, ou par les pubis (obliquité postérieure), ce qui est assez rare, ou par l'un des ilions (obliquités latérales), ce qui l'est davantage encore. L'autre pariétal s'avance alors dans l'excavation, l'oreille s'approche du détroit supérieur et devient accessible; et ce sont là les prétendues positions des côtés de la tête. 3° La tête peut-elle outrer sa flexion et produire une position désavantageuse, en présentant trop pleinement l'occiput? Nous ne le croyons point, quoiqu'on en ait fait un genre particulier de positions.

Ces altérations se reconnaissent au déplacement des sutures et fontanelles que nous avons données comme signes des positions normales; rappelons seulement que ce qui est droit pour un détroit est incliné pour un autre, et que, pour ne pas commettre d'erreurs sous ce rapport, il faut toujours diriger le doigt explorateur selon l'axe du détroit qu'occupe la partie qu'on examine.

Ces imperfections se corrigent souvent par l'effet des contractions utérines ; d'autres fois il suffit de dissiper l'obliquité qui leur a donné naissance pour les voir disparaître; mais, portées à un certain degré, elles sont plus opiniâtres et entraveraient pendant long-temps la marche du travail, si l'on ne se hâtait de les détruire.

La réduction de ces inclinaisons peut s'opérer avec la main, pourvu que la tête puisse encore être repoussée au-dessus du détroit supérieur; mais alors il vaut souvent mieux encore aller chercher les pieds et faire la version, que de s'en tenir à une réduction simple, surtout s'il existe un vice du bassin, une obliquité difficile à corriger, etc.

On a proposé aussi le levier pour opérer cette réduction : une branche du forceps peut produire le même
effet ; mais alors autant vaut les placer toutes deux et
achever l'extraction artificielle : il faudrait bien d'ailleurs
en venir là, si l'inclinaison ne pouvait se réduire et que
la version fût contre-indiquée.

Si l'enfant était mort, on pourrait appliquer un crochet
aigu sur le côté de la tête qui s'est arrêté et qui est le plus
élevé dans le bassin.

B. *Positions pelviennes.* Les membres inférieurs, irrégulièrement déployés, forment parfois quelques obstacles,
qu'il est facile de détruire en les dégageant. Quelques
doigts ou une main, portés dans le vagin, suffisent pour
cela.

Mais, comme le vertex, le pelvis du fœtus peut être
retenu, incliné, de manière qu'il offre au centre du
bassin : 1° l'une des fesses seulement, cas assez ordinaire
et qui a donné leur nom aux prétendues positions des
hanches, parce qu'en effet la crête iliaque est alors accessible au doigt ; 2° la région du sacrum, cas moins fréquent
que le précédent, mais plus commun que celui qui va
suivre : il a été souvent désigné sous le titre de position
des lombes, parce que le doigt porté fort haut peut atteindre les apophyses épineuses des vertèbres lombaires,
surtout si le sacrum est en avant ; 5° les parties génitales :
si les cuisses sont fléchies et écartées, on peut quelquefois
toucher au loin le devant de l'abdomen, et le cordon ombilical peut glisser entre elles ; de-là, les prétendues positions du ventre (Burton et Baudelocque) et de l'ombilic.

Je ne reviens pas sur les bases du diagnostic, ni sur
les détails du pronostic, dont nous avons parlé dans le
paragraphe précédent ; les indications sont aussi à peu
près les mêmes : réduire à une position franche. C'est
ordinairement à l'aide des doigts ou du crochet mousse
porté s'il est possible dans l'une des aines, ou bien à l'aide

de la main qui va chercher les pieds, qu'on opère cette réduction et l'extraction subséquente.

C. *Positions de la face*. Elles ne sont fâcheuses qu'autant qu'elles sont incomplètes. Cependant il faut ajouter que les diagonales dans lesquelles le front se trouve en avant, offrent quelques difficultés relativement à la grande étendue du mouvement de rotation nécessaire pour porter le menton sous les pubis. Ce serait un motif pour se déterminer alors plus promptement à agir, en cas de besoin.

Les difficultés qui naissent des imperfections de ces positions, se rapportent presque toutes à la présence du front au centre du bassin. Dans ce cas, au lieu de réduire la tête à une position du vertex, ce qui est souvent impossible, on réussit ordinairement mieux en repoussant le front dans chaque douleur et favorisant ainsi l'abaissement de la face : c'est agir selon le vœu de la nature. Les positions malaires (d'une joue) se réduisent ordinairement d'elles-mêmes, s'il n'existe pas un vice du bassin qui nécessite des soins particuliers. Enfin, les mentonnières, qui ont été données pour positions de la partie antérieure du cou, paraissent exiger la version; mais elles sont fort rares, et peut-être quelquefois se réduiraient-elles à une position franche, si l'on avait la patience d'attendre la rupture des membranes (*voy.* Delamotte). Le forceps peut aussi être employé avantageusement dans ces diverses circonstances, si la tête est déjà descendue dans l'excavation, et que l'inclinaison paraisse nuire aux progrès ultérieurs du travail.

D. Quant aux *positions de l'épaule*, nous avons déjà dit qu'elles indiquaient toujours la version du fœtus (même les plus franches), parce qu'elles mettaient naturellement à l'accouchement spontané des obstacles parfois invincibles et toujours fort redoutables, lors même qu'ils peuvent être franchis.

Dans les cas où le fœtus est mort, le bras sorti, le

thorax enfoncé dans le bassin et l'utérus tellement contracté que la version est impossible, Asdrubali a conseillé, après Celse, Vanhorne et Smellie, de faire la section du cou avec de forts ciseaux, de tirer sur le bras sorti pour extraire le tronc, et d'amener ensuite, avec le forceps, la tête restée seule dans la matrice, si la nature ne la pousse pas au-dehors.

Les diverses inclinaisons de l'épaule et les dispositions que peut prendre le membre supérieur, ont fourni aux auteurs leurs prétendues positions du dos, des côtés, du sternum et des côtés du cou. Elles ne changent presque rien aux indications ni aux procédés opératoires, non plus que le déploiement et l'issue du membre thoracique.

§ III. *Obstacles dus à la procidence d'un membre du fœtus.*

La procidence ou chute d'une main, d'un pied, sous une partie volumineuse que le fœtus présente au détroit supérieur, peut causer quelque difficulté dans l'exécution du mécanisme de la parturition et en retarder le terme. On ne doit pas compter au nombre de ces accidents la sortie du bras, lorsque l'épaule s'avance; ni celle des membres inférieurs, quand c'est le pelvis qui descend. C'est donc surtout à bien reconnaître la partie qui accompagne un pied, une main descendue, qu'il faut s'attacher. Si l'enfant est peu volumineux et les contractions utérines fortes, la tête ou le pelvis pourra n'éprouver aucun retard de la présence d'une main; la tête et un pied sortiraient difficilement ensemble, mais d'ordinaire ce dernier remonte durant les progrès du travail. Au reste, toutes les fois qu'on a quelques raisons de redouter un obstacle de ce genre, on peut, si le travail est peu avancé, le repousser avec les doigts et la main entière introduite dans le vagin; on peut même se contenter, pour en obtenir la réduction, de le soutenir pendant une douleur. La parturition est-elle plus avancée, on peut se contenter

d'extraire tout ensemble la partie principale et l'accessoire,
à l'aide soit du forceps (tête), soit des crochets mousses
(fesses).

§ IV. *Obstacles dus à la mauvaise conformation du fœtus.*

A. La grosseur excessive de la tête du fœtus a été souvent regardée comme un obstacle à la terminaison de
l'accouchement; mais l'inertie simple a presque toujours
donné lieu à cette erreur : la tête paraîtra grosse toutes
les fois qu'on pourra la toucher aisément avant sa flexion ;
elle paraîtra petite quand elle s'avancera par son extrémité occipitale. Le toucher est cependant le seul moyen
d'acquérir à ce sujet des notions telles quelles ; les forceps
à échelle, les compas à branches courbes et plates, ne
peuvent être appliqués sur des points exactement déter-
minés, ni donner par conséquent des résultats certains.
La situation profonde de la tête dans le commencement
du travail, la tuméfaction de la peau dans les dernières
périodes ne permettent pas non plus de mesurer avec
précision les parties accessibles, pour en déduire les dimensions du tout (Foulhioux). La tête a rarement un volume
disproportionné à celui du reste du corps, et les fœtus les
plus grands (22 pouces) n'ont pas la tête assez volumineuse encore pour qu'elle ne puisse traverser un bassin
bien fait. Quoi qu'il en soit, le forceps remédierait aux
retards réellement causés par une tête trop grosse ; et il
ne faudrait perforer le crâne que dans le cas où cet instrument semblerait insuffisant (bassin difforme), et où l'on
aurait la certitude la plus complète de la mort de l'enfant.

Le forceps conviendrait encore, si la rotation de la
tête était gênée par un thrombus considérable de la peau
du crâne, qui se serait engagé dans l'arcade pubienne
(Harnier).

B. Les hydropisies du thorax ou de l'abdomen sont fré-

quemment citées par les auteurs comme causes d'empê-
chement à l'achèvement du travail ; elles sont pourtant
excessivement rares. Mais on a souvent pris pour tels les
épanchements séro-sanguinolents qu'on trouve chez les
enfants putréfiés ou macérés depuis long-temps dans les
eaux de l'amnios ; ce qui ne met jamais obstacle au passage du fœtus. L'hydropisie véritable elle-même n'est pas
toujours un obstacle important à la naissance , soit qu'elle
occupe le péritoine entier (Portal, Ramsbotham), soit
qu'elle se borne à la cavité de l'épiploon (Ollivier). La
ponction faite à l'aide d'un trois-quarts, d'un bistouri, etc.,
au point le plus accessible, lèverait cet obstacle, si une
tumeur molle, fluctuante, tendue, paraissait empêcher
la progression du thorax ou de l'abdomen, et que le doigt
pût être glissé jusqu'à eux. On a ouvert avec succès le
scrotum d'un enfant hydropique qui présentait les fesses
(Frank).

C. On a vu le spina-bifida à base large arrêter le tronc
de l'enfant et nécessiter la ponction ; mais bien plus souvent l'hydrocéphalie réclame la même opération. La présence d'une tête hydrocéphale se reconnaît à une tumeur
large, aplatie, et qui recouvre tout le détroit supérieur ;
on y sent quelques portions osseuses séparées par de
larges sutures et des fontanelles plus larges encore, qui
permettent d'observer une fluctuation plus ou moins évidente. La macération dont j'ai parlé plus haut soulève
parfois la peau et les os du crâne ; ceux-ci se renversent
les uns sur les autres, et offrent des bords saillants et des
surfaces irrégulières qui ne peuvent être confondues avec
la surface uniforme de l'hydrocéphalie : d'ailleurs, l'erreur ne pourrait être que fort peu dangereuse. Mais nous
avons senti plus d'une fois une tête volumineuse, offrant
vers la partie interne et postérieure des pariétaux une
mollesse, une sorte de crépitation due à l'excessif amincissement de l'os, et même à des îles membraneuses fort

fréquentes dans ce lieu. Cette mollesse pourrait être prise pour quelque large fontanelle ; mais la crépitation, qui accompagne le redressement de l'os quand il a cédé à la pression, l'en fera distinguer, pour peu qu'on ait d'habitude ; d'ailleurs, cette mollesse n'arrête point le travail et nuit peu à l'enfant, quoiqu'elle le dispose à quelques fractures spontanées.

L'enfant hydrocéphale n'est point viable. Si l'épanchement est porté au point de mettre obstacle à la naissance, la ponction, quelque dangereuse qu'elle soit, est indiquée ; mais il est parfaitement inutile de faire, ainsi que le veulent quelques praticiens, de larges ouvertures aux enveloppes du liquide : un trois-quarts suffit pour cette opération, que suivra bientôt l'accouchement naturel. La rupture a eu quelquefois lieu spontanément, aussi bien que celle du spina-bifida.

D. L'anencéphalie avec spina-bifida universel rend parfois le travail plus long (Morgagni), quoique l'enfant soit peu volumineux et la tête surtout fort petite. Cette lenteur tient à la soudure de la tête sur le tronc, de sorte que le fœtus forme ainsi une masse allongée et peu flexible, qui se prête mal aux mouvements nécessaires pour le mécanisme de l'accouchement spontané.

E. Les difficultés sont tout autrement graves quand on trouve dans la matrice deux jumeaux unis par des adhérences intimes ou une fusion partielle, soit côte à côte, soit dos à dos, ventre à ventre, etc. Si l'un d'eux présente la tête au détroit supérieur, l'autre tête le retiendra en se relevant sur les bords de ce détroit ; si, au contraire, les pieds s'avancent d'abord, les deux troncs, grâce à leur mollesse, pourront sortir à la fois. L'une des deux têtes s'engagera d'abord dans le bassin, et l'autre la suivra de près, de sorte que l'accouchement pourra s'opérer spontanément ; aussi doit-on toujours tenter d'amener par les pieds ces sortes de monstres, et réserver la perforation du crâne, les divisions, les applications de crochets, pour les cas extrêmes et où la mort des enfants est sûre (voyez notre Mémoire sur les obstacles, etc., *Académie royale de médecine*, tom. 1er).

F. Dans quelques cas non moins rares et pour lesquels il est impossible de tracer aucune règle, vu la variabilité de ces dispositions anormales, le fœtus est retenu par diverses adhérences à ses membranes, à son placenta : la nature rompt souvent ces adhérences ; la version ou l'application du forceps en favoriserait la rupture, s'il était nécessaire d'agir.

§ V. *Obstacles dépendant du cordon ombilical.*

Ce qui vient d'être dit des adhérences du fœtus s'applique complétement à celles que le cordon pourrait avoir contractées avec les secondines ou l'enfant même, et aux difficultés qui pourraient naître de son excessive brièveté (on l'a vu de deux pouces de long seulement). Cette corde vasculaire peut aussi entourer le corps ou le cou du fœtus, être passée entre les membres inférieurs, etc. ; de-là, des tiraillements qui peuvent même se propager à l'utérus et le jeter dans l'inertie (Dubois). Outre ces effets mécaniques, il en est qui pourraient devenir fâcheux pour l'enfant : la constriction produite sur le cou par une, deux ou trois circulaires qui le serrent de plus en plus durant le travail, a paru quelquefois amener une strangulation réelle ; plus souvent il en résulte une asphyxie, due plutôt à l'aplatissement du cordon qu'au serrement du cou (Ludwig). On ne peut reconnaître cet état de choses que quand la partie entourée devient accessible au doigt ; il faut alors se hâter de l'en débarrasser, en tirant d'abord sur un des bouts pour relâcher la constriction, et faisant sortir ainsi de l'anse la tête ou les membres qui s'avancent. Si, pour obtenir ce dégagement, il fallait produire un tiraillement très-violent, il vaudrait mieux élargir suffisamment les circulaires, pour laisser tout le corps passer au travers à mesure que la parturition s'achève (Smith). On peut aussi sans inconvénient couper le point le plus tendu, si la naissance est sur le point de s'achever entièrement; on doit même, en pareil cas, aider à sa prompte terminaison, afin que l'enfant ne soit pas exposé à une hémorrhagie dangereuse. Nous avons maintes fois eu recours avec succès au premier et au troisième procédé.

ARTICLE III. — Accidents relatifs à la mère.

§ 1er. *Ruptures.*

Effets assez fréquents des efforts qu'exige et que sollicite l'accouchement; elles diffèrent surtout relativement à leur siége.

A. On voit de temps en temps les femmes qui se livrent à de violents efforts d'expulsion, qui poussent des cris étouffés, etc., être affectées d'un emphysème reconnaissable à la tuméfaction sans changement de couleur à la peau et à la crépitation, lequel occupe le devant et les côtés du cou et parfois le haut de la poitrine : cet effet est nécessairement dû à quelque rupture des vaisseaux aériens. J'ai remarqué que l'air poussé fortement dans la trachée-artère d'un cadavre produit une foule de petits éraillements à la membrane muqueuse. L'emphysème guérit spontanément en peu de jours ; les mouchetures pourraient, dans des cas extraordinaires, devenir nécessaires.

B. On a vu, à l'hospice de la Maternité de Paris, des contractions musculaires inconsidérées pendant le travail, donner lieu à la rupture du muscle psoas, du muscle droit abdominal et même du sternum. Ces lésions n'ont pour l'ordinaire été reconnues qu'après la mort; une infiltration de sang considérable en a été la suite : des abcès lui eussent indubitablement succédé, si la mort eût été moins prompte.

C. Les symphyses des os du bassin *se relâchent*, et les os deviennent *mobiles* dans la grossesse et l'accouchement normal; mais un bassin difforme, et la violence qu'il nécessite pour le passage de l'enfant, peuvent amener la séparation, l'*écartement* de ces mêmes os, et par conséquent la rupture des ligaments. Je ne parle pas seulement des cas où l'on pratique la parturition artificielle; la spontanée produit quelquefois aussi de pareils désordres. Dans ce cas, une douleur fixe vers la ou les symphyses affectées, augmentée par les mouvements des membres abdominaux, une extrême mobilité des os du bassin, en sont les premiers signes. L'inflammation ne tarde pas à s'ensuivre, un abcès se forme, et souvent le pus fuse au loin; souvent aussi l'inflammation se propage au péritoine, aux ganglions lymphatiques, aux nerfs du voisinage, au point qu'on a regardé cette rupture comme source et cause de l'œdème douloureux des femmes en couche (Velpeau). Ces abcès sont ordinairement mortels; on doit donc chercher à les prévenir, et dans cette vue combattre l'inflammation par les saignées locales et générales, les bains, les cataplasmes, etc.; il faut aussi raffermir, sans les serrer, les os du bassin, au moyen d'une large ceinture.

D. On a vu un ovaire variqueux se rompre pendant le travail, et causer un épanchement de sang mortel (*Procès-verbaux de la Maternité de Paris*). On voit plus souvent l'ovaire ou la trompe produire de semblables hémorrhagies, après de semblables ruptures, dans les grossesses extra-utérines (*voy. ci-dessus*). Un anévrisme pourrait de même se rompre sous l'influence d'efforts qu'il faut, en conséquence, ménager beaucoup dans toutes ces circonstances; la vessie trop distendue s'est quelquefois rompue, et a donné lieu à une péritonite mortelle (Ramsbotham).

Enfin, nous avons parlé plus haut aussi de l'ulcération lente ou de la rupture après gangrène de l'utérus pendant la grossesse ; il nous reste à parler de la rupture aiguë de cet organe pendant le travail.

E. La *rupture de l'utérus* peut être opérée, pendant la grossesse, par une pression violente, ou par l'action d'un instrument déchirant, tranchant, etc. (Deneux); mais nous devons surtout parler de la rupture qui s'opère spontanément pendant le travail.

Causes. Tout obstacle qui s'oppose à l'expulsion du fœtus dispose à la rupture utérine, surtout lorsque les membranes sont ouvertes et les eaux écoulées. Une cicatrice, une altération morbide de quelque point de la matrice, favorisent aussi la rupture, et l'on a remarqué qu'elle ne s'opère jamais vers l'insertion du placenta. Du reste, elle peut frapper tous les points des parois utérines et affecter toute sorte de directions (Crantz, et *Prat. des Accouch.*, viiie mémoire) ; mais on la voit plus souvent à la partie postérieure du col de cet organe. La rupture n'entame pas toujours toute l'épaisseur des parois ; l'orifice fendu propage ses déchirures à la face interne du col, et souvent une couche de fibres et le péritoine restent intacts : on a vu le péritoine fendu sur la matrice, sans que le tissu musculaire fût attaqué (Rhamsbotham, Clarke). Le péritoine paraît plus souvent être éraillé dans une foule de points presque imperceptibles : de-là, une exsudation sanguine et même des caillots à sa surface (Paisley, Frank, etc.), et qui ont été mal à propos attribués à un écoulement opéré à travers les trompes (Ruysch, Swieten).

Si la pression du ventre, et plus souvent encore les mouvements imprimés au fœtus par l'accoucheur, ou un mouvement brusque de la femme, surtout dans le sens de l'extension du tronc, décident quelquefois la rupture, il est bien plus ordinaire de la voir spontanément produite par la violence et l'inégalité des contractions utérines, comme des contractions vigoureuses peuvent rompre les fibres et les faisceaux des autres muscles.

On peut distinguer deux manières d'agir dans ces causes efficientes et deux espèces de rupture. L'une est subite, l'utérus éclate, pour ainsi dire ; l'autre s'opère plus lentement et par une sorte d'éraillement, soit qu'un point des parois se trouve pressé contre un bord ou contre une saillie osseuse et s'y atténue, s'y écrase peu à peu, soit qu'une région de l'utérus, fortement tendue sur une saillie de l'enfant, se déchire avec lenteur et par une sorte d'écartement, de *défeutrement* de ses fibres : cas toujours accompagné d'une ecchymose profonde de toute cette région de la matrice, laquelle, dans le cadavre, pourrait être prise par des gens inexpérimentés pour un état gangréneux des plus intenses. Nous ne croyons pas que les mouvements brusques de l'enfant puissent rompre la matrice, à moins qu'elle n'y soit éminemment disposée.

Signes. Douleur fixe, déchirante, intolérable, subite, ou bien s'accroissant par degrés (éraillement), jusqu'à produire le frisson, des lipothymies, une syncope ; pâleur extrême ; petitesse du pouls ; cessation des contractions utérines ; ramollissement et parfois déformation du ventre, que suivent une tuméfaction générale, une douleur dans tout l'abdomen et un extrême affaissement des forces. La douleur n'est point passagère, comme celle des crampes ; elle ne suit pas exclusivement le trajet des nerfs cruraux ou sciatiques.

Souvent du sang s'écoule par le vagin avec beaucoup d'abondance, et parfois une anse d'intestin descend jusqu'à la vulve ; quelquefois la partie que l'enfant présentait rétrograde et fuit le doigt explorateur, au point de ne plus être accessible : assez souvent le doigt porté dans ce canal peut sentir que les bords de l'orifice sont divisés, et que leur contour manque dans une certaine étendue. Porte-t-on la main dans la matrice, on trouve quelquefois l'enfant déjà sorti et passé dans l'abdomen ; on sent les déchirures, on peut y passer les doigts, la main même, et sentir à nu les viscères abdominaux. On conçoit combien de pareilles recherches demandent de circonspection pour ne pas accroître le désordre. Quand l'enfant a été extrait, cette exploration est moins dangereuse et plus facile ; l'utérus est moins tendu, plus épais et plus résistant, et ses déchirures sont réduites à une étendue beaucoup moindre par l'effet de sa rétraction.

Pronostic ; Suites. Si la rupture est incomplète, elle peut être peu grave ; l'orifice externe est entamé sans inconvénient dans la majeure partie des accouchements les plus naturels. L'hémorrhagie est rarement assez abondante pour être mortelle, nous l'avons vu cependant ; mais il peut s'ensuivre des abcès dans le bassin, des fistules et des suppurations funestes, ou bien la métrite et la péritonite aiguë peuvent mettre fin aux jours de la malade, si la douleur et l'affaissement ne le font point immédiatement, comme on le voit dans les cas graves.

L'ouverture est-elle large, l'enfant passe dans l'abdomen, soit seul, soit avec toutes ses enveloppes (Ramsbotham) ; il peut y périr et y devenir cause de mort pour la mère. On l'a vu déchirer en outre peu à peu les parois abdominales, et naître par cette voie insolite (Swieten, Collin) : le rectum aussi brusquement déchiré a quelquefois rempli le même office (*Revue médicale*). Malgré ce pronostic funeste, nous avons vu guérir deux femmes chez l'une desquelles l'enfant s'était putréfié dans l'abdomen, et fut extrait par la plaie même qui lui avait donné passage (*Prat. des accouch.*, viiie mémoire).

Indications. Enlever les obstacles qui entravent le travail, c'est souvent prévenir la rupture. On la prévient aussi pendant qu'on opère la version du fœtus, en soutenant ou faisant soutenir cet organe à travers les parois abdominales.

La rupture, si elle est peu grave (orifice externe),
ne demande des soins qu'autant qu'elle cause un écoulement de sang (froid, astringents, tamponnement) ou
une inflammation inquiétante (sangsues, émollients).
Quelques fortifiants (vin), quelques calmants (un peu
d'opium), soutiendront d'abord les forces et tendront à
diminuer les douleurs d'une rupture grave ; ensuite, le
traitement anti-phlogistique sera dirigé contre les accidents inflammatoires qui pourraient la suivre. On a parlé
de l'étranglement d'un intestin engagé dans la plaie de la
matrice, et l'on a conseillé le procédé de Pigrai, c'est-à-dire une incision à la ligne blanche pour retirer en dedans
l'intestin étranglé (Labatt).

Si l'enfant a traversé la déchirure, mais que la tête
soit dans le bassin, le forceps doit être appliqué ; si les
pieds sont dans le vagin, on doit l'extraire par cette voie ;
mais s'il est tout entier dans l'abdomen, s'il est vivant et
la mère encore vigoureuse, si le bassin est difforme ou
la plaie de l'utérus déjà trop rétrécie pour lui donner
passage sans danger, il faut pratiquer la gastrotomie, afin
de l'extraire et de le secourir promptement. Cette opération a quelquefois réussi. Dans des circonstances contraires, on devrait chercher à tirer l'enfant, en lui faisant
traverser de nouveau la plaie de la matrice et les organes
génitaux externes. Si la mère est mourante, l'enfant présumé mort et l'extraction par le vagin impossible, on ne
doit pratiquer la gastrotomie qu'après la mort de la mère.

F. 1° Le *vagin* est aussi exposé à des ruptures subites,
dues à la distension trop prompte ou à l'action d'instruments mal dirigés ; il peut se rompre surtout à son
insertion au col de l'utérus, et plus particulièrement en
arrière. Là il est couvert par le péritoine, et la blessure
pénètre dans l'abdomen ; aussi donne-t-elle lieu aux
mêmes suites (passage de l'enfant), aux mêmes indications que celle de l'utérus. Le diagnostic en est plus facile,

le pronostic un peu moins grave, et la guérison, dans les cas heureux, en est assez rapide, si l'on en juge par un certain nombre d'exemples (*Prat. des acc., loc. cit.*).

2° Un autre genre de rupture vaginale est celui qui s'opère dans le tissu érectile de ce canal passé à l'état variqueux. Tantôt le sang s'écoule au-dehors, mais sa source vient d'un point isolé, qu'on trouve facilement s'il est voisin de l'extérieur, et s'il n'y a d'ailleurs ni signes d'inertie ni signes de rupture utérine ; tantôt, au contraire, quoiqu'il y ait parfois une ouverture de la grandeur du bout du doigt, l'épanchement du sang s'opère autour du vagin, forme d'énormes thrombus qui l'aplatissent et s'opposent même à la sortie de l'enfant, à celle de l'urine et des matières fécales. Une des grandes lèvres participe ordinairement à cette énorme tuméfaction, reconnaissable à sa lividité et qui envahit même la fesse. Souvent c'est après l'accouchement que ce thrombus se produit : le sang s'infiltre autour du rectum, de la vessie, etc., forme là de vastes foyers, dont l'ouverture et l'inflammation entraînent une suppuration mortelle (**Boër**). L'état des choses n'est pas toujours aussi fâcheux : souvent l'incision de la grande lèvre, suivi du tamponnement du vagin, ou même sans tamponnement (si le sang a cessé de couler), suffit pour dissiper les tumeurs et prévenir les suites redoutables dont j'ai parlé.

3° Les ruptures lentes, les éraillements, et plus encore les ulcérations gangréneuses, entament bien plus souvent le vagin. La tête du fœtus, pressant long-temps les parois du canal contre les pubis ou le sacrum, les mortifie, et il en résulte des perforations qui pénètrent dans le bas-fond de la vessie, dans l'urètre, dans le rectum : de-là, des fistules dégoûtantes, des incontinences de l'urine (1) et

(1) Les fistules urétrales sont ordinairement, chez la femme, accompagnées d'incontinence ; le col de la vessie est trop faible pour retenir seul les urines accumulées dans ce réservoir. Si ce canal est entamé vers sa partie la plus infé-

des matières fécales. Les fistules se déclarent quelquefois au bout de deux ou trois jours, quelquefois seulement au bout de huit à dix. Petites, elles guérissent parfois spontanément (Hildanus, Mauriceau); plus grandes, elles subsistent opiniâtrement, nécessitent l'emploi des éponges, des urinaux, moyens toujours fort insuffisants. Desault en a cependant guéri une par l'usage prolongé de la sonde et d'un pessaire en bondon. La cautérisation a eu aussi quelques succès (Dupuytren), en y joignant l'emploi d'une algalie constamment ouverte. Enfin, notre collègue Lallemand a réussi à guérir plusieurs fistules transversales, dont il a rapproché de haut en bas les deux lèvres, après les avoir avivées avec le nitrate d'argent. Pour cette opération, une grosse sonde droite est portée dans l'urètre; deux petits trous, percés sur la face qu'on tourne en arrière, donnent à volonté passage à des crochets ou griffes qui doivent traverser la lèvre supérieure et l'attirer en bas; tandis qu'une plaque de métal, percée à son centre pour le passage de la sonde et susceptible d'être fixée dans les divers points de l'étendue de l'instrument par une vis de pression, refoule en haut le contour du méat urinaire, et par conséquent aussi la lèvre inférieure de la fistule. La suture, proposée par Nœgelé, après excision des lèvres de la fistule, a été exécutée avec succès (Malagodi).

G. Les restes de l'hymen, quelques replis de la membrane muqueuse, quelque portion des nymphes, peuvent être lacérés dans l'accouchement, sans qu'il en résulte beaucoup d'inconvénients; il n'en est pas ainsi de la *rupture du périnée.*

1° *Rupture antéro-postérieure.* Une vulve trop étroite ou trop rigide, une tête trop grosse, des instruments mal appliqués, peuvent rompre la fourchette et propager

rieure (échancrure ou fistule), il peut n'en résulter cependant qu'une nécessité absolue de rendre le liquide aussitôt que le besoin de l'excrétion se fait sentir.

ensuite la déchirure au reste du périnée ; les épaules achèvent souvent ce que la tête a commencé, si le périnée n'est pas bien soutenu. L'entamure peut occuper non-seulement tout le périnée, mais aussi le sphincter de l'anus, et même une portion de la cloison recto-vaginale. Ces sortes de plaies ne se réunissent presque jamais spontanément. Pour peu qu'il reste du sphincter, l'inconvénient n'est pas grave, et la situation pourra même suffire pour procurer une cicatrisation assez complète ; mais, s'il est détruit tout-à-fait, l'incontinence des matières fécales est d'autant plus inévitable, que le défaut de résistance qu'elles éprouvent alors, accoutume les intestins à s'en débarrasser plus tôt, avant, par conséquent, que la digestion soit bien achevée, et par conséquent aussi sous forme liquide.

Bien des fois on a tenté vainement de réunir ces sortes de plaies par une suture ; on y a cependant réussi (Forestus, Delamotte, Saucerotte, Asdrubali, Noël, Montain) ; mais généralement c'est en opérant peu de temps après l'accident, et avant que les surfaces lacérées eussent pu se cicatriser, avant surtout que les restes de la cloison recto-vaginale se fussent rétractés. Quelques points de suture entrecoupée ou entortillée ont suffi aux opérateurs cités plus haut.

2° *Rupture médiane.* On a rapporté un assez grand nombre d'exemples d'enfants nés à travers une déchirure de la partie centrale du périnée énormément distendu : quelques faits bien observés prouvent la possibilité de cet accident (Merriman) ; mais on n'a le plus souvent avancé le fait que sur la simple inspection des parties faite après l'accouchement, et il est probable que la rupture qu'on a trouvée s'était souvent opérée par le mécanisme suivant, que nous avons plusieurs fois suivi des yeux (*Prat. des accouch.*, tom. III, pag. 205).

S'il reste une bride à la place de l'hymen au-dessus de

la fosse naviculaire, cette bride se trouvera répondre à la partie moyenne du périnée allongé et distendu par la tête du fœtus (*fig.* 26, 27, etc.); la tête rompra cette bride, et la rupture ainsi commencée se propagera de haut en bas au centre du périnée, ou même à sa partie postérieure et tout près de l'anus; alors paraîtra à l'extérieur une tache brunâtre due à l'excessif amincissement de la peau, qui permettra d'apercevoir, à travers son tissu, les reliefs et la couleur même du crâne du fœtus. Une douleur expultrice poussera bientôt la tête hors de la vulve; la fourchette, intacte de toutes parts, résistera, mais la partie centrale, amincie, se rompra dans ce dernier effort. Nous avons senti cette rupture s'opérer sous la main qui soutenait le périnée, et nous avons vu une fois la fourchette gagnée par la déchirure, qui se propageait d'arrière en avant. Le plus souvent il reste au périnée une fente qui peut admettre le doigt, qui parfois se trouve en partie dans les rides de l'anus, et qui pénètre dans la partie postérieure et inférieure du vagin. Cette fistule resterait ainsi à perpétuité; nous en avons vu une qui durait depuis deux ans. Une fois on a coupé le pont qui la séparait de la vulve : c'est ce qu'on devrait faire, si l'on craignait qu'il n'en résultât quelque embarras dans une couche ultérieure.

§ II. *Hémorrhagie.*

Elle peut dépendre d'une déchirure de l'orifice utérin ou du vagin (*voy. ci-dessus*), mais le plus souvent elle tient au décollement du placenta en quelque endroit qu'il soit greffé, et on la distingue des précédentes en ce que l'abondance du sang suit l'alternative des douleurs. Souvent on peut attendre l'accouchement spontané; quelquefois il faut l'opérer avec le forceps ou par la version ; quelquefois, enfin, la rupture des membranes ou le tamponnement peut être nécessaire : tout cela dépend des circonstances,

et doit être déduit des règles données plus haut (voy.
Hémorrhagie des derniers mois de la grossesse).

§ III. *Eclampsie.*

Définition. Nommée aussi épilepsie ou apoplexie utérine, convulsions, etc., elle diffère des deux premières
par le mélange des symptômes de l'une et de l'autre, et
diffère plus encore des mouvements convulsifs auxquels
sont sujettes les femmes nerveuses, de l'hystérie, etc.

Elle paraît quelquefois épidémique. Elle peut se développer pendant la grossesse, mais rarement avant le
sixième mois, le plus souvent au huitième et au neuvième; elle peut aussi se montrer après l'accouchement
(même sept à huit jours après), mais c'est presque toujours pendant ou immédiatement avant le travail puerpéral
qu'on l'observe, qu'elle en soit la cause déterminante
ou l'effet.

Causes. On l'observe surtout chez les femmes très-
lymphatiques ou au contraire très-sanguines, chez celles
qui sont sujettes à l'hystérie, à l'épilepsie, et plus particulièrement chez les femmes enceintes qui sont affectées
d'une anasarque considérable des membres inférieurs,
surtout si l'infiltration se propage aux membres supérieurs
et à la face, et si de l'eau s'épanche dans le péritoine (1);
enfin, elle est presque exclusivement le partage des primipares.

Une affection morale vive, un travail douloureux et
pénible, déterminent souvent l'éclampsie; mais c'est
quand les causes prédisposantes avaient agi et préparé
le mal.

La pléthore sanguine agit évidemment en favorisant la

____

(1) Scarpa a le premier fixé l'attention des médecins sur cette ascite, qui
n'est pas très rare et qui est souvent dangereuse; il a proposé d'inciser l'abdomen vers le côté gauche de l'appendice xiphoïde. Cette opération a été répétée
avec un succès très-variable. Elle n'expose point à blesser l'utérus ni aucun
autre viscère : car c'est là que l'eau se trouve en plus grande abondance.

congestion cérébrale ; la pléthore séreuse doit agir de la même manière, si on l'attribue à la compression des vaisseaux iliaques et de la veine-cave inférieure par l'utérus. L'anasarque, qui en dépend, me parait être plutôt une hydropisie active, qui peut porter ses effets sur l'encéphale, comme sur les membres ou l'abdomen (1). Quant à la cause déterminante, elle agit primitivement sur le système nerveux ; elle est due à la distension de l'utérus, soit qu'on regarde cette distension comme irritant l'organe, soit qu'on la considère comme le stupéfiant et propageant la torpeur jusqu'au cerveau : dans cette dernière hypothèse, la torpeur amènerait ensuite une réaction qui déciderait la congestion, d'où dépendent et les principaux symptômes et le danger principal.

Marche ; Symptômes. — 1° *Prodromes.* Quelquefois nuls ; invasion subite : quelquefois ils durent cinq à six jours avant l'accouchement, et quelquefois encore ils se dissipent spontanément sans l'amener. Céphalalgie ou hémicrânie, quelquefois avec signes de pléthore, plus souvent avec pâleur ; frissonnements légers ; malaise ; vertiges ; bluettes ; éblouissements, et même cécité complète ou incomplète ; nausées ; douleurs à l'épigastre, et parfois vomissements ; pouls souvent petit, quelquefois filiforme, mais assez dur, parfois même très-faible et très-mou : tels sont les symptômes précurseurs de l'éclampsie.

2° *Accès.* Une augmentation de la céphalalgie et des étourdissements, un état de malaise extraordinaire et la

---

(1) Nous avons vu à l'hôpital Saint-Eloi, dans les salles de notre collègue Lallemand, un homme pris d'une anasarque des membres inférieurs, éprouver tous les symptômes d'une hydropisie active, d'une fluxion séreuse sur la plèvre (hydrothorax actif, Stoll) et le poumon, puis sur l'encéphale. Cette dernière fut accompagnée d'accès de véritable éclampsie, de coma, et terminée par la mort. L'arachnoïde était un peu blanchâtre et mouillée d'une abondante sérosité, surtout dans les ventricules ; il y en avait aussi dans les plèvres, et elle était un peu trouble *Ex aquâ inter cutem morbus comitialis perniciem adfert* (Hipp., Coac).

perte de l'intelligence précèdent ordinairement l'accès : la pupille se dilate, la conjonctive s'injecte ; la face rougit ; les yeux sont fortement ouverts, dirigés vers un même point et secoués par de petits mouvements convulsifs très-brusques ; les membres s'étendent et se roidissent par degrés.

Bientôt la face est agitée de contractions vivement répétées ; elle prend l'aspect épileptique et devient violette, ainsi qu'une grande partie de la surface du corps ; la langue sort de la bouche et se trouve serrée par le rapprochement violent des arcades dentaires ; la bouche est souvent tordue d'un côté, mais ce côté varie d'ordinaire dans les accès qui se succèdent ; les membres sont secoués par des mouvements brusques de demi-flexion et d'extension ; celle-ci prédomine en général, et tient la malade en supination ; la sensibilité, l'intelligence, la mémoire, etc., sont totalement abolies.

La respiration, d'abord irrégulière et exécutée par secousses, est enfin totalement suspendue ; les matières fécales, les urines sont involontairement expulsées ; le pouls est fort, fréquent, plein et dur ; le sang sort d'une veine ouverte, par secousses isochrones à celles des muscles, et il n'a rien perdu de sa liquidité.

Après quelque durée, les contractions cessent ; la malade reste plongée dans un coma profond ; la bouche est remplie d'une écume sanguinolente, ou d'une bave visqueuse ; la respiration commence à se rétablir par quelques sanglots irréguliers, suivis d'un stertor violent, dû en partie à ces mucosités écumeuses ; peu à peu elle devient régulière et plus facile. Enfin, les facultés intellectuelles se rétablissent quelquefois par degrés ; mais la malade n'a aucun souvenir de ce qui s'est passé dans l'accès ou dans le coma qui l'a suivi, au point que d'ordinaire elle s'étonne de n'être plus enceinte, si elle est accouchée pendant la durée de cet état.

Ces accès durent depuis une jusqu'à cinq minutes , et ils se répètent quelquefois coup sur coup ; d'autres fois, au contraire , il n'ont lieu qu'à de grands intervalles : leur nombre varie depuis un seulement jusqu'à trente ou quarante. Leur intensité est ordinairement plus grande et leur durée plus longue , ainsi que leur rapprochement plus considérable, vers la fin qu'au commencement , si la maladie est grave ; c'est le contraire , si elle est légère.

3° *Intervalles des accès.* Entre les premiers , la connaissance se rétablit complétement ; peu à peu le coma dure davantage, et il est suivi, dans quelques cas, d'un violent délire, mais plus souvent d'une stupeur dans laquelle la malade n'a qu'à demi la conscience de son état, et répond à peine aux questions: par la suite, elle ne conserve aussi qu'un souvenir confus de ce qui se passe alors autour d'elle. Plus tard, le coma ne cesse point entre les accès, et quelquefois le stertor se prolonge de l'un à l'autre.

On voit, d'après ce tableau, que la maladie ressemble à la fois à l'épilepsie, mais qu'elle est plus aiguë, et à l'apoplexie, mais qu'elle est plus spasmodique. L'épilepsie habituelle peut bien survenir pendant le travail, mais alors elle prend la physionomie éclamptique ; elle doit être considérée comme éclampsie réelle, et dicter à peu près le même pronostic et les mêmes indications.

Pronostic. Il est moins grave chez les femmes pléthoriques, chez celles qui sont habituellement épileptiques ; il l'est davantage chez les femmes infiltrées. Il est moins fâcheux si l'éclampsie se déclare après l'accouchement , ou dans les derniers temps du travail ; il l'est plus pendant ce travail même, car souvent chaque douleur un peu forte ramène un accès; il l'est enfin bien davantage quand le travail n'est pas déclaré, parce que l'on est privé des moyens d'enlever la cause déterminante, je veux dire la distension de l'utérus, et que, d'ailleurs, la maladie devient ordinairement funeste à l'enfant, en troublant la circulation. Aussi naît-il le plus souvent mort et même putréfié, et c'est-là ce qui a fait croire que la mort du fœtus était cause de l'éclampsie.

Le nombre et la violence des accès sont eux-mêmes d'un moins fâcheux augure que leur rapprochement, et surtout que la continuité du coma dans leurs intervalles. On doit bien augurer de l'éclampsie qui permet le retour de l'intelligence après chaque accès.

L'éclampsie est fort souvent mortelle ; elle l'est presque inévitablement, si elle survient avant le travail ou dans ses premiers moments, et que le mal soit combattu par des moyens peu convenables ou insuffisants : les malades meurent alors dans un coma profond ou dans une sorte de secousse apoplectique. (*Prat. des acc.*, tom. III, pag. 18.)

Elle a quelquefois laissé à sa suite diverses paralysies, dues sans doute à des épanchements sanguins dans le cerveau, à de véritables apoplexies.

Plus souvent le coma ou la céphalalgie la suivent, même après l'accouchement, et disposent singulièrement à une fièvre cérébrale ou à quelque arachnoïdite ou encéphalite fréquemment mortelle.

Les cadavres présentent même quelquefois, sans symptômes fébriles antécédents, l'infiltration albumineuse et l'opacité, la blancheur, qui caractérisent l'arachnitis ; plus souvent le cerveau est imbibé de sérosité, et ses ventricules contiennent un sérum légèrement blanchâtre, plus ou moins abondant, quelquefois nul. Les vaisseaux capillaires de la substance blanche sont gorgés de sang, et fort souvent aussi il en est de même de ceux des méninges et même du crâne.

Indications. Les moyens préservatifs sont les mêmes que les curatifs ; seulement leur emploi, possible dès l'apparition des prodromes, les rendra souvent plus efficaces.

1° Médications agissant contre les *causes éloignées.* Ce sont celles qui dissipent la pléthore, et surtout celles qui font cesser la distension de l'utérus, savoir : l'accouchement accéléré avec le forceps ou par la version, si la chose est possible (voy. *Partur. artificielle*); la rupture des membranes, si le travail commence, comme je l'ai fait avec succès (Harnier); la délivrance artificielle, si les accès surviennent ou persistent après la parturition.

2° Médications qui agissent sur la *cause prochaine*. Nous avons vu qu'on pouvait distinguer dans l'éclampsie deux sources de symptômes : l'état nerveux ou spasmodique, et la congestion cérébrale. Les anti-spasmodiques, l'opium à faibles doses, la menthe et la pivoine, l'eau distillée de laurier-cerise, ont réussi à calmer la céphalalgie, les étourdissements préliminaires, et ceux de même nature qui avaient persisté après la cessation des accès ; ils seraient dangereux dans l'imminence et la durée des accès. Les vésicatoires, les sinapismes, etc., sont surtout utiles dans les cas où le coma et la stupeur persistent. La digitale pourprée, le camphre, etc., ont été proposés : mais la première m'a paru avoir amené des vertiges, et je n'ai pas vu employer le deuxième.

Dans la violence ou l'imminence des accès, quand le coma est persistant et profond, la *saignée* est l'ancre du salut, surtout celle du bras. Les sangsues au cou sont aussi d'une grande utilité ; il ne faut pas les croire contre-indiquées par l'anasarque ni même par la petitesse du pouls. (*Prdt. des acc.*, VIIe mém., obs. 5e.)

La *saignée* est de tous les moyens préservatifs ou curatifs le plus puissant, le plus efficace, soit avant, soit pendant, soit après le travail ; il faut ajouter pourtant que l'accouchement artificiel ou la délivrance sont plus efficaces encore, mais non pas, comme la saignée, toujours praticables.

L'application de la glace sur la tête a été souvent utile, surtout contre l'éclampsie purement pléthorique et dans la durée du coma ou de la fièvre cérébrale consécutive.

ARTICLE VI. — Accidents relatifs à l'enfant.

§ Ier. *Procidences, etc.*

Il ne doit être ici question que des accidents qui peuvent fournir des indications relatives à l'accouchement même. De ce nombre pourraient être les procidences d'un membre dont nous nous sommes occupé plus haut (art. II, § III); les ruptures, les éraillements, la constriction des nœuds du cordon ombilical, qui nous ont aussi arrêté (§ V). Il nous reste à parler d'un autre accident qui se rapporte aussi à ce même organe.

§ II. *Procidence du cordon.*

Causes. La grande abondance des eaux, la petitesse du fœtus, une position sus-pubienne, l'excessive longueur du cordon ombilical, font souvent qu'il se glisse dans la poche membraneuse sous la partie que présente l'enfant, et qu'il descend dans le vagin lors de la rupture des membranes. Cette procidence est souvent difficile à reconnaître avant l'écoulement des eaux; elle est alors peu importante, car le cordon n'est pas comprimé. Il n'en est pas ainsi quand les membranes sont ouvertes, et c'est pour cela qu'il faut toucher toujours aussitôt après leur rupture.

Signes. La présence d'une anse de cordon dans le vagin se reconnaît aisément au toucher, et quelquefois même à la vue; ses bosselures, ses pulsations rapides, etc., le font distinguer sans peine : il ne pouvait être que soupçonné auparavant, à travers le chorion et l'amnios.

Pronostic. Cet accident peut devenir assez promptement funeste à l'enfant, même sans que le cordon sorte de la vulve (comme on le voit quelquefois), même sans qu'il se refroidisse, et ce, par la seule compression qu'il doit éprouver contre les parois du bassin, si la tête ou l'extrémité pelvienne du fœtus tendent à s'engager dans l'excavation. La circulation s'interrompt alors, et l'enfant périt asphyxié, suffoqué (Ludwig); aussi est-ce toujours un signe presque certain de sa mort, que le refroidissement, la flétrissure et l'immobilité prolongée du cordon ombilical; aussi les enfants nés morts par l'effet de cette cause sont-ils gorgés de sang plus noir que de coutume. (*Prat. des acc.*, ixe mémoire.)

Les *indications* varient suivant les circonstances.

1° Le travail est-il avancé, la dilatation parfaite, les douleurs bonnes, la position du fœtus favorable, le bassin bien fait, la procidence récente et le cordon pulsant dans l'intervalle des douleurs; ou, au contraire, si ce cordon porte les caractères de celui d'un enfant mort depuis longtemps, il faut laisser agir la nature, en excitant seulement la femme à pousser, et la plaçant sur le bord du lit pour qu'elle fasse mieux valoir ses efforts. On pourra aussi tâcher de placer le cordon sur un des côtés de l'angle sacro-vertébral (Boër), là où la compression est moins facile.

2° L'enfant présente-t-il les pieds ou les fesses, on devra aider à l'accouchement (voy. *Partie hygiénique*). La tête est-elle assez avancée, mais le travail ralenti, les battements du cordon tout-à-fait nuls, même dans l'intervalle des douleurs, etc., le forceps sera appliqué.

3° Le travail est-il peu avancé, les membranes entières, l'enfant élevé dans le bassin, la position du fœtus douteuse, il faut recourir à la version, et repousser, chemin faisant, le cordon dans l'utérus.

4° Si les membranes sont rompues et que la tête paraisse disposée à s'engager favorablement, les douleurs bonnes, etc., c'est le cas de repousser le cordon au-dessus de la tête et du détroit supérieur, à l'abri de toute compression. Cette opération s'exécutera à l'aide de la main, le bout des doigts maintenant, repoussant partie par partie, et soutenant ensuite, jusqu'à la première douleur, le cordon réduit. Les doigts valent mieux que tous les instruments proposés à cet effet (1); c'est en arrière qu'il faut réduire le cordon, car c'est là que la main pénètre le plus aisément. Cette opération a souvent réussi; le forceps a aussi donné plus de résultats favorables que la version.

L'enfant réclame, après sa naissance, des soins particuliers; ce sont ceux de l'asphyxie pléthorique et de l'apoplexie, dont nous parlerons plus tard. Nous n'avons jamais vu l'anémie suivre les procidences du cordon, malgré l'assertion d'un grand nombre d'accoucheurs, qui ont peut-être calculé plutôt qu'observé.

SECTION QUATRIÈME.

PARTURITION ARTIFICIELLE.

Applicables à un certain nombre de cas différents, les opérations comprises sous ce titre n'ont été qu'indiquées dans chacun des cas qui les réclament et que nous avons passés en revue; nous en donnerons ici une description complète sous les trois chefs suivants : 1° opérations qui conservent l'intégrité des organes de l'enfant et de la mère; 2° opérations qui nécessitent quelque solution de continuité des parties du fœtus; 3° opérations qui consistent dans quelque solution de continuité des organes de la mère. Prises en masse et comparées aux parturitions spontanées, les artificielles sont dans la proportion de 1 à 70 (Mme Lachapelle).

ARTICLE Ier. — Opérations qui conservent l'intégrité des organes de la mère et de l'enfant.

Ce sont les diverses applications de la main, des lacs, du levier, du crochet mousse et du forceps.

(1) Tels sont la fourche ou l'ellipse élastique de Bang, l'anneau brisé de Ducamp, la sonde à anse de Brdan, etc.

§ Ier. *Extraction manuelle de l'enfant, la tête la première.*

A. L'application des doigts sur la base du crâne ou les aisselles, pour aider à l'expulsion du fœtus dans les cas normaux, appartient à l'hygiène ; mais l'emploi de la main devient un véritable moyen thérapeutique, lorsque *la tête étant inclinée* vers l'une ou l'autre épaule, ou bien vers le dos (positions pariétales et frontales), on espère pouvoir *la redresser*, pour confier ensuite la terminaison du travail à la nature, ou pour appliquer plus régulièrement le forceps. Ce redressement n'est possible que quand la tête n'a pas encore franchi l'orifice utérin ; il est facile, si les membranes sont encore intactes. Pour l'opérer, on emploie la main, dont la face palmaire pourra embrasser plus aisément la partie vicieusement élevée de la tête ; introduite selon les règles que nous donnerons plus loin (*version*), cette main repousse la tête appuyée sur sa paume, l'élève en totalité au-dessus du détroit supérieur, fait parvenir l'extrémité de ses doigts jusqu'au point le plus élevé de la partie à réduire, puis redescend dans le vagin, en accrochant et entraînant dans l'excavation pelvienne la région qu'elle a saisie, l'occiput dans les positions du front, le vertex dans celles d'un pariétal. On tâche, en même temps, de ramener l'occiput vers un des points de la partie antérieure de l'excavation. La même opération a été proposée à tort pour les positions normales de la face.

B. Les anciens ont donné le précepte de *transformer*, autant que possible, *toute position défavorable en une du vertex*, afin d'obtenir ensuite la parturition spontanée. Ce précepte, oublié des modernes à cause de ses difficultés, a été récemment vanté par quelques accoucheurs (Flamant, Osiander), qui se proposent d'achever le travail par l'application du forceps : c'est en repoussant le thorax que Smellie dit être parvenu deux fois à ramener le vertex à l'orifice utérin dans des positions de l'épaule. On a été

jusqu'à proposer la même manœuvre dans les positions
pelviennes : la plupart des praticiens de nos jours proscri-
vent ces tentatives, auxquelles ils préfèrent dans tous les
cas l'opération suivante.

§ II. *Extraction manuelle du fœtus par les pieds.* — *Version.*

A. *Méthodes diverses.* La méthode ci-dessus énoncée
pour amener le vertex a été aussi proposée pour faire
descendre les pieds; on y a quelquefois réussi en repoussant successivement les diverses parties du tronc comprises
entre celle qui se présentait d'abord et l'extrémité pelvienne : tantôt la main seule a été recommandée à cet effet,
tantôt on a voulu se servir d'une sorte de béquille qu'on
appliquait sous l'aisselle du fœtus (Burton). Un professeur
russe a récemment conseillé d'imprimer au tronc, par le
frottement de la paume de la main sur la surface du dos,
une rotation qui dirige les pieds vers l'orifice utérin, où
on les saisit aisément (Deutsch); il assure que cette opération est surtout avantageuse et facile pour les positions
de l'épaule, même après l'écoulement de l'eau de l'amnios.
Plus généralement on se borne à la recherche des pieds,
comme nous allons l'indiquer, et c'est ordinairement la
main seule qui agit sur eux; quelques praticiens ont voulu
les rendre plus accessibles à l'aide d'un lacs passé sur les
hanches (Peu), d'un crochet mousse appliqué **sur les**
fesses (Guerra), ou bien sur le jarret (Champion). Ce sont
des secours qui peuvent trouver place dans certains cas
irréguliers.

B. *Méthode ordinaire. Conditions nécessaires.* 1° Il faut
que l'orifice soit assez dilaté pour que la main de l'accoucheur et le corps de l'enfant le traversent sans rupture.
On ne fait plus la dilatation forcée, quand l'orifice n'est
point encore ouvert : mais on peut, en cas de nécessité,
agrandir à l'aide de la main l'ouverture d'un orifice mou,
mince et déjà parvenu à 18 lignes au moins de diamètre :

on peut le traverser sans crainte, s'il semble rétréci (retombé sur son centre), après une dilatation complète. 2° La tête de l'enfant, si c'est elle qui s'avance, doit ne point avoir encore franchi l'orifice utérin, sans quoi elle ne pourrait rentrer dans l'utérus sans déchirer le vagin. 5° Il est, sinon indispensable, du moins fort avantageux que l'eau de l'amnios ne soit point écoulée, ni l'utérus resserré avec force.

Usages. On peut l'employer dans toute position du fœtus, soit en raison de quelque irrégularité (positions frontales, etc., ou sus-pubiennes du vertex), soit à cause de la nature même de la position (épaules), soit enfin par suite d'obstacles dynamiques (inertie), ou mécaniques (vice médiocre du bassin; 5 pouces et un quart), ou bien encore de quelque accident qui met en danger les jours de la mère (éclampsie, hémorrhagie, hernie, anévrysme, asthme, syncopes, faiblesse, etc.), ou de l'enfant (procidence du cordon).

Avantages et dangers. La version, quand elle est possible, est bien préférable aux opérations qui entament les tissus de la mère ou de l'enfant, et souvent il serait avantageux de la commencer avant de pratiquer la crâniotomie ou la symphyséotomie. Elle est préférable à l'application du forceps dans les vices modérés du détroit supérieur, et toutes les fois que l'enfant présente la tête dans une position vicieuse ou fort élevée dans le bassin. Elle ne doit point pourtant être exécutée sans nécessité reconnue; car, même dans les cas les plus heureux, elle expose l'enfant à tous les inconvénients assignés aux positions pelviennes (refoulement du sang vers la tête, etc.). Les dangers sont quelquefois plus graves dans les cas difficiles ou entre des mains brutales et inexpérimentées : l'apoplexie, les luxations des vertèbres ou des membres, les fractures du crâne ou des os longs, la détroncation ou la décollation, pourraient en résulter chez l'enfant, comme la rupture de l'utérus ou du vagin chez la mère. Ce n'est pas seulement la violence, mais encore plutôt la mauvaise direction des efforts, qui peuvent amener de tels résultats.

Soins préliminaires. La femme sera couchée sur le dos, soit en travers du lit de travail, soit sur l'extrémité de ce lit. Le bassin appuiera sur le bord libre d'un matelas un peu dur ou soutenu par quelque corps solide; on pourra même y suppléer par un drap ployé en doubles multipliés. La tête et les épaules, soulevées par quelques coussins, seront maintenues par un assistant; les membres inférieurs, libres hors du lit, seront fléchis, et les pieds appuyés sur deux chaises ou mieux sur deux aides assis de chaque côté, et qui maintiendront les genoux convenablement écartés : entre eux se placera l'opérateur. Dans quelques cas, pour plus de commodité, on inclinera le bassin sur l'une ou l'autre hanche; et même, dans ceux où il est nécessaire de porter une main derrière la paroi antérieure de l'utérus, il serait avantageux de coucher la femme sur le côté, l'opérateur se plaçant alors vers le sacrum et faisant maintenir les cuisses fortement fléchies et convenablement écartées.

Le *choix de la main* qui doit opérer est peu nécessaire ou impossible quand la position est douteuse et les membranes entières; il est indispensable quand les eaux sont écoulées et la position bien connue. On doit toujours introduire la main qui, en demi-pronation, aura la paume tournée vers l'abdomen et les pieds de l'enfant; sont-ils du côté droit de la mère, on se servira de la main gauche, *et vice versâ.* On déduit aisément ces conséquences de l'attitude bien connue du fœtus dans la matrice, et d'un diagnostic exact de la partie qui se présente (toucher); quelquefois les membres du fœtus font assez de relief à travers les parois abdominales pour aider à ce diagnostic. Cette main *choisie* et *déterminée* sera graissée ou enduite de mucilage sur sa face sus-palmaire. La paume restant sèche, on saisit plus fermement le fœtus ; le poignet et l'avant-bras seront aussi lubrifiés convenablement. L'autre main sera appuyée sur l'abdomen ; elle soutiendra l'utérus et l'empêchera de céder à l'effort de celle qui le repousse en pénétrant dans son intérieur ; elle facilitera le pelotonnement et la flexion de l'enfant, et opposera une résistance convenable à la distension de l'utérus produite par la tête du fœtus dans l'évolution.

Premier temps. — *Introduction de la main.* Les doigts, réunis en faisceau conique, le pouce caché parmi les autres, seront portés dans la vulve au moment d'une douleur, s'il en existe, afin d'épargner une double sensation à la femme. La main pénétrera en demi-pronation, sa plus grande largeur parallèle à la longueur de la vulve, et s'enfoncera d'abord dans l'axe du détroit inférieur ; parvenue dans l'excavation, elle se portera dès-lors selon l'axe du détroit supérieur et entrera dans l'utérus dans l'intervalle des douleurs, s'il est possible ; elle y pénétrera, tantôt en pronation, tantôt en supination, suivant les circonstances ; elle saisira le fœtus, repoussera du côté opposé à celui de son passage la partie qui s'avançait, glissera sur la région latérale ou postérieure de l'enfant, jusqu'à ce qu'elle soit arrivée aux fesses, passera sur elles toujours rampant à la surface du fœtus, descendra sur les cuisses et trouvera les jambes et les pieds fléchis comme nous l'avons dit ailleurs; elle saisira, avec les doigts, le côté péronien de la jambe qui se trouve croisée sur l'autre, et, appuyant le pouce sur le côté interne du genou, fera descendre ou plutôt glisser cette jambe sur la face antérieure du fœtus, en l'inclinant vers la ligne médiane. C'est le moyen de profiter du moindre espace possible et de ne produire aucun désordre, soit dans les parties de l'enfant, soit dans celles de la mère. Si l'espace est libre, qu'il y ait beaucoup d'eau, qu'on ait beaucoup d'habitude, et qu'on soit sûr de ne pas prendre une main pour un pied (erreur assez facile à commettre), on pourra marcher rapidement vers les pieds, les saisir de prime-abord et les faire descendre tous deux à la fois sans tant de soins : c'est ce que nous avons nommé *version brusquée*. Pour opérer ainsi, on se gardera bien de rompre les membranes, si elles sont intactes. Au contraire, on les décollera peu à peu jusqu'à ce qu'on soit arrivé aux pieds qu'on reconnaîtra à travers leur tissu, et qu'on trouvera le plus souvent un peu au-dessus de la tête; alors on saisira ces membres, et l'on déchirera, par ce mouvement même ou par les tractions qui doivent le suivre, les membranes jusque-là conservées (Smellie, Deleurye, Boër, Mme. Lachapelle).

DEUXIÈME TEMPS. — *Évolution*. La jambe étendue comme nous venons de l'indiquer, la main de l'opérateur s'allonge sur elle et glisse jusqu'à ce que les malléoles se trouvent entre l'index et le médius, qui suffisent pour amener le pied dans le vagin et même à la vulve; là, on applique un lacs ou ruban de laine ou de soie sur les malléoles, et on le fait maintenir par un aide. La même main est alors portée le long du côté interne du membre sorti : elle parvient aisément à l'autre et l'extrait de la même manière.

En procédant ainsi, on dégage toujours les membres inférieurs vers la partie antérieure du fœtus, et le pelotonnement, l'évolution sont faciles et sans danger; ils ne font que diminuer le volume du fœtus, loin de l'accroître, comme le ferait une évolution tentée du côté du dos.

Les pieds extraits, on tire sur tous deux, mais principalement sur celui qui est en avant: c'est le moyen d'agir dans l'axe du détroit supérieur. A mesure que les membres inférieurs descendent, on les saisit plus haut, en les enveloppant d'un linge, de sorte qu'après avoir agi sur les malléoles, on agit sur les jambes, sur les genoux, sur les cuisses. Quand les fesses sont entrées dans l'excavation pelvienne, on tire sur le membre qui est en arrière, pour le dégager selon l'axe du détroit inférieur. Les hanches sorties, le linge les enveloppe; une main de chaque côté est appuyée sur les os des îles et non sur l'abdomen, les deux pouces sur la région lombaire. On tire ainsi, en abaissant les hanches (axe du détroit supérieur), jusqu'à ce que les épaules s'enfoncent dans l'excavation; alors on relève le tronc du fœtus, et l'on tire ainsi (axe du détroit inférieur), jusqu'à ce que les aisselles paraissent presque à la vulve.

Dès que l'ombilic paraît au dehors, on a soin d'attirer une anse du cordon, afin qu'il soit lâche et libre, et qu'on ne puisse ni le déchirer, ni le tirailler fortement à son insertion.

TROISIÈME TEMPS. — *Dégagement des bras.* Les bras, retenus par le frottement des passages, restent élevés pendant que le tronc s'abaisse; ils sont placés d'ordinaire sur les côtés de la tête, et il faut les extraire avant elle. Ordinairement l'un est en avant, l'autre en arrière : c'est sur ce dernier qu'il faut agir d'abord. En conséquence, le tronc sera fortement élevé; la main qui peut le plus aisément appliquer la paume sur le dos de l'enfant, saisira le haut de l'humérus entre l'index et le pouce, abaissera ainsi l'articulation scapulo-humérale et l'omoplate, qui s'étaient éloignés du thorax par le mécanisme susdit. Ensuite, l'index et le médius seront glissés sur le bras jusqu'au pli du coude, et agissant sur cette partie, l'abaisseront et la dégageront vers le sternum de l'enfant, sans lui faire courir le risque d'aucune fracture. Cela fait, le tronc sera abaissé fortement; la main qui s'applique le plus aisément sur le devant du thorax du fœtus abaissera d'abord l'autre épaule, comme il a été dit ci-dessus; puis, par une pronation forcée, elle glis-era également son index et son médius jusqu'au pli du coude, et le fera descendre également au-devant du sternum.

QUATRIÈME TEMPS. — *Dégagement de la tête.* La face regarde ordinairement d'un côté, et le menton est au niveau de l'occiput : c'est donc un très-grand diamètre qui tend à traverser l'excavation. Pour suivre les procédés qu'emploie la nature, il faut fléchir la tête, puis tourner la face en arrière (voy. *Partie physiologique, Extrémité pelvienne*). La main dont la paume se tourne le plus aisément **vers** la face, glissera deux doigts au-devant du cou et du menton jusque dans la bouche ou mieux sur les côtés du nez ; ces doigts abaisseront la face, puis la dirigeront **vers le** sacrum. Pendant ce temps, l'autre main soutiendra le tronc du fœtus.

Cela fait, les doigts de la main introduite **restant ainsi** placés, l'enfant sera porté sur l'avant-bras du même côté, ou soutenu par un aide qui tirera sur les hanches dans les directions ci-après indiquées ; la main libre placera **alors** l'index et le médius en forme de fourche sur les épaules du fœtus. On tirera ainsi, d'abord en bas pour achever de faire bien descendre la tête jusqu'au bas de l'excavation dans l'axe du détroit supérieur ; puis on tirera, en élevant graduellement le corps de l'enfant jusqu'à le renverser un peu vers l'abdomen de la mère, afin de dégager la face, le front et le reste du crâne au-devant de la fourchette.

Difficultés. 1° L'étroitesse de l'orifice externe ou le resserrement de l'interne peuvent rendre la version difficile ; souvent il faut attendre, quelquefois mettre en usage des moyens conseillés ailleurs (*Obstacles des parties molles*).

2° L'écoulement des eaux et la contraction ou constriction permanente de l'utérus rendent souvent l'introduction de la main très-difficile, l'engourdissent et la paralysent ; aussi doit-on toujours attendre, pour agir et même pour entrer dans l'utérus, l'intervalle des douleurs, si elles existent.

3° Quoique encore contenue dans l'utérus, la tête est quelquefois si basse qu'il est difficile de la repousser ; il faut cependant le faire avant de tenter la version ; c'est une condition sans laquelle on ne pourrait pas opérer. Quelquefois elle retombe et arrête l'évolution du fœtus, entraînée par le volume des fesses : il faut la réduire et la maintenir d'une main, pendant qu'on tire de l'autre les membres inférieurs; on peut aussi la faire soutenir par les doigt d'un aide.

4° Une position inconnue expose à introduire la main qui ne convient pas : dans le doute, on suppose ordinairement la position la plus ordinaire (première du vertex, etc.). Si la main introduite n'est pas celle que la règle indique, on peut néanmoins s'en servir, surtout pour les positions du vertex, s'il y a beaucoup d'eau dans la matrice; car alors la main chemine aisément de tous côtés, elle s'incline facilement vers les pieds, et le fœtus se tourne aisément aussi du côté de la main qui l'attire. Si cette liberté n'existe pas, on retire la main et on introduit l'autre.

5° Quelquefois, *mais rarement,* l'attitude du fœtus est altérée, surtout quand une main inhabile a fait des tentatives mal dirigées; il y a *confusion* des membres du fœtus (voy. *Prat. des Accouch.,* 1er mém.) : il faut alors tâtonner, essayer tantôt d'une main, tantôt de l'autre. Quelquefois, on ne peut avoir qu'un pied, l'autre est trop difficile à atteindre. On pourra s'en contenter si ce pied est bien celui qui se trouvait devant l'autre, s'il appartient à la hanche la plus élevée dans la matrice, en cas d'inclinaison de l'enfant (épaule), ou à la hanche placée le plus en devant, dans le cas contraire; alors on pourra tirer sur ce seul pied, si surtout on sent que le fœtus cède et ne résiste pas trop. On tirera d'abord dans l'axe du détroit supérieur; l'enfant descendra, et la hanche à laquelle appartient le pied se portera en arrière dans la concavité du sacrum : alors on tirera dans l'axe du détroit inférieur, pour dégager les fesses et l'autre membre relevé devant l'abdomen.

6° Soit que, tirant sur un seul pied, on ait fait virer le fœtus, ainsi qu'il vient d'être dit ; soit que, l'enfant tendant à descendre en tournant le sternum vers les pubis de la mère, on ait forcé le tronc de se tourner en sens contraire, il pourra arriver que l'un des bras, retenu par le frottement des parois utérines contractées, reste derrière le fœtus, en sorte qu'il se trouvera transversalement placé sur la nuque, et qu'il s'opposera à la sortie de la tête. Cette décussation peut s'opérer de deux manières différentes. 1° Si le bras est resté en arrière dès les premiers temps de l'évolution, et lorsque encore il était appuyé sur l'un des côtés du thorax, il s'est relevé peu à peu sur le dos, à mesure que le tronc s'abaissait, et s'est enfin trouvé sur la nuque : dans ce cas, l'angle inférieur de l'omoplate est fortement relevé vers le haut de l'épine du dos, et l'avant-bras est quelquefois pendant, pour ainsi dire, le long du côté opposé du thorax ; d'autres fois, il est moins accessible et plus caché. 2° Si la décussation ne s'est faite que dans les derniers temps de l'opération, lorsque la tête et les bras étaient seuls contenus dans la matrice et que ceux-ci étaient déjà relevés sur les côtés de celle-là, le membre retenu en arrière s'est abaissé au-dessous de l'occiput : l'angle inférieur de l'omoplate est alors fort écarté du rachis, et l'avant-bras n'est jamais pendant, mais toujours fortement relevé le long du côté opposé de la tête.

Il n'est pas difficile de reconnaître la décussation du bras ; il l'est davantage de distinguer à quelle espèce on a affaire. Aux signes énoncés ci-dessus, on doit ajouter une analyse raisonnée des divers mouvements dont s'est composée l'opération, et une détermination approximative du moment où la décussation a pu s'opérer. Cette distinction est fort importante (1).

(1) Jacobs est le seul auteur qui paraisse en avoir soupçonné quelque chose (*Ecole pratique d'accouchements*, pag. 505); il parle d'un bras passé derrière la

En effet, la première espèce est facile à dissiper, en accrochant et abaissant sur le dos le bras mal placé, après avoir toutefois dégagé l'autre suivant les règles. L'avant-bras est-il pendant du côté opposé, on peut tirer sur la main, elle descend et fait descendre le bras. Nous avons réussi quelquefois à remettre le membre dans ses rapports normaux avec la tête, en imprimant au tronc un mouvement de torsion ou de rotation sans violence, qui portait le dos du côté opposé à l'épaule déplacée; l'autre bras avait été aussi dégagé d'abord.

Dans la deuxième espèce, au contraire, on fracturerait l'humérus ou la clavicule, plutôt que de faire descendre le bras du côté du dos. Il faut le repousser par-dessus l'occiput, après avoir renfoncé celui-ci autant que possible, et il faut ensuite le faire passer sur le côté et au-devant de la tête pour dégager le coude vers le sternum. Cette manœuvre est souvent difficile; quelquefois on a pu se l'épargner, en opérant simultanément l'extraction de la tête et du bras mal dirigé: c'était lorsque l'enfant était petit. Le professeur Dubois a proposé le crochet mousse pour faciliter l'opération ; je crois qu'il exposerait à la fracture. Enfin, je ne sais jusqu'à quel point on pourrait compter sur le dernier des procédés que nous proposions pour la première espèce de décussation.

7° C'est un précepte général que de chercher à ramener en arrière, et dès les premiers moments de l'opération, la face antérieure du fœtus; nous avons peu insisté sur cette méthode, parce qu'elle expose, comme on l'a vu, à la décussation des bras, et que nous ne regardons pas comme très-fâcheuse la direction de la face du fœtus du côté des pubis de la mère. Il est certain que cette disposition ne permet guère une extraction facile ; mais on peut, comme nous allons voir, aisément la changer. On

tête et d'un bras couché derrière le dos. J'ai appuyé cette distinction sur un bon nombre d'observations incontestables. (Voyez *Pratique des accouchements.*)

a conseillé d'abaisser fortement le tronc et de porter les doigts dans la bouche (Portal, Smellie, Deventer, etc.), pour abaisser la face dans l'arcade pubienne ; d'opérer cet abaissement à l'aide d'une branche du forceps (Deleurye); d'appliquer le forceps, comme nous le dirons plus loin. On a proposé aussi d'élever fortement le tronc du fœtus pour dégager l'occiput au-devant du périnée (Asdrubali). Tous ces moyens, ou bien sont chanceux et difficiles, ou bien l'expérience ne les a pas sanctionnés suffisamment. Il en est un que l'expérience a fait rejeter tout-à-fait, c'est la torsion du tronc et du cou ; la tête ne suit point la rotation qu'on cherche à lui imprimer ainsi (Delamotte).

L'expérience, au contraire, nous a maintes fois appris qu'une main coulée dans le bassin derrière l'occiput, puis jusque sur la joue opposée au lieu de son introduction (joue droite pour la main droite, etc.), et même sur le nez et la bouche, peut saisir la face, glisser même un doigt dans la bouche, et faire décrire à cette partie (en se retirant et l'entraînant avec elle) une ligne courbe ou spirale qui l'abaisse dans l'excavation et la porte en même temps dans la concavité du sacrum (voy. *Prat. des Acc.*, ı^{er} mém., p. 97) : on peut favoriser cette manœuvre, en faisant incliner la femme sur la hanche du côté où l'on veut faire passer la face. Si cette face est tournée un peu latéralement (non tout-à-fait), ce sera la main dont la paume s'appliquerait naturellement sur l'occiput qu'on choisira pour l'opération ; si la face est directement en avant, on pourra employer indifféremment l'une ou l'autre (1). (Voy. *fig. 30.*)

Règles particulières. 1° *Vertex.* D'après les principes ci-dessus énoncés, on emploiera la main gauche pour

______

(1) Cette méthode est plus sûre que celle d'Ant. Petit, qui consiste à mettre un doigt indicateur dans la bouche, le médius et le pouce sur le condyle de la mâchoire pour tourner la face en arrière.   *(Note des édit)*

la première et la troisième position ; la droite , pour la deuxième et la quatrième. La tête du fœtus sera saisie, enveloppée par la face palmaire de la main et repoussée vers la fosse iliaque gauche dans le premier cas, vers la droite dans le deuxième. La main gauche suivra le côté gauche du fœtus, amènera le pied droit derrière les pubis, le gauche vers le sacrum , et convertira la position en deuxième de l'extrémité pelvienne. La main droite suivra le côté droit, amènera le pied gauche en avant, et terminera comme dans la première position de l'extrémité pelvienne (*voyez ci-après*).

2° *Pelvis*. Nous avons dit ce qu'il y avait à faire quand les pieds ou les genoux s'avancent, les saisir et les dégager. Si les fesses se présentent, il faudra agir différemment, suivant leurs diverses positions. Dans la première, c'est la main gauche qui sera introduite ; elle saisira l'extrémité pelvienne, la repoussera vers la fosse iliaque gauche, montera sur les cuisses et les jambes , et les déploiera simultanément s'il y a de la place, ou en suivant les règles générales si l'espace manque. Les pieds seront amenés ainsi à la vulve, le gauche en avant : on tirera d'abord sur celui-là , et la hanche gauche descendra derrière la région ischio-pubienne droite; puis on agira sur le droit pour extraire la hanche droite au-devant de l'échancrure sciatique gauche ; les hanches seront saisies ensuite, et des mouvements alternatifs d'abaissement et d'élévation de l'une à l'autre, et par conséquent de l'aîne droite à la fesse gauche de la mère, achèveront d'extraire l'abdomen et le thorax. Le bras droit, relevé au-devant de la région sacro-sciatique gauche, sera extrait au moyen de la main droite ; le bras gauche, placé derrière la région cotyloïdienne droite, sera extrait à l'aide de la main gauche. Alors cette même main portera deux doigts dans la bouche du fœtus qui regardera la symphyse sacro-iliaque droite : cette main abaissera la face et la portera en arrière ;

l'avant-bras du même côté soutiendra le fœtus, et alors la main droite enfourchera le cou entre l'index et le médius ployés en crochet sur les épaules , etc.

Dans la deuxième position, on se conduira de la même manière ; seulement, la disposition respective des régions du fœtus et du bassin de la mère étant en sens inverse de celle qui avait lieu dans le cas précédent, on devra employer ici la main droite dans tous les cas où ci-dessus on employait la gauche , et *vice versâ*.

Dans la troisième et la quatrième position, on emploie indifféremment d'abord l'une ou l'autre main ; mais il faut ensuite tourner le dos du fœtus vers l'une des régions cotyloïdiennes du bassin, et , par conséquent, réduire la position à l'une des deux premières considérées dans le deuxième temps de leur mécanisme naturel ou de leur terminaison artificielle : dès-lors , tout se passe comme dans celle de ces deux positions dont on les a rapprochées. Ajoutons que , la main qui va chercher les pieds devant être en supination pour la troisième et en pronation pour la quatrième, on devra lui donner cette disposition dès les premiers moments de son introduction dans l'utérus, et lorsqu'on cherche à repousser les fesses au-dessus de l'une des éminences ilio-pectinées (troisième) , ou de l'une des symphyses sacro-iliaques (quatrième).

5° *Face*. La première position requiert l'emploi de la main gauche, et la deuxième celui de la droite. Dans l'une, la tête est repoussée sur la fosse iliaque gauche ; dans l'autre, c'est sur la droite. On suit, dans celle-là , le côté gauche du fœtus, et son côté droit dans celle-ci. Dans la première, on termine comme pour la deuxième du pelvis ; dans la deuxième , on termine comme pour la première de cette extrémité du tronc.

4° *Épaules*. On emploie généralement la main droite pour l'épaule droite , et la gauche pour l'épaule gauche. Cette précaution est indispensable toutes les fois qu'on veut suivre le côté de l'enfant et passer sur les fesses pour arriver aux pieds ; elle ne serait pas nécessaire si l'on croyait pouvoir brusquer la version. On cherchera toujours à reporter le thorax et la tête du côté opposé aux pieds et au lieu que traverse la main de l'opérateur, c'est-à-dire en avant du bassin pour la première position de l'une ou l'autre épaule, en arrière pour la deuxième ; et en même temps à droite, lorsque la main droite agit, à gauche, si c'est la gauche.

D'après ce qui a été dit, on conçoit que, dans les positions de l'épaule droite, l'opération doit toujours être terminée comme pour une première pelvienne, et dans celles de la gauche, comme pour une deuxième.

Quand le bras de l'enfant est descendu au-dehors, les indications ne sont pas différentes. On doit bien se garder de tirer dessus, de le tordre, de l'arracher, de le couper, ou même de le scarifier : ce membre ne gêne en rien l'opération. Il faut, au contraire, fixer un lacs sur le poignet, le maintenir au-dehors, en le laissant seulement un peu remonter pendant l'évolution, et avoir soin de le tenir toujours sur la hanche de l'enfant à laquelle il correspond. En procédant ainsi on aide à l'évolution ; on évite la décussation dont j'ai parlé, et la peine que donne parfois le dégagement même d'un bras bien placé.

§ III. *Application du levier.*

Le *levier* de Roonhuysen est un instrument plat et un peu courbé, ou bien même terminé en forme de cuiller fenêtrée comme celle d'un forceps droit (*fig.* 45). On l'avait proposé pour tous les accouchements difficiles où l'enfant présente la tête ; mais, aujourd'hui, son utilité est restreinte aux inclinations vicieuses de cette partie déjà descendue dans l'excavation pelvienne, ou engagée dans le détroit supérieur. On l'a proposé aussi pour garantir le périnée dans la troisième et la quatrième position du vertex (voy. *Partie hygiénique*).

Cet instrument, glissé sur le côté vicieusement relevé de la tête, l'abaissera en appuyant sur lui et l'embrassant au moyen de sa courbure ; un léger mouvement de bascule imprimé au manche suffira, avec un effort d'extraction, pour produire le redressement, si l'inclinaison est peu considérable. On pourrait l'appliquer sur l'occiput, quand le front se présente, et ramener ainsi le vertex ; mais c'est en vain qu'on voudrait le tenter, quand la face s'avance pleinement : ce serait, d'ailleurs, une opération irrationnelle.

§ IV. *Application du crochet mousse.*

Cet instrument doit former une anse ouverte presque à angle droit et terminée par une olive ; on l'ajoute ordinairement aux manches du forceps.

Il peut être porté : 1° dans la bouche, pour achever l'extraction de la tête après la version ; 2° dans une perforation faite au crâne (voy. *Crâniotomie*) ; 3° dans le pli de l'aisselle, lorsque, après la sortie de la tête, l'étroitesse de la vulve empêche les épaules de sortir et les doigts de l'accoucheur de parvenir jusqu'aux aisselles ; 4° dans le pli de l'aine, lorsque les fesses se présentent.

Dans ce dernier cas, on l'applique d'abord sur l'aine qui est tournée vers les pubis de la mère (premier temps, *fig.* 28), puis sur celle qui est tournée vers le sacrum (deuxième temps, *fig.* 29). On peut même appliquer un crochet simultanément sur l'une et l'autre aine ; mais il est au moins inutile de réunir ces deux instruments par une articulation semblable à celle du forceps, comme le veulent quelques praticiens (Dubois).

Le crochet mousse doit être introduit à plat entre les parties du fœtus et les parois du bassin ; il sera poussé à la hauteur convenable, et son olive tournée du côté le plus accessible de l'ouverture ou du pli dans lequel on devra l'introduire (du côté du membre inférieur, pour les fesses, etc.). Arrivé là, un mouvement de torsion imprimé au manche tournera cette olive dans le pli ou dans l'ouverture mentionnée.

Ainsi construit, le crochet s'introduit facilement et agit par toute l'étendue de son anse et non par sa pointe seule, qui pourrait blesser dangereusement, s'il était trop courbé.

§ V. *Application du forceps.*

Description. Le forceps est une espèce de longue pince ou tenaille destinée à saisir, à embrasser et à extraire la tête du fœtus.

Nous nous servons du forceps de Levret modifié par **Péan et Baudelocque.** (Voy. *fig.* 25, 25 et 26.)

Cet instrument se compose de deux branches qui peuvent se réunir ou se disjoindre à volonté ; l'une est la branche droite, l'autre la branche gauche. Nous nommons *branche droite* celle qui doit toujours être introduite ou ramenée au côté droit du bassin de la femme, et qui, dans le plus grand nombre des cas (positions occipito-antérieures), s'applique sur le pariétal droit du fœtus ; enfin, c'est la main droite de l'accoucheur qui se charge de l'introduire : les mêmes raisons, en sens inverse, méritent à l'autre branche le nom de *branche gauche* (1). On distingue à chacune sa cuiller, son manche et sa partie articulaire.

La *cuiller,* partie élargie, concave d'un côté, convexe

---

(1) Nous avions d'abord consacré des dénominations différentes *(Pratique des accouchements);* il nous semblait que les cuillers du forceps représentant les mains de l'accoucheur comme s'il voulait saisir la tête, il fallait nommer cuiller gauche celle qui représente la main gauche, etc. ; mais les raisons ci-dessus déduites ayant fait prendre le change à plusieurs personnes, nous avons cru devoir suivre cette détermination nouvelle qui s'était présentée la première, à ce qu'il paraît, à la plupart de nos lecteurs.

de l'autre, fenêtrée au fond dans toute sa longueur, offre deux courbures principales. 1° *Courbure des faces.* Les cuillers, comme leur nom l'indique, sont concaves du côté par lequel elles se regardent, convexes du côté opposé. Cette courbure n'existe pas seulement dans le sens de la largeur, de sorte que les bords de l'une et de l'autre cuiller soient plus rapprochés que leurs centres ; elle est aussi très-prononcée dans le sens de la longueur, de façon que l'écartement est moindre aux extrémités qu'au milieu ; cependant, même dans le plus grand rapprochement possible, les extrémités libres doivent laisser entre elles quelques lignes pour éviter des pincements dangereux. 2° *Courbure des bords.* Le bord supérieur est concave et plus court, l'inférieur convexe et plus long, d'où il résulte que la cuiller est courbée en totalité, de sorte que son axe s'accommode à l'axe courbe de l'excavation pelvienne, et que l'extrémité libre des cuillers pénètre plus facilement dans l'axe du détroit supérieur, les manches se rapprochant, au contraire, de l'axe du détroit inférieur. Les bords inférieurs ou convexes sont un peu plus éloignés que les bords concaves, pour que la disposition de la face interne des cuillers s'accommode mieux à celle de la tête du fœtus.

Le *manche* est la partie la moins importante ; il est formé d'une verge de fer aplatie, courbée en dehors de manière à laisser quelque intervalle entre les manches réunis, et à donner un peu de largeur et par conséquent plus de prise à cette partie. Cette verge est terminée par un *crochet mousse,* qui peut remplir l'office dont il a été question plus haut. Quelquefois on y ajoute une olive vissée et renfermant une pointe qui, mise à nu, représente un *crochet aigu,* mais dont l'angle est trop ouvert et le manche trop défectueusement courbé pour constituer un bon instrument. Le principal usage de ces crochets est de servir de point d'appui aux mains de l'opérateur après l'application du forceps ; il faut pour cela qu'ils soient ouverts presque à angle droit sur leur tige.

Les deux branches du forceps sont *articulées* ensemble par une entablure à mi-fer. En outre, la branche gauche porte un pivot saillant, cylindrique et conoïde à sa base, élargi et aplati à son sommet ; la droite porte une mortaise plus large et arrondie au milieu, elle donne passage au pivot : la partie ronde en loge la base, tandis que le sommet élargi peut croiser la mortaise après l'avoir traversée. Ce moyen de maintenir réunies les deux branches est, de tous, celui qui nous paraît préférable. La partie élargie du pivot sert, en outre, de point d'appui aux doigts de l'accoucheur, quand il saisit les manches du forceps.

Dimensions. Le forceps dont nous nous servons d'ordinaire, a, de longueur totale, sans en suivre la courbure, dix-sept pouces : longueur des cuillers jusqu'au pivot, neuf pouces (1) ; des manches, huit pouces ; plus grande largeur des cuillers, vingt lignes ; plus petite largeur (près de l'articulation), sept lignes ; épaisseur du milieu des cuillers, deux lignes ; de la naissance des cuillers, trois lignes ; écartement des bords concaves (l'instrument joint et fermé), vingt-quatre lignes ; des bords convexes, vingt-six lignes : la courbure des bords est telle que, l'instrument placé sur un plan horizontal, le point le plus élevé

---

(1) On pourrait sans inconvénients diminuer cette longueur d'un pouce environ (Levret), quoique quelques accoucheurs aient voulu, au contraire, la porter plus loin encore. Le professeur Flamand donne dix pouces à la cuiller, cinq pour la plus grande longueur de la tête, et autant pour la hauteur de l'excavation ; mais, quand on applique le forceps au détroit supérieur, la convexité de la tête est toujours enfoncée au moins d'un ou deux pouces dans le vide de ce détroit. Quatre pouces suffisent pour l'embrasser solidement, et l'axe de l'excavation pelvienne n'offre pas plus de quatre pouces d'étendue. Ce n'est pas par sa paroi postérieure, mais par sa ligne centrale, qu'il faut mesurer la hauteur de l'excavation dans le cas qui nous occupe.

des cuillers au-dessus de ce plan en est distant de trois pouces cinq lignes (1).

Usages. Le forceps n'est point destiné à comprimer, à réduire; tout au plus doit-il compenser son épaisseur par la réduction qu'il produit (excepté les cas où l'on emploie après la crâniotomie, la détroncation, la putréfaction du fœtus): il doit seulement saisir et contenir la *tête* de l'enfant; il n'est fait que pour être appliqué sur elle seule. Sur la mère, il ne doit rien forcer, rien dilater outre mesure et surtout rien déchirer. Il faut donc, pour l'appliquer, que la tête de l'enfant se présente, que les membranes soient rompues, et que l'orifice utérin soit largement dilaté ou même franchi par la tête.

Le forceps convient principalement dans les cas d'inertie de l'utérus, après que la dilatation de l'orifice est complète; il convient encore quand un certain degré d'étroitesse du bassin retarde le passage du fœtus (trois pouces un quart). Enfin, l'usage en est indispensable lorsque quelque accident grave force de terminer promptement la parturition: tels sont, du côté de la mère, l'hémorrhagie, l'éclampsie, la rupture de l'utérus, une extrême faiblesse; du côté de l'enfant, la procidence du cordon ombilical, d'une main, la direction vicieuse de la tête, quoique fort avancée dans le bassin, etc.

Avantages et dangers. Le forceps ne blesse ni la mère ni l'enfant quand il est bien appliqué, et il a l'avantage de ne point occasionner le refoulement du sang vers la tête, comme la version; mais, mal introduit ou extrait brusquement, etc., il peut déchirer le vagin, le séparer de la matrice, surtout en arrière, fendre l'orifice utérin, perforer l'utérus ou du moins déchirer le périnée, contondre

______

(1) Une plus forte courbure permet sans doute d'agir plus sûrement, d'un côté à l'autre, au détroit supérieur; mais elle rend presque impossible toute opération dans laquelle on voudrait placer une cuiller en avant, l'autre en arrière, et même diagonalement.

la vulve et déterminer dans le vagin des escarres et des fistules. Mal appliqué, il peut non-seulement contondre, mais même entamer la tête du fœtus; trop serré, il peut, comme nous l'avons vu, la fracturer, et il ne manquerait pas de produire de graves désordres, si l'on voulait, comme certains auteurs, l'appliquer sur l'extrémité pelvienne. L'application de cet instrument n'est donc pas une opération indifférente, et il faut bien se garder d'y recourir sans nécessité; elle requiert beaucoup d'instruction, d'habitude et de prudence : c'est un instrument de mort entre les mains d'un ignorant présomptueux.

Règles générales. Le forceps, étant, pour ainsi dire, moulé à la fois sur les côtés de la tête et sur la forme de l'excavation, doit toujours être, *autant que possible,* placé sur les côtés du crâne, et introduit de manière à ce que ses bords concaves regardent la symphyse pubienne ou puissent être bientôt ramenés à ce point; d'où il suit que ces bords concaves devront toujours être tournés vers le point de la tête du fœtus qu'on se propose de ramener derrière les pubis (front, pour les troisième et quatrième positions du vertex), ou dans l'arcade (occiput, pour les première et deuxième positions du vertex, menton pour les positions de la face).

La direction, la situation à donner à l'instrument étant ainsi déterminées, il faut l'introduire, après l'avoir légèrement chauffé et enduit d'un corps gras, et après l'avoir montré à la femme pour dissiper ses craintes. Celle-ci est placée de la même manière que pour la version, c'est-à-dire couchée sur le dos, les membres inférieurs fléchis, etc. Chaque branche sera introduite séparément : portée au lieu convenable, la première sera confiée à un aide qui la tiendra immobile jusqu'à ce que l'autre soit placée; celle-ci traversera la vulve au-devant de la première.

Si les cuillers doivent être placées sur les côtés du bassin (après rotation de la tête), on commencera par introduire la branche gauche, celle qui porte le pivot ; la droite (mortaise) sera ensuite glissée par-dessus la première, et alors l'articulation se fera facilement, le pivot étant sous la mortaise.

Si les cuillers doivent être placées diagonalement, ou même l'une en avant, l'autre en arrière (position diagonale ou transversale de la tête), il faut commencer par la branche qui doit être plus en avant, parce qu'il restera toujours dans la concavité du sacrum assez d'espace pour l'autre. Chaque cuiller sera introduite par un mouvement en ligne courbe, qui se conformera à la fois à la courbure des bords et à celle des faces.

Pour cela, la branche droite sera tenue de la main droite et la gauche de la main gauche, vers leur milieu, entre le pouce appuyé sur le côté de la partie articulaire qui répond à la face convexe de la cuiller, et l'index et le médius placés sur le côté opposé : le côté qui continue le bord convexe de la cuiller étant soutenu entre le premier et le deuxième os du métacarpe d'une part, et supporté, d'autre part, sur le doigt annulaire. Ainsi tenue, et présentée, pour ainsi dire, parallèlement à l'aine gauche de la femme, la cuiller droite sera insinuée vers le côté droit et postérieur de la vulve, au-devant de l'échancrure sciatique. A mesure qu'elle pénétrera, le manche resté au-dehors sera à la fois rapproché de la ligne médiane pour suivre la courbure des faces, et abaissé entre les cuisses pour suivre celle des bords et faire marcher la cuiller suivant l'axe courbe de l'excavation pelvienne. Pour faciliter l'achèvement de cette opération, l'accoucheur abandonnera la partie moyenne de la branche, sans cesser de la soutenir, glissera sa main vers le crochet, qu'il saisira en dessus par une pronation modérée : ce dernier mouvement sera nécessaire, surtout dans les cas où la cuiller devra être placée au-devant du bassin, ce qui forcera d'abaisser davantage encore le crochet pour élever d'autant l'extrémité de la cuiller (1). Les mêmes règles, appliquées au côté opposé, présideront à l'introduction de la cuiller gauche.

Du reste, chacune d'elles sera conduite par deux doigts ou par toute la main libre jusqu'au bord de l'orifice utérin, si la tête ne l'a pas franchi, et l'on s'assurera que l'instrument glisse entre ce bord et la tête. Si l'orifice est franchi, la cuiller rampera sur la convexité de la tête, afin de ne pas blesser les parois du vagin, ou l'orifice qui n'est peut-être pas encore relevé en totalité sur le cou de l'enfant. Si l'on sent de la résistance, on s'arrêtera, surtout si la femme accuse beaucoup de douleur ; on retirera un peu la cuiller, et on la glissera de nouveau avec douceur dans une direction un peu plus inclinée sur la tête de l'enfant. La cuiller devra dépasser quelque peu la partie à saisir ; alors la branche sera ferme et bien fixée sur la tête, signe certain qu'elle est bien placée. Si la branche à pivot (gauche) a dû être introduite par-dessus la branche à mortaise, on décroisera lentement les crochets ou manches du forceps, et on fera passer sans violence et sans secousse le manche à pivot sous celui à mortaise ; puis, on articulera ces branches sans efforts brusques, et en leur donnant la direction convenable si elles ne sont pas parfaitement en regard l'une de l'autre.

L'instrument placé et articulé devra imprimer à la tête les mouvements qui lui restent à exécuter pour compléter les divers temps du mécanisme naturel. Les tractions et rotations seront exécutées sans violence, sans secousse, mais avec une force proportionnée à la résistance des obstacles à vaincre et soutenue à un degré constamment

---

(1) Dans ce cas, cette extrémité arrivera au lieu de sa destination, en suivant une ligne spirale depuis le bord inférieur du ligament sacro-sciatique, jusque derrière l'éminence ilio-pectinée ou la symphyse pubienne : il ne faut pas la glisser d'abord profondément en arrière pour la ramener ensuite en devant, manœuvre difficile et dangereuse.

égal ; il faut surtout diriger ses efforts dans le sens exact de l'axe des passages à franchir : on peut toutefois en aider l'efficacité par de légères inclinaisons alternatives imprimées d'un côté à l'autre au forceps, mais avec beaucoup de circonspection.

Dans le plus grand nombre des cas, il est prudent de désarticuler sans secousses et d'extraire doucement chaque branche l'une après l'autre (en suivant une ligne courbe analogue à celle qu'on a suivie pour l'introduction), dès que la tête ouvre largement la vulve et fait ressortir fortement le périnée, dès qu'elle n'est plus enfin retenue que par les parties molles : on leur laisse ainsi le temps de se dilater, on en évite la rupture, et le moindre effort de la femme suffit pour achever l'expulsion. Ce n'est que dans les cas urgents (convulsions, hémorrhagie, etc.), qu'il faut hâter et compléter l'extraction : plusieurs fois je me suis contenté de soutenir l'instrument, sans tirer et sans l'extraire dans ces derniers moments. Ce parti est peut-être même préférable à l'autre, parce que, si l'extraction des branches n'est pas bien ménagée, elle entraîne la tête au-dehors et produit les inconvénients qu'on veut éviter, et parce qu'il pourrait arriver que l'inertie ou l'indolence de la femme fût telle qu'on se vît forcé de réintroduire l'instrument.

Règles particulières. Elles sont toutes relatives à la position dans laquelle se présente la tête de l'enfant, et au *temps* de son mécanisme auquel elle est parvenue.

A. *Vertex.* 1° Quand il est encore à peine engagé dans le détroit supérieur, il n'est pas toujours possible d'appliquer les cuillers sur les côtés du crâne. En effet, le diamètre occipito-frontal est alors diagonalement ou transversalement placé sur le détroit, donc une cuiller devrait être glissée en avant et l'autre en arrière : mais la tête étant dirigée selon l'axe du détroit supérieur, il faudrait aussi donner à l'instrument cette direction : or, considéré sur ses faces, il n'offre que des courbures partielles, et sa totalité représente une ligne droite et inflexible, que le bas du sacrum et le coccyx arrêteront et empêcheront de prendre la direction susdite. Ces difficultés ont été généralement attribuées à de prétendus enclavements.

On se verra donc fréquemment forcé d'appliquer les cuillers vers les côtés du bassin, et par conséquent, sur l'un des os frontaux et sur la région mastoïdienne du côté opposé. Alors la courbure des bords du forceps s'accommode à celle de l'excavation, et au moyen de cette courbure, le haut des cuillers est dirigé parallèlement à l'axe du détroit supérieur, sans que leur partie inférieure soit gênée par le coccyx.

Sans doute la tête est saisie ainsi d'une manière défavorable, et l'instrument a moins de prise; mais cependant cette manœuvre, adoptée d'une manière trop générale par les Allemands (Stein), ne risque point de blesser la face, comme on l'a dit : la tête est déjà fléchie pour peu qu'elle ait pénétré dans le détroit, et l'instrument ne porte que sur le front (*fig.* 25). La flexion s'achève même et se complète entre les cuillers, favorisée par leur pression.

La tête, ainsi saisie, ne pourrait pas être amenée complétement au-dehors; mais il arrive parfois que la tendance naturelle et la disposition réciproque des parties (bassin et tête) impriment à la tête la rotation qui constitue le deuxième temps : celle-ci tourne entre les cuillers, qui peuvent dès-lors achever l'extraction. Il faut, pour cela, que les branches soient modérément serrées, et c'est là l'avantage du forceps ordinaire sur ces instruments munis de vis destinées à rapprocher les cuillers.

Si la rotation ne s'opère pas spontanément, le forceps sera extrait suivant les règles ci-dessus mentionnées, replacé ensuite, comme dans le cas suivant.

2° Si la tête est déjà parvenue dans l'excavation, il sera plus facile d'appliquer l'instrument sur les côtés du crâne. Le bord concave devant être tourné vers l'occiput dans les positions occipito-antérieures, et vers le front dans les occipito-postérieures, il s'ensuit que, pour la *première* et la *troisième* position, on introduira d'abord la branche droite, et qu'on en glissera la cuiller derrière la région sous-cotyloïdienne droite : la branche gauche sera placée ensuite vis-à-vis de l'échancrure sciatique gauche. Pour la *deuxième* et la *quatrième,* on commencera, au contraire, par la branche gauche, qu'on glissera derrière la région sous-cotyloïdienne gauche, etc.

Les branches réunies (*fig.* 25), on tirera selon l'axe du détroit supérieur pour terminer le premier temps. Puis on relèvera lentement les crochets, en les ramenant vers la ligne médiane (rotation de gauche à droite pour la première et la troisième, de droite à gauche pour la deuxième et la quatrième position), pour compléter le deuxième temps : cette rotation s'opère presque spontanément, en raison de la forme du forceps, dont la courbure n'est parallèle à celle de l'excavation que quand son bord concave est du côté des pubis (Boër, Désormeaux). Le troisième temps s'achèvera par une forte élévation des crochets, plus forte, plus lente et plus soutenue pour les deux dernières positions que pour les deux premières. On fera ainsi remonter l'occiput au-devant de la symphyse pubienne dans les deux premières, et le front derrière la même symphyse dans les deux dernières. Le front se dégagera au-devant du périnée dans les unes, ce sera l'occiput dans les autres. Dans celles-ci, un quatrième temps restera encore à exécuter, celui du dégagement du front au-dessous de la symphyse pubienne ; il s'opérera sans peine et même spontanément, si l'on extrait les branches du forceps aussitôt que l'occiput sera dégagé.

5° Après le deuxième temps, le diamètre occipito-frontal étant toujours antéro-postérieur, les cuillers doivent être placées vers les côtés du bassin (*fig.* 26), et l'on commencera toujours par la branche gauche ou branche à pivot, pour les raisons susdites : on n'aura plus à faire exécuter que le troisième temps, tel que nous l'avons décrit tout à l'heure.

4° Dans les variétés transversales (occiput tout-à-fait à droite, front à gauche, et *vice versâ*), on suivra les mêmes règles que pour le premier temps des positions franches, en glissant seulement plus en avant encore et jusque derrière les pubis, la cuiller, qui, dans les cas précédents, s'arrêtait derrière la région ischio-pubienne. Ces positions devant être réduites à l'une des quatre cardinales, on devra tourner la concavité des bords du forceps vers l'occiput, si l'on espère avoir plus de facilité à le tourner en avant (circonstance, toutes choses égales d'ailleurs, plus favorable que l'autre); vers le front, dans le cas contraire.

5° L'inclinaison de la tête vers l'occiput ou vers le front ne change rien aux préceptes ci-dessus établis, à moins que la position n'avoisine celles de la face (*voy. ci-après*). L'inclinaison vers un des pariétaux rend l'application *bi-pariétale* plus difficile, et devient une raison de plus pour déterminer à pratiquer l'application *fronto-mastoïdienne* décrite plus haut. Une trop forte obliquité du fœtus en arrière (positions sus-pubiennes) s'oppose tout-à-fait à l'opération, et offre d'autres indications, la version, par exemple.

B. *Face*. Dans telle position que ce soit de cette partie, il n'y a qu'un seul et même mode de terminaison, la progression du menton en avant et son dégagement dans l'arcade pubienne. Par conséquent, le forceps doit constamment être appliqué sur les côtés de la tête, et les bords concaves des cuillers tournés vers le menton.

1° *Premier temps*. Si la tête est trop élevée pour qu'on puisse placer une cuiller en avant et l'autre en arrière, il faut recourir à la version du fœtus; car on n'a pas ici, comme pour le vertex, la ressource de placer les cuillers sur les côtés du bassin, puisque l'une d'elles porterait sur le cou de l'enfant.

Si la face est plus abaissée, une branche sera placée en avant et l'autre en arrière du bassin. En conséquence, pour la première position, la branche gauche sera introduite d'abord et glissée, par une route spirale déjà décrite, de l'échancrure sciatique gauche, derrière la symphyse pubienne ; la branche droite sera, au contraire, conduite dans la courbe du sacrum : ce serait le contraire pour la deuxième (*fig.* 52). Les branches réunies, on tirera d'abord selon l'axe du détroit supérieur ; puis, relevant peu à peu les crochets et les ramenant vers la ligne médiane par un mouvement simultané de droite en avant par rapport à la mère, on conduira à la fois dans l'arcade pubienne (deuxième temps) les bords concaves de l'instrument et le menton du fœtus. Enfin (troisième temps, *fig.* 53), une forte élévation des crochets, combinée avec des tractions continues et sans secousses, enfoncera davantage dans l'arcade la mâchoire inférieure et la face, et dégagera au-devant du périnée le front et le reste du crâne.

2° Si la face avait déjà exécuté sa rotation, et que le menton fût dans l'arcade, le forceps serait placé à la fois vers les côtés du bassin et sur ceux de la tête : on commencerait donc, dans tous les cas, par introduire la branche gauche (pivot) ; il ne resterait plus alors à exercer que l'élévation des crochets que nous venons de décrire.

3° Les variétés diagonales imprimeraient quelques variations légères aux procédés décrits. Le menton fût-il plus ou moins en arrière, c'est là qu'il faudrait tourner les bords concaves des cuillers, afin de ramener le menton en avant (Smellie).

C. *Base du crâne.* Après un accouchement dans lequel le fœtus avait présenté l'extrémité pelvienne, ou après la version, on a quelquefois de la peine à extraire la tête qui se présente alors par la base du crâne. Nous avons dit que les doigts suffisent toujours à son extraction; mais si l'on trouvait plus de facilité à se servir du forceps, voici comment il faudrait s'y prendre.

1° Si la face était derrière les pubis, on abaisserait fortement le tronc, et l'on introduirait le long des côtés du cou, jusque sur les côtés du crâne, les branches du forceps; on les réunirait au-devant du thorax, et l'on tirerait fortement en bas, en faisant en même temps abaisser le tronc. On pourrait peut-être ainsi abaisser la face derrière les pubis, et la faire sortir, du menton au front, dans l'arcade, l'occiput remontant proportionnellement dans la concavité du sacrum. Il serait plus simple de tourner, avec la main, la face dans la concavité du sacrum (voy. *Version*); et c'est ce qu'on devrait toujours faire, si elle était placée vers l'un des ilions.

2° Qu'on l'ait amenée en arrière, ou qu'elle y soit placée de prime abord, le forceps sera appliqué aussi sur les côtés de la tête (*fig.* 51); mais on l'introduira sous le cou du fœtus, en faisant relever fortement le tronc. Ensuite, on exercera quelques tractions en bas pour faire descendre tout-à-fait la tête dans l'excavation; puis, on élèvera à la fois l'enfant et le forceps, en tirant sur celui-ci dans l'axe du détroit inférieur pour dégager la face, du menton au front, au-devant de la fourchette : le reste de la tête suivra immédiatement sans difficulté.

3° Si la tête avait été séparée du tronc par des tractions imprudentes, le forceps serait appliqué sur ses côtés, et l'on tirerait d'abord dans l'axe du détroit supérieur, puis dans celui du détroit inférieur : la tête tournerait spontanément son grand diamètre parallèlement à ces axes, en offrant aux ouvertures du bassin l'une de ses extrémités, la face ou l'occiput. La résistance d'une de ces extrémités contre les parois du bassin suffirait pour faire basculer et descendre l'autre. Si le bassin était trop étroit, on pourrait recourir en même temps à la crâniotomie simple ou térébrante et aux crochets aigus.

ARTICLE II. — Opérations qui nécessitent la solution de continuité de quelque partie du fœtus.

Outre la décollation, la ponction, applicables seulement à quelques cas particuliers (position de l'épaule, hydropisie), il est encore d'autres opérations de ce genre, qui peuvent s'appliquer à des cas plus nombreux et plus variés : tels sont surtout l'emploi du crochet aigu et celui des crâniotomes.

§ Ier. *Application du crochet aigu.*

Description. Le crochet aigu (*fig.* 44) diffère du mousse : 1° par une courbure plus brusque et plus prononcée, telle que la pointe est dirigée vers le manche de l'instrument ; 2° par une anse moins large et moins étendue ; 5° par une courbure médiocre de la tige qui le supporte, et dont la concavité est tournée vers le crochet même ; 4° par une largeur plus grande de sa lame, qui, aplatie quoique forte, est, pour plus de solidité, munie d'un angle ou arête sur sa face convexe. Ainsi conformé, il avance davantage vers le centre de la partie à saisir ; il y pénètre avec facilité, y trouve une prise assurée, et permet d'employer beaucoup de force sans fendre et dilacérer les organes sur lesquels il s'est attaché. Cet instrument doit être d'acier, et sa longueur peut varier de 12 à 14 pouces, y compris un manche de bois que remplace la cuiller du forceps garnie de linge, si le crochet est adapté à l'une des branches de cet instrument.

Conditions nécessaires, avantages, dangers. Le crochet aigu ne peut être appliqué que sur un enfant indubitablement mort (voy. *Partie physiol.*, *Section* IV, § IV, A). Dans quelques cas rares, on a pu l'appliquer sur le sternum ou le rachis (après décollation), ou sur le sacrum du fœtus ; il est rare alors qu'on puisse l'entraîner autre-

ment que par lambeaux , et toute dégoûtante qu'est une
pareille manœuvre, elle est encore préférable à l'affreuse
opération césarienne quand l'enfant est privé de la vie et
le bassin excessivement resserré, seul cas où l'on doive
recourir à de pareilles ressources. A part ces circonstances, le crochet aigu ne s'applique que sur la tête; encore
faut-il que l'emploi du forceps soit reconnu insuffisant ,
soit en raison de l'élévation du fœtus dans le bassin , soit
à cause de la déformation de ce passage osseux , soit enfin
vu l'état de mollesse où le crâne est réduit par la putréfaction ou par la craniotomie. L'usage du crochet aigu
doit, en effet, être aussi restreint que possible , soit pour
éviter (ce qu'on a vu plus d'une fois dans des mains témé-
raires) d'amener, avec des blessures déplorables , des
enfants vivants qu'on avait crus morts, soit pour sauver
d'autres dangers à la femme même. Il est arrivé quelquefois qu'un opérateur ignorant a implanté le crochet dans
les os de la mère, en croyant saisir ceux du fœtus ; plus
souvent encore, en s'échappant brusquement , après
avoir rompu les parties qu'il avait pénétrées , le crochet
a produit, dans les organes de la femme , des lacérations
funestes.

Opération. Pour introduire cet instrument, on l'enduira
d'un corps gras ; puis , on en couvrira la pointe avec les
doigts ou la main, qui trouveront plus de facilité à pénétrer
avec lui et à lui servir de conducteur. Arrivé au lieu convenable, les doigts laisseront la pointe libre et appuieront
sur la convexité de son anse ; ils aideront ainsi à l'effort
de la main qui tient le manche, et qui doit tourner le crochet vers la surface à saisir et l'y enfoncer. Cette même
main sera le principal agent de l'extraction ; elle agira
dans le sens de l'axe du détroit supérieur d'abord , puis
de l'inférieur, et pendant ces efforts l'autre main restera
dans le vagin pour en apprécier les effets, pour reconnaître si l'instrument ne rompt pas les tissus qu'il a tra-

versés, s'il ne risque pas de lâcher prise et de blesser la femme. Veut-on enlever le crochet pour le placer ailleurs, on l'élève pour le dégager, et les doigts en couvrent la pointe jusqu'à ce qu'il soit au-dehors ou bien à l'endroit où l'on veut l'appliquer de nouveau. Il peut être utile, en effet, d'accrocher d'abord du côté des pubis, et plus tard du côté du sacrum de la mère, la tête du fœtus : on agit ainsi plus aisément dans la direction des axes de l'un ou de l'autre détroit.

Il n'est pas indifférent, même à part cette dernière considération, de fixer le crochet sur l'un ou l'autre point de la tête. Il faut que son action reproduise, autant que possible, les mouvements du mécanisme de la parturition naturelle : si c'est le vertex qui se présente, on tâchera d'accrocher l'occiput ; si la tête présente sa région cervicale, c'est sur le front, sur la racine du nez, qu'on placera l'instrument ; si la face s'avance la première, c'est le menton qui devra être saisi ; enfin, si la position est imparfaite, inclinée, c'est sur le point le plus élevé qu'il faut agir, afin de redresser la tête en même temps qu'on la fait descendre.

§ II. *Crâniotomie.*

A. La *crâniotomie simple* consiste à ouvrir une des commissures membraneuses ou une des fontanelles du crâne, à broyer la masse cérébrale, à la délayer et l'entraîner au-dehors, par des injections faites à l'aide d'une seringue et d'une longue canule.

Cette opération ne convient que quand on a la certitude de la mort de l'enfant, et que le bassin est trop étroit pour donner facilement passage à la tête, soit après la version ou la détroncation, soit lorsque le vertex se présente le premier. On s'est servi souvent d'un bistouri entouré en partie de linge, d'un couteau, d'une lame quelconque. Les ciseaux forts employés par Smellie ont été perfectionnés par Levret et par Stein. Ceux de ce dernier ont un manche fort long, des lames courtes, fort tranchantes en dehors et munies d'oreillons; ceux du premier sont aussi tranchants, mais modérément en dehors, mousses en dedans, et représentant par la réunion des deux lames une sorte de poignard (*fig.* 46). Conduit et enfoncé avec les mêmes précautions que le crochet aigu, cet instrument agrandit aisément l'ouverture qu'il a faite si l'on en écarte les anneaux, pourvu qu'il soit entré dans une fontanelle ou une suture, et non dans les os mêmes. La perforation terminée, les doigts, portés dans l'ouverture faite au crâne, suffisent quelquefois pour l'extraction; d'autres fois, le crochet mousse ou aigu, le forceps, deviennent nécessaires.

B. La *crâniotomie térébrante* peut devenir indispensable si, l'enfant étant décidément mort, le bassin a moins d'un pouce et demi; elle peut même être réclamée par une difformité moindre, si l'on trouve trop de difficulté à faire pénétrer le crâniotome ordinaire, si les sutures, les fontanelles sont peu accessibles (après version), et s'il faut nécessairement traverser les os. Le *terebellum* que j'ai fait construire (*fig.* 45) est une sorte de vis conique, à sinuosité profonde, et dont les pas sont tranchants, à l'exception du plus large qui est émoussé pour protéger les parties de la femme; on peut lui donner 15 lignes de diamètre et de hauteur. Cette vis ou mèche doit être d'acier, aussi bien que la tige qui la supporte; celle-ci doit avoir, avec son manche, une longueur de 12 à 14 pouces. Cet instrument, poussé en spirale comme un tire-fond, peut se fixer dans les os et servir de tire-tête; enfoncé plus avant, il traverse et brise sans peine les os de la voûte ou de la base du crâne; il peut réduire cette dernière en fragments mobiles et susceptibles de s'aplatir et de prendre ainsi de très-faibles dimensions.

C'est le même but que s'est proposé Baudelocque neveu,

en se servant d'un forceps très-solide, dont les branches pleines, étroites et peu courbées, sont serrées à l'aide d'une vis. Cet instrument doit, ce me semble, exiger, pour son application, un espace libre assez considérable (au moins deux pouces d'avant en arrière) dans les détroits du bassin.

ARTICLE III. — Opérations qui nécessitent une solution de continuité des parties de la mère.

§ Ier. *Section pubienne ou symphyséotomie.*

A. Cette opération est le plus souvent requise par un certain degré de rétrécissement du bassin, lorsque l'enfant est vivant (deux pouces et demi à trois pouces). Elle pourrait convenir aussi dans certains cas de rétroversion de l'utérus, de grosseur excessive de la tête du fœtus, ou de monstruosités qui n'empêcheraient pas l'enfant de donner des signes de vie non équivoques.

Pratiquée d'abord par Sigault, elle consiste : 1° à faire à la peau du pubis, préalablement rasée, une incision longitudinale de trois à quatre pouces de longueur ; 2° à fendre couche par couche le fibro-cartilage de la symphyse pubienne ; 3° à augmenter l'écartement qui se manifeste aussitôt que la section est complète ; 4° à extraire l'enfant par les moyens les moins dangereux.

Le deuxième temps de l'opération est quelquefois difficile, soit que la symphyse se trouve complétement ossifiée, comme on l'a vu, cas qui nécessite l'emploi de la scie ; soit, ce qui est plus ordinaire encore, que l'irrégularité du bassin ait déjeté la symphyse d'un côté ou de l'autre.

Le troisième temps n'est pas le plus difficile, mais c'est le plus dangereux. En écartant les cuisses de la femme, on écarte aussi les os du bassin, et les pubis peuvent s'éloigner l'un de l'autre jusqu'à une distance de deux pouces, sans accidents graves, à moins qu'une des deux symphyses sacro-iliaques étant soudée, l'écartement ne porte en entier sur l'autre et n'y amène des ruptures fâcheuses. Un écartement de plus de deux pouces aux pubis déchire inévitablement les symphyses sacro-iliaques; de-là viennent des claudications incurables, et même des abcès qui s'étendent au loin et causent souvent la mort. Sur 41 femmes ainsi opérées, 14 sont mortes, et 23 des enfants que ces opérations ont produits sont nés morts par suite des violences auxquelles ils ont été exposés, parce qu'on a dépassé les bornes qui circonscrivent l'utilité réelle de cette opération.

Le quatrième temps (extraction) peut être exécuté à l'aide du forceps, lorsque la tête était déjà fort descendue au moment où l'on s'est décidé à pratiquer l'opération : la version convient dans les autres cas. On pourrait même y recourir à l'avance quand la vie de l'enfant est douteuse ; tout serait tenu prêt pour la symphyséotomie ; on l'exécuterait sans retard dès que le tronc de l'enfant, amené hors de la vulve, apprendrait que la vie n'est pas éteinte ; dans le cas contraire, on épargnerait cette opération grave à la femme et l'on procéderait à la crâniotomie.

B. On a parlé de remplacer la symphyséotomie par un trait de scie porté sur les pubis et les ischions au niveau du trou sous-pubien ; il nous semble que ce serait une opération des plus graves, à cause de l'épaisseur des chairs qui recouvrent ces os.

§ II. *Section césarienne ou hystérotomie.*

A. On a nommé *hystérotomie vaginale* l'incision pratiquée au col de l'utérus dans les cas d'obturation, de rigidité excessive de son orifice, ou bien encore dans les déviations de cet orifice qui ne peuvent être réduites et qui produisent la distension excessive des parois du col. Je renvoie, pour ces divers objets, à l'article des *Obstacles formés par les parties molles (Parturition morbide).*

B. L'*hystérotomie abdominale* est l'opération césarienne proprement dite.

Définition. Elle se compose d'une incision aux parois de l'abdomen et d'une autre à celles de l'utérus. La première était autrefois exécutée sur l'un des flancs, et l'on a voulu vainement faire revivre cette pratique (Planchon) ; aujourd'hui on la fait sur la ligne médiane (Guenin, Solayrès, Henchel, Deleurye) : le procédé de Lauverjat (incision transversale de l'abdomen et de l'utérus) n'a pas pris faveur.

Description. On attendra, pour pratiquer cette opération (même dans les cas où elle est évidemment indiquée à l'avance), que le travail puerpéral se déclare : c'est le moyen d'être sûr de la maturité du fœtus et d'imiter le plus possible les procédés naturels ; de mettre, en un mot, la femme, autant qu'il se peut, dans l'état normal des couches.

Un bistouri convexe, un bistouri droit boutonné, des aiguilles courbes enfilées aux deux bouts de quelques anses de fil ciré, des chevilles ou plumes pour la suture, une mèche de séton : tels sont, avec les linges du pansement et des bandelettes agglutinatives, les pièces d'appareil nécessaires.

La vessie sera vidée par le cathétérisme immédiatement avant l'opération ; l'intestin sera aussi désempli par un lavement ; la région pubienne sera rasée. La femme étant étendue horizontalement et fixée sur un lit par quelques aides, l'utérus réduit en ligne directe, s'il était oblique, le chirurgien se place à son côté droit. Armé du bistouri convexe, il incise, de l'ombilic aux pubis, la peau et le tissu cellulaire ; il ouvre légèrement l'aponévrose vers sa partie inférieure, y glisse le bistouri boutonné, et la fend de bas en haut jusqu'au niveau des limites de la première incision. Le péritoine est incisé de même, et l'on a soin de prendre garde que la vessie, peut-être imparfaitement vidée, ne se présente au bistouri. L'utérus est ensuite incisé sur la partie antérieure et médiane de son corps, en évitant ainsi les gros vaisseaux qui pénètrent vers les parties latérales ; il sera d'abord incisé couche par couche, à l'aide du bistouri convexe, jusqu'à ce qu'on arrive aux membranes du fœtus ; le bistouri boutonné achèvera alors, de haut et de bas, une incision de cinq à six pouces, en respectant les membranes de l'œuf. Celles-ci seront ouvertes avec les doigts ; le placenta sera décollé s'il se présente à l'ouverture, et le fœtus sera extrait et secouru le plus tôt possible par les mêmes soins qu'on lui donnerait après une naissance ordinaire. J. Bell et Mme. Boivin veulent qu'on ouvre la matrice près du col et dans l'étendue de deux pouces et demi seulement.

Les secondines seront, immédiatement après, décollées et extraites ; on prendra garde aussi que l'eau de l'amnios s'épanche le moins possible dans l'abdomen (Planchon) ; on pourra même chercher à désobstruer l'orifice utérin, en portant un doigt dans le vagin, et l'autre, par la plaie, dans la matrice.

L'hémorrhagie qu'avaient fournie les vaisseaux utérins, a dû être arrêtée momentanément par les doigts des aides ; elle cesse, après l'opération, par la réduction de l'utérus, qui diminue considérablement aussi l'étendue de la plaie faite à cet organe.

On pratique alors trois ou quatre points de suture enchevillée, laissant au-dessus des pubis un espace de deux pouces environ, destiné à donner passage aux humeurs épanchées ; on y place la mèche de séton. Les bandelettes agglutinatives, la charpie, les compresses et un bandage de corps achèvent le pansement.

Une saignée, si la femme est robuste, pourra prévenir l'inflammation ; les sangsues ne sont utiles que quand cette inflammation a paru. Diète et boissons adoucissantes.

Après la guérison, une ceinture préviendra l'éventration. De nouvelles grossesses pourraient rompre la cicatrice utérine, quoique le contraire ait été vu quelquefois.

Cas d'emploi, avantages, inconvénients. Cette cruelle opération ne doit être tentée qu'à la dernière extrémité et quand aucun moyen ne peut y suppléer ; elle est la seule ressource dans les excessives difformités du bassin (*voy. cet article*), ou quand des tumeurs inattaquables envahissent l'excavation.

Il faut encore que l'enfant soit présumé vivant, pour qu'on ose l'entreprendre sans mériter le nom d'homicide. Exceptons-en seulement les cas où les passages naturels offriraient moins de douze à quinze lignes (*voy. l'article précité*), et où l'enfant aurait le volume et la consistance d'un cadavre récent et non putréfié.

En effet, quoiqu'on en ait obtenu des succès assez nombreux (voyez-en l'énumération, *Prat. des acc.*, xie mém.), les suites funestes ont été infiniment plus nombreuses encore. La péritonite la suit ordinairement de près : elle se déclare avec une violence presque toujours indomptable ; quelques heures suffisent parfois pour amener la mort, d'autres fois la vie se prolonge pendant quelques jours au milieu d'affreuses douleurs.

C. On avait espéré éviter une partie des dangers de l'hystérotomie, en ouvrant la partie supérieure du vagin, après avoir incisé les parois abdominales (Baudelocque neveu). Cette opération, peu différente de celles proposées par Ritgen et Physick, qui ouvrent l'utérus vers son col après en avoir détaché et soulevé le péritoine, nous avait semblé *à priori* plus difficile et non moins dangereuse (hémorrhagie, péritonite) que l'hystérotomie ; elle a échoué dès la première tentative faite sur le vivant.

§ III. *Gastrotomie.*

On nomme ainsi l'incision des parois abdominales, dans les cas de grossesse extra-utérine ou de rupture de la matrice avec passage de l'enfant dans l'abdomen (*voy. ces articles*).

On ne peut dire rien de précis sur le lieu, sur l'étendue de l'incision ; cela dépend des circonstances. Cinq à six pouces sont nécessaires pour le passage d'un fœtus volumineux et entier ; deux pouces peuvent permettre l'expulsion des lambeaux d'un enfant putréfié et qui a déterminé un abcès : cette opération est très-chanceuse, très-grave, dans les cas de grossesse extra-utérine abdominale. On a quelquefois été forcé de partager la matrice appliquée sur le kyste, pour arriver au fœtus ; l'hémorrhagie, l'inflammation ont presque toujours, en pareil cas, fait périr la femme : quelquefois pourtant on a réussi à la guérir (voy. *Prat. des acc.*, viiie mémoire).

On courrait moins de dangers en incisant un kyste contenu dans le bassin et qui ferait saillir la paroi postérieure du vagin, qu'il y eût suppuration ou intégrité du sac, putréfaction ou état normal du fœtus.

SECTION CINQUIÈME.

DÉLIVRANCE ANORMALE.

§ 1er. *Rétention du placenta.*

A. Le placenta peut être retenu par une simple inertie, et la fragilité du cordon ombilical ne pas permettre d'opérer sur lui les tractions convenables, ou bien le cordon peut céder aux tractions et laisser le placenta dans l'utérus ; il peut aussi n'y rester qu'une portion de cet organe ou même seulement les membranes, et cependant la délivrance être nécessitée par une hémorrhagie, des convulsions, etc.

B. Quelquefois aussi l'utérus, après la sortie de l'enfant, s'est tellement incliné en devant, qu'on ne peut extraire le placenta, et qu'on casse le cordon si l'on tire sans précautions. En suivant ce cordon, on sent qu'il pénètre en devant dans la matrice, et que le placenta décollé offre un de ses bords au voisinage de l'orifice. Le séjour du placenta pourrait occasionner l'hémorrhagie ; il pourrait se putréfier, donner lieu à la physométrie, et peut-être à quelques affections fébriles de mauvaise nature. Il faut, dans ce cas, faire soulever fortement le siége, et diriger ses tractions tout-à-fait en arrière, en appuyant même fortement, dans ce sens, sur la portion du cordon qui traverse le vagin.

C. Le délivre est, dans certains cas, retenu dans le fond de la matrice par la contraction de l'orifice interne ou cervico-utérin. En effet, l'orifice externe est toujours béant après l'accouchement, et le col utérin ouvert par en bas, *instar campanæ* (Ruysch) ; mais le fond ne reste inerte que dans quelques cas morbides (*voy. ci-après*), et l'orifice interne participe ordinairement à sa contraction, surtout après la sortie du placenta. Si la contraction dont il s'agit précède la délivrance, la matrice enveloppe, comme dans une bourse, le placenta retenu : de-là, la dénomination de placenta enkysté ou enchatonné (Peu) ; le doigt ne sent, au fond du col, qu'une ouverture étroite pénétrant dans une cavité, et qu'au premier abord on pourrait prendre pour une rupture de l'utérus (Dubois).

Cette ouverture ne reste pas constamment resserrée ; elle se relâche par moments, comme la totalité de l'organe, et permet alors le passage de la main et du placenta.

D. Une cause plus réelle et plus opiniâtre retient quelquefois le placenta : c'est une adhérence solide de sa surface externe avec l'utérus, adhérence qui paraît tenir à une organisation trop prononcée de la membrane pulpeuse et des vaisseaux utéro-placentaux. Dans ce cas, le placenta ne se laisse point toucher au voisinage de l'orifice, et ne cède pas aux tractions le mieux dirigées ; c'est alors surtout qu'il pourrait séjourner et végéter dans l'utérus, sans causer d'hémorrhagie (Ruysch, Morgagni).

Dans ce cas aussi, si l'on s'opiniâtrait à tirer sur un cordon résistant, on courrait risque de renverser l'utérus.

§ II. *Délivrance artificielle.*

A. Quelle que soit la cause qui retient le placenta, s'il ne cède pas aux tractions simples, ou si l'on craint le renversement de l'utérus, ou enfin si le cordon est rompu et que la délivrance soit indiquée par la crainte de quelque suite fâcheuse, il faut porter la main dans la matrice. Si le placenta est adhérent, cette main tâchera de passer entre l'utérus et les membranes ; si elle ne le peut (ce qu'on reconnaîtra sans peine en touchant la surface lisse et seulement veinée du délivre), elle rompra, déchirera les membranes au voisinage de la circonférence de cet organe ; alors elle le décollera par degré, de cette circonférence au centre, en passant l'extrémité des doigts entre les cotylédons et l'utérus. Cette opération se fera sans violence et sans employer trop énergiquement les ongles. Le placenta décollé sera saisi par tous les doigts réunis en faisceau, et sera extrait en même temps que la main qui s'allongera le plus possible sans lâcher prise. Deux doigts, portés dans le vagin et dans l'orifice (en soutenant, de la main placée sur l'hypogastre, le fond de l'utérus), suffisent quelquefois pour extraire des caillots ou quelque portion des secondines.

B. Quand la rétention du placenta n'est due qu'à l'inertie de l'utérus, et surtout s'il se déclare une hémorrhagie, on conseille d'injecter de l'eau froide dans les vaisseaux du cordon ombilical : le placenta, dit-on, ne tarde pas à se détacher et à sortir ; la perte s'arrête de prime abord (Mojon). Cette méthode n'a pas toujours réussi. Si quelque fragment restait seul dans la matrice et donnait aux lochies une odeur fétide, ce serait le cas de faire dans ce viscère des injections d'eau tiède pure ou mucilagineuse.

SECTION SIXIÈME.

SUITES DE COUCHES MORBIDES.

§ Ier. *Accidents divers.*

Je ne ferai que mentionner ici le *prolapsus* de la matrice qui peut suivre l'accouchement par l'effet d'un exercice prématuré, le *renversement et l'antéversion* du même organe, les *fistules vésico* et *recto-vaginales*, l'*éclampsie*, la *claudication*, l'*inflammation* par mobilité ou écartement des symphyses, les *éventrations* et les *hernies* qui peuvent exister après les couches : il en a été question ailleurs. Je dirai un mot seulement d'une disposition particulière de l'utérus, qui a pu quelquefois en imposer et être prise pour une tumeur fibreuse, pour une antéversion ou rétroversion, etc. : c'est l'inflexion de l'une des parois de la matrice, qui forme un gros pli, saillant en bas, et qu'on peut sentir à travers les parois du vagin. Cette inflexion, due à une inertie partielle de la matrice, se dissipe spontanément; elle est d'ailleurs fort rare.

§ II. *Hémorrhagie.*

Ordinairement elle suit de près l'accouchement, quelquefois même sans intermission; d'autres fois elle paraît plusieurs jours seulement (même quinze jours) après la parturition.

Causes. Hors la présence d'un jumeau dans l'utérus, le cordon coupé avant la délivrance ne peut donner lieu à une hémorrhagie (Hunter, Monro, etc.). La rupture de l'utérus est quelquefois cause d'un écoulement de sang mortel, mais le plus souvent cet accident est dû à l'*inertie* de l'organe. Aux causes que nous avons assignées plus haut (*Sect.* III) à l'inertie, il faut ajouter ici peut-être : 1° le tiraillement du fond de la matrice par une adhérence contractée avec l'épiploon pendant la grossesse

(Ruysch, Morgagni, Weidmann, et *Prat. des Accouch.*, vi^e mém., art. iv); 2° la rétention du placenta (White) ou d'une portion des membranes, qui agit, tant en distendant et fatiguant la matrice, qu'en y produisant un degré d'irritation favorable à l'exhalation sanguine, surtout si cette irritation se propage aux organes centraux (cœur), ou bien si elle est secondée par un état de *suractivité* de ces mêmes organes ; aussi quelquefois (cas très-rare), l'hémorrhagie a-t-elle lieu même sans inertie, sans rétention des secondines, et par un véritable effort ou molimen hémorrhagique (1). Par la même raison, la pléthore y dispose, et l'on peut croire que l'omission des saignées *indiquées* pendant la grossesse est une cause réelle de l'accident qui nous occupe. C'est encore ainsi qu'une chaleur excessive accroît les lochies et peut produire une perte de sang alarmante.

On pourrait, en conséquence, reconnaître deux sources à l'hémorrhagie : l'une, veineuse, aurait lieu dans l'inertie simple par l'ouverture des sinus utérins ; l'autre, artérielle, s'opérerait par l'effet d'un molimen à travers les capillaires exhalants qui fournissent le sang des menstrues, et se continuent dans la grossesse avec les vaisseaux utéro-placentaux. Mais, le plus souvent, il y a simultanément l'une et l'autre.

Signes. — 1° *Signes de la cause.* Le molimen se reconnaît à l'état fébrile du pouls, à la céphalalgie, à la chaleur de la peau, etc. L'*inertie* n'est pas toujours facile à reconnaître, si les parois abdominales sont épaisses, les intestins météorisés, etc. Dans le cas contraire, on sent que l'utérus, au lieu de former un globe réduit dans l'hypogastre, constitue une masse plate, mollasse, étendue au-devant du rachis et s'élevant plus haut que l'ombilic. Si la femme meurt dans cet état, on trouve l'organe mou, peu épais

(1) Ce n'est pas que le molimen ne produise ordinairement une sorte d'inertie, même après réduction parfaite : mais nous citons ici un fait plus rare

et très-extensible, au point d'acquérir aisément, à la moindre distension, le volume qu'il avait durant la grossesse. Quelquefois il se durcit et se réduit incomplètement par intervalles, et retombe aussitôt dans son état de mollesse et de flaccidité.

2° *Signes de l'hémorrhagie externe.* Ecoulement, par la vulve, de sang liquide, souvent très-rouge et très-coagulable, surtout quand l'hémorrhagie commence. Tantôt la quantité ordinaire des lochies est à peine accrue (voy. *Partie physiologique*); tantôt le sang coule, pour ainsi dire, à flots, et inonde en peu d'instants la couche et l'appartement de la malade.

On a quelquefois pris pour une perte inquiétante survenue un peu tard, un retour un peu trop prompt des menstrues : quelquefois, quinze jours ou trois semaines après l'accouchement, si la femme ne nourrit pas, cette évacuation se montre, et ordinairement plus abondante que de coutume, si surtout les lochies ont peu coulé.

3° *Signes de l'hémorrhagie interne.* Suspension de l'écoulement lochial, ou écoulement rare et momentané de quelques caillots, suivis de sang fluide, lors de l'apparition d'une tranchée utérine ; gonflement successif de l'abdomen, propagé graduellement de l'hypogastre aux parties supérieures, et dû à la distension de la matrice par le sang qui s'y accumule par degrés.

4° *Signes communs.* Ils complètent le diagnostic. Ce sont ceux de toute perte de sang considérable. Affaiblissement, pâleur, faiblesse et petitesse du pouls, lipothymies, syncopes suivies de mouvements convulsifs ou d'hystérie. La cécité, les frissonnements spasmodiques, les douleurs de reins, le sentiment de faim à l'épigastre, celui de tiraillement dans les mamelles, sont du plus fâcheux augure.

Ces symptômes ne doivent pas être confondus avec la syncope par dimotion, avec les frissons fébriles ou spasmodiques qui suivent parfois l'accouchement, avec les convulsions, l'hystérie, etc. (point de perte, ni de distension de l'utérus). Nous avons vu une indigestion, compliquée de la présence d'un grand nombre de lombrics dans l'intestin, simuler aussi, jusqu'à la mort, les effets d'une perte abondante.

Pronostic. L'hémorrhagie est assez souvent mortelle ; mais il s'en faut de beaucoup que ce soit sa terminaison la plus ordinaire. Après qu'elle a cessé, elle laisse souvent une céphalalgie violente, opiniâtre, et qui dure plusieurs jours (Mauriceau, etc.). Elle laisse aussi une extrême fréquence du pouls, et souvent sans état fébrile ; mais, dans les épidémies de péritonite et de métrite, elle semble y disposer les malades, et donne alors à l'affection une grande tendance à une funeste adynamie. La rétention d'un corps étranger rend le pronostic plus fâcheux ; mais il est facile d'arrêter les effets, en supprimant la cause qui les produit. L'inertie est parfois très-opiniâtre, et rien ne peut la dissiper. Le molimen se supprime souvent de lui-même après qu'une certaine quantité de sang a coulé ; mais il expose à de funestes récidives. Plus la perte suit de près l'accouchement, plus elle est aussi fâcheuse : quelques jours plus tard, on peut employer le tamponnement ; l'hémorrhagie interne est presque impossible, l'utérus peut se ramollir, mais jamais ou presque jamais au point où il l'est dans l'inertie subséquente au travail. Enfin, l'hémorrhagie interne est plus fâcheuse que l'externe, parce qu'elle est plus souvent méconnue ; le sang épanché dans la matrice n'en est pas moins hors du système circulatoire, et ce viscère en peut contenir assez pour que cette déperdition cause la mort.

Les cadavres de femmes mortes d'hémorrhagie se putréfient avec rapidité et s'infiltrent de gaz putrides ; le sang est rare dans les vaisseaux, et le peu qui en reste est liquide : nous avons vu les membranes séreuses contenir une assez grande quantité de sérosité fortement teinte en rouge (transsudation). Dans la matrice, on trouve parfois un amas de caillots (*hémorrhagie interne méconnue*), ou un seul caillot considérable (comme un pain de quatre à cinq livres; Delamotte).

Traitement. — 1° *Préservatif* (voy. *Inertie; Délivrance*). Saignée dans la grossesse, etc. (*Partie hygiénique*).

2° *Curatif.* Le traitement général de l'hémorrhagie pourrait commencer par une saignée, si le molimen était considérable et l'inertie légère; sinon, c'est un moyen dangereux.

Le *froid* est le moyen le plus généralement employé; quelquefois il suffit d'un courant d'air, de linges frais; d'autres fois il faut appliquer des linges mouillés d'eau froide et même de la glace sur l'hypogastre et les cuisses. On a recommandé les injections d'eau froide; il faut les garder pour les cas extrêmes : elles produisent trop de spasme; les boissons froides sont moins dangereuses. En général, on ira par degrés, et on cessera dès l'apparition d'un frisson qui tend à amener la syncope. Les astringents ingérés dans l'estomac (vinaigre, ratanhia, acétate de plomb, alun, seigle ergoté, eau de Rabel, sulfate de quinine, acide citrique) produisent en général peu d'effet; ils ne doivent pourtant pas être négligés. On a proposé aussi le nitre, la digitale pourprée (Burns) et même l'opium; médicaments incertains, peut-être nuisibles. Les injections astringentes dans l'utérus (vinaigre, alcool) sont dangereuses, inutiles dans les cas peu graves, inefficaces dans les grands dangers; ce serait peut-être pourtant une dernière ressource contre une inertie opiniâtre. On a effectivement obtenu du succès par l'introduction d'une éponge vinaigrée ou d'un citron dépouillé de son écorce et exprimé dans la matrice à l'aide de la main introduite dans sa cavité. L'introduction même de la main et les pressions exercées par celle qui est restée appliquée sur le ventre, sont un moyen d'excitation mécanique ordinairement plus efficace que tout autre et toujours à portée de l'opérateur. Il permet, en outre, d'extraire les corps étrangers restés dans l'utérus, les caillots qui le distendent, etc. Ces caillots ne doivent pourtant pas être extraits trop minutieusement ; il faut surtout se garder d'arracher ceux qui sont peu volumineux et adhérents ; ce sont souvent les plus sûres barrières contre l'effusion du sang. Le galvanisme a été regardé comme propre à contracter aussi, en pareil cas, la matrice ; l'expérience n'a pas sanctionné encore cette conjecture. Le seigle ergoté a été employé avec succès dans ces circonstances.

L'hémorrhagie externe, cinq à six jours après l'accouchement, peut être traitée par le tamponnement. Le tamponnement peut même être opposé à une inertie qui résiste à tout, si les parois abdominales sont molles et minces : on saisit alors le fond de la matrice, et on l'empêche de se distendre en le soutenant pendant plusieurs heures, pour prévenir la perte interne ; l'inertie cesse enfin, et l'on peut se contenter de soutenir l'utérus avec une bande de ventre.

Nous avons tamponné avec succès dans un cas où l'hémorrhagie suivait un accouchement prématuré occasionné par le greffement du placenta sur le col utérin : cette partie seule restait inerte, le fond était contracté ; l'ampliation des sinus veineux dans la première de ces régions donnait à cette inertie partielle une importance qu'elle n'a pas d'ordinaire, et en laissait couler le sang avec abondance. En soutenant de la main le corps utérin contracté, nous avons pu facilement arrêter la perte.

La faiblesse qui suit une hémorrhagie sera combattue par des fortifiants très-modérés, de peur d'aggraver l'état inflammatoire qui pourrait suivre le frisson et la lipothymie, quand arrivera le moment de la réaction. Dans les cas de faiblesse extrême, on a cru pouvoir retenir le sang dans les organes centraux, en comprimant les artères des membres (Rhodion) et même l'aorte, soit à travers la matrice dans laquelle on introduirait la main (Boër, qui blâme avec raison cette pratique), soit à travers les parois de l'abdomen (Baudelocque neveu, Trehan). On a voulu aussi comprimer les veines afin de diminuer l'afflux du sang vers le centre, dans les premiers temps de l'hémorrhagie. Ce sont des moyens dont l'expérience et le raisonnement nous ont prouvé l'inutilité. Plus récemment on a eu recours à la transfusion du sang tiré des veines d'un autre individu de l'espèce humaine. Ce sang, conservé chaud et injecté dans une veine de la malade, à diverses reprises et par doses de quelques onces, a rétabli les forces et rappelé la vie (Brown, Blundell).

§ III. *Fièvre simple.*

On la nomme souvent fièvre de lait : c'est une simple fièvre angioténique, marquée par l'état du pouls, la céphalalgie, parfois un délire peu violent, la chaleur de la peau, la concentration des urines, la blancheur de la langue. Elle paraît sans frissons et s'accroît graduellement, augmente quand la sécrétion du lait se déclare, et se dissipe par des sueurs, après trois à sept jours de durée. Quelquefois elle augmente la quantité des lochies ; plus forte, elle les supprime passagèrement. Dans certaines constitutions médicales, elle prend la physionomie bilieuse et exige un traitement en conséquence ; dans d'autres, elle tend à passer à l'adynamie ; d'autres fois, enfin, elle précède et amène des phlegmasies graves, la péritonite, etc. Si des sueurs copieuses l'accompagnent, si surtout l'on excite ces sueurs, une *éruption miliaire* se montre sans que le mal en devienne plus grave ou qu'il change de caractère. On la voit assez souvent produire une *anasarque active* peu dangereuse, mais longue et difficile à dissiper. Ordinairement elle ne réclame que la diète et les délayants, tout au plus un laxatif et une saignée. Des

vésicatoires sont quelquefois nécessaires pour dissiper
l'anasarque, quand la fièvre a cessé. Tous ces cas de
complications ont reçu tour à tour le nom de *fièvre puerpérale*, et de-là viennent les contestations élevées sur la
valeur de cette expression. Il n'y a point une fièvre spéciale qui mérite ce nom plus que toute autre ; mais le mot
puerpéral est une épithète qui convient à toutes les maladies auxquelles les femmes en couche sont exposées.

§ IV. *Manie puerpérale.*

Le délire peut accompagner une fièvre grave, suivre le
coma de l'éclampsie ; mais rarement il est furieux comme
celui de la manie dont nous parlons ici. Ordinairement
une émotion morale la décide, mais déjà la femme y était
disposée : la moindre contrariété la met en fureur. La
fièvre, jusque-là fort légère, augmente, et la manie devient continue. Les lochies ne cessent pas toujours de
couler ; mais ordinairement la sécrétion du lait n'a pas
lieu, ou se supprime lorsque la manie s'accroît, ce qui
prouve que la suppression est effet et non cause du mal.
Cet état ne dure quelquefois que peu de jours, quand il
est très-léger ; mais la manie violente dure plusieurs
semaines, plusieurs mois, et reste parfois incurable, ou
même devient mortelle après six mois, un an tout au
plus de durée. Plus de la moitié des femmes guérissent,
les autres restent en mélancolie ou en démence (Esquirol).
Après la mort, on trouve les membranes et la substance
cérébrale injectées, et les premières épaissies, contenant
de l'albumine concrète ; ce qui semble indiquer que le mal
est dû à l'inflammation des méninges.

Les saignées sont cependant rarement utiles, du moins
brusquement ; mais elles préviennent des accidents plus
graves ; une abondante saignée du pied nous a réussi, dans
des cas où la fièvre était violente et le délire peut-être
secondaire. Certaines femmes éprouvent une récidive à

chaque couche ; nous en avons vu une chez laquelle la manie se reproduisait à chaque époque menstruelle et durait quatre à cinq jours.

§ V. *Névrite.*

La compression des nerfs sciatiques cruraux et sous-pubiens, pendant l'accouchement, en détermine souvent l'inflammation. Ces sortes de névralgies, ou mieux de névrites, sont caractérisées par une vive douleur et un cordon dur et inégal le long du nerf malade (Martinet et nous ; *Rev. méd.*, août 1824). Parfois il se développe, le long de ce trajet, un phlegmon considérable ou plusieurs phlegmons en chapelet, lesquels abcèdent pour l'ordinaire. Un phlegmon gangréneux et mortel a paru tenir à la même cause (*loc. cit.*). Dans d'autres circonstances, l'œdème actif des membres s'en est suivi, et peut-être le *phlegmatia alba dolens* est-il souvent dû à la névrite. Les sangsues et les cataplasmes, mais surtout les bains, soulagent et guérissent cette douleur, qui parfois dure plusieurs semaines, même quand il n'y a ni abcès ni œdème. Les narcotiques sont peu utiles.

§ VI. *Phlébite.*

Elle a été souvent observée chez les femmes en couche, tant dans les veines crurales, la veine cave inférieure (*Revue médicale*, septembre 1824), que dans les veines utérines et ovariques (Wilson, Schwilgué, Chaussier, Dance, etc.). Elle peut accompagner la névrite. On l'a regardée comme cause ordinaire de l'œdème douloureux (Hull, Davis). On sait que certains œdèmes chroniques sont dus à l'oblitération des veines (Bouillaud). Traitement anti-phlogistique général et local.

§ VII. *OEdème douloureux.*

Cette affection, nommée aussi *phlegmatia alba dolens*, a été attribuée encore à l'inflammation des vaisseaux lymphatiques (Alard , White , Casper , Huston); il est certain que, dans cette maladie, les ganglions inguinaux sont souvent engorgés ; mais, sans doute , nerfs, veines et lymphatiques sont alors enflammés à la fois (Meckel, Sasse). Le *phlegmatia* commence ordinairement par une douleur subite dans l'aine et la cuisse ; elle est précédée de frissons et accompagnée d'une fièvre assez intense. Les lochies et la sécrétion du lait ne sont arrêtées qu'après le développement du mal, ce qui prouve que la suppression en est l'effet et non la cause (Gardien). La cuisse se gonfle peu à peu de haut en bas, surtout dans sa partie antérieure et interne, et le membre s'infiltre bientôt en totalité. Quelquefois la partie postérieure est le siége principal de l'affection (Hull). La peau est blanche, luisante, tendue, excessivement sensible. L'œdème n'est réellement séreux qu'aux parties non douloureuses; ailleurs, il ne garde pas l'impression du doigt.

Cette affection dure de quatre à sept semaines; la suppuration, de vastes abcès, et parfois la mort, en sont la suite.

Les anti-phlogistiques soulagent, mais ne guérissent point et ne préviennent que rarement la suppuration; peut-être en diminuent-ils l'étendue. Les narcotiques calment quelquefois un peu les douleurs. Les bains, les cataplasmes, les sangsues seront les principaux agents du traitement.

§ VIII. *Abcès, etc.*

Le tissu cellulaire intermusculaire, les symphyses, les articulations coxo-fémorales, participent quelquefois à l'inflammation susdite; d'autres fois ces parties sont enflammées isolément. De-là, les abcès, les phlegmons dits laiteux qui se voient dans diverses parties du corps des femmes en couche: nous en avons vu cinq à six aux membres supérieurs ou inférieurs chez la même femme.

S'ils se développent (événement assez ordinaire) autour des muscles psoas et iliaques (ce qui pourrait bien quelquefois tenir à l'inflammation des nerfs prélombaires), on les désigne sous le nom de *psoïte* (Horn , Gensana). Il en résulte des abcès qui font saillie et peuvent être ouverts ou s'ouvrir spontanément à la région lombaire, à l'aine, etc. (voy. *Dict. des scienc. méd.* , art. *Puerpéral ;* Puzos , etc.) ; quelquefois ils s'ouvrent dans l'utérus , dans la vessie ou le rectum , entraînent la mort ou bien guérissent, comme nous l'avons vu.

S'opposer, dans le principe, aux symptômes inflammatoires ; donner , s'il est possible , issue au pus une fois rassemblé et faisant saillie sous la peau, telles sont les indications établies par ces affections diverses. S'il se forme des fistules qui indiquent la persistance des foyers intérieurs , on emploiera les bains , les cataplasmes et un régime adoucissant en même temps que nourrissant (végétaux , fécules , etc.).

§ IX. *Métrite et ovarite.*

Voyez la section Ire , § VI de cette partie.

§ X. *Péritonite.*

Définition. L'inflammation du péritoine est une des maladies les plus fréquentes et les plus graves des femmes en couche ; elle constitue la majeure partie des exemples de prétendue fièvre puerpérale, de dépôts laiteux, etc. Elle diffère peu de la péritonite ordinaire ; mais elle est souvent épidémique exclusivement chez les femmes en couche , et souvent aussi d'un caractère plus grave , plus fâcheux , d'une marche plus rapide que chez les sujets qui ne sont pas dans cette disposition.

Causes. Souvent elle est spontanée, attribuée parfois, avec raison, au froid et à l'humidité. Un travail long la produit quelquefois aussi. Elle peut même paraître pendant le travail. L'insertion anormale du placenta nous a paru y disposer et lui donner une tournure plus fâcheuse. Elle est plus intense, plus rapide chez les femmes sanguines, mais plus opiniâtre chez les femmes épuisées ou lymphatiques.

Symptômes. — *Première période.* Elle débute quelquefois le jour même de l'accouchement, quelquefois sept à huit jours après, par un violent frisson suivi de fièvre intense et de douleurs abdominales, et quelquefois de vomissements bilieux. Chaleur vive; face animée; soif; pouls fort, grand (quoi qu'on en ait dit); douleurs rapportées à toute la capacité du ventre, aux lombes, ou plus particulièrement à la région hypogastrique (métro-péritonite). Dans certains cas, il y a dyspnée, douleurs vives dans le thorax (pleuro-péritonite). Le ventre est douloureux à la pression, un peu développé; parfois le délire se déclare; plus souvent la malade ne conserve la connaissance que pour jeter des plaintes continuelles. Constipation, urines rares; quelquefois suppression des lochies, toujours subséquente à l'invasion; ordinairement absence de la sécrétion du lait, quoique le contraire se voie quelquefois.

Deuxième période. Après trois à sept jours, quelquefois seulement après douze heures de cet état, le pouls perd de sa force et de sa grandeur; il reste dur et ne devient petit qu'un peu plus tard; la face s'altère, pâlit et se grippe; l'abdomen se ballonne, se distend violemment, et parfois la douleur diminue ou même cesse presque totalement. Alors reparaissent des vomissements de matières verdâtres, amères; quelquefois la diarrhée, ou bien seulement des borborygmes avec une constipation que rien ne peut vaincre. La fièvre prend l'aspect adynamique, et la malade s'affaiblit et succombe après plusieurs heures d'agonie, le plus souvent sans perte de connaissance, mais avec sueur froide, face cadavéreuse, pouls filiforme. Cette période peut durer de deux à quinze jours.

Terminaisons. — 1° *Mort.* Rien n'est plus variable que la durée de cette maladie, même quand elle est funeste; mais jamais la mort n'a lieu sans que la deuxième période n'ait succédé à la première. La mort a-t-elle été très-prompte, on trouve le péritoine strié de rouge et baigné d'une sérosité lactescente. A une époque plus tardive, on trouve de fausses membranes, des flocons d'albumine jaune-verdâtre nageant dans une sérosité trouble (1).

Ces fausses membranes recouvrent ordinairement les viscères, le foie, la rate, les intestins, l'estomac, l'utérus. Celui-ci contient souvent du pus dans ses veines et même dans sa cavité, ou bien offre de petits abcès dans son tissu. L'ovaire s'est trouvé fréquemment gonflé, quadruplé, infiltré de pus, ou même détruit. Le péritoine offre quelquefois des traces de gangrène sous forme de stries noires, recouvertes d'albumine concrète. Le tissu cellulaire qui le touche est imbibé, infiltré de pus. La même infiltration se voit souvent dans le tissu du diaphragme. Cette cloison a été maintes fois trouvée perforée, ainsi que l'estomac, mais sans traces d'inflammation ré elle (perforations spontanées); un liquide brunâtre baignait seulement ces parties, et leurs bords amincis semblaient chimiquement dissous.

Les intestins sont d'ordinaire énormément distendus par des gaz fétides, et toute la matière de l'épanchement morbide porte aussi une odeur forte et très-désagréable.

2° *Guérison.* Elle a lieu souvent par solution et avant que la deuxième période se déclare. Cette deuxième période laisse bien moins de chances de succès, cependant elle n'est pas incurable; des adhérences générales sont alors nécessairement la suite de la maladie, et il reste

____

(1) C'est là ce qu'on prenait autrefois pour du petit-lait et du caséum (Buquet). On a reconnu que c'était de l'albumine concrète et dissoute (Bayle, Dupuytren); composition analogue à celle du pus (Schweilgué). Pour d'autres chimistes, c'est de la fibrine (Lassaigne).

long-temps de la tuméfaction et même de la fluctuation dans l'abdomen ; quelquefois il y a des retours fréquents de douleurs et même de fièvre. S'il survient une récrudescence bien marquée, elle est le plus souvent funeste ; il n'est pas rare de voir ces récrudescences occasionner une sorte de fièvre intermittente pernicieuse.

5° *Chronicité.* Ces récrudescences sont bien plus fréquentes quand la maladie n'a fait que passer à l'état chronique. Souvent aussi la péritonite chronique entretient une fièvre continue, qui détruit peu à peu la constitution, amène le marasme et la mort. On a vu l'ombilic s'ouvrir spontanément, donner issue à une grande quantité de sérosité purulente horriblement fétide et mêlée de flocons d'albumine (Delamotte, Pujol), et la maladie guérir ensuite.

Traitement. Il doit être largement anti-phlogistique au début et dans la *première période.* Saignée, sangsues, cataplasmes, bains, etc. Un bain de vapeur abrège souvent le frisson et produit des sueurs utiles (Chaussier). Un vomitif réussit très-bien dans le cas de disposition bilieuse (Doulcet, Doublet) ; il est inutile et nuisible dans le cas contraire, et surtout dans les vomissements de la deuxième période. Un laxatif est souvent avantageux (huile de ricin, mercure doux). Les drastiques sont dangereux. Diète absolue.

Dans la *deuxième période*, on pourra quelquefois revenir aux saignées locales, non à celle du bras. Les frictions mercurielles sur l'abdomen ont été utiles dans cette période (Vandenzande, Velpeau) : j'ai remarqué que c'était surtout quand il en résultait un érythème pustuleux sur la surface du ventre. Quelques boissons amères, légèrement vineuses, des bouillons, sont utiles ici, et le kina, à dose modérée, est souvent nécessaire à la fin. La magnésie n'arrête pas les vomissements. Si la maladie passe à l'état chronique, un vésicatoire sur l'abdomen en favorisera la résolution : il a supprimé une fois la fièvre intermittente dont j'ai parlé.

On a conseillé la ponction dans les péritonites chroniques avec épanchement considérable : elle a souvent reproduit l'état aigu et amené la mort ; elle demande donc beaucoup de circonspection. L'incision de la partie postérieure du vagin (Boër) serait bien plus dangereuse encore.

§ XI. *Mastoïte.*

J'appelle de ce nom l'inflammation des mamelles, vulgairement connue sous celui de *poil*. Cette phlegmasie est ordinaire aux nourrices, souvent due au froid ou à une contusion. Souvent aussi elle est spontanée, primitive, et commence avec la fièvre de lait : le frisson et la fièvre la précèdent également dans les autres cas. Toute la mamelle s'engorge, durcit, devient douloureuse ; mais la dureté est plus marquée vers un point, qui est aussi plus douloureux. Ce point est souvent du côté où la malade se couche habituellement ; il rougit de plus en plus, et un abcès s'y forme. On peut quelquefois prévenir cet abcès par l'emploi des sangsues et des cataplasmes ; si l'on n'y parvient pas, il faut continuer l'usage de ces cataplasmes jusqu'à ce que l'abcès se soit ouvert spontanément et que les duretés qui l'entourent aient disparu. Ces abcès se renouvellent fréquemment si on les ouvre avec l'instrument tranchant ; chaque fois, de nouvelles douleurs annoncent une suppuration nouvelle. On attribue souvent ces abcès à la coagulation du lait dans les mamelles : théorie triviale, fausse et dangereuse. En effet, on s'efforce alors de faire sucer à l'enfant ce lait coagulé, on irrite l'organe de plus en plus, et on rend l'abcès inévitable. Le repos de la mamelle malade est une des premières conditions d'un traitement rationnel. On a conseillé aussi l'emploi intérieur du nitre (Boër). On a quelquefois réussi à faire disparaître un engorgement commençant par l'application locale d'un liniment ammoniacal, d'une solution alcoolique de savon, etc. ; est-ce comme dissolvants du lait ou comme répercussifs que ces moyens ont agi ? La dernière opinion est la plus probable, et l'on peut croire aussi qu'ils seraient très-nuisibles dès que l'inflammation est imminente ou déjà développée ; ils ne conviennent que dans les engorgements sans fièvre, sans rougeur, etc.

Le mamelon est souvent, ainsi que l'auréole, le siège d'une inflammation superficielle, analogue aux aphthes, ou bien caractérisée, tantôt par de petites taches noirâtres, ecchymoses qui deviennent croûteuses et quelquefois aussi ulcéreuses à la chute de la croûte, tantôt par de petites fissures ulcéreuses nommées *crevasses* (1). Les douleurs qui en résultent rendent la lactation fort pénible, et quelquefois les fissures deviennent si profondes qu'elles détachent le mamelon. Un peu de cérat blanc, de beurre de cacao, de pommade de concombre ou d'huile d'amandes douces, le mucilage de graine de lin ou de racine de guimauve, suffisent souvent pour les cicatriser ; s'ils deviennent chroniques, l'onguent blanc de Rhazis devra être employé, mais on aura grand soin de nettoyer le mamelon avec de l'huile, chaque fois que l'enfant devra prendre le sein.

§ XII. *Agalactie.*

C'est le nom qu'on donne à l'absence ou à la suppression de la sécrétion du lait.

A. Lorsqu'elle est *primitive*, l'agalactie dépend quelquefois d'une vive émotion, mais elle est alors ordinairement passagère ; d'autres fois elle tient à une faiblesse de constitution qui la rend incurable : en pareil cas, il faut donner une autre nourrice à l'enfant. Quand l'agalactie

______

(1) Les ecchymoses ont lieu au bout du mamelon ; les crevasses vers la base : celles-ci viennent peu à peu dans les plis qui s'enflamment.

(*Note des édit.*)

est incomplète et due à quelque circonstance momentanée, on peut établir une sécrétion suffisante à la nutrition de l'enfant, en insistant sur l'allaitement, sur les succions exercées par un adulte, un jeune chien, etc., en pratiquant des frictions stimulantes sur les mamelles et entourant ces organes de tissus chauds, en recommandant une alimentation substantielle (potages, purées et fécules).

L'agalactie est souvent dissimulée par les nourrices mercenaires; le dépérissement de l'enfant, l'avidité avec laquelle il suce tout autre aliment, les cris qu'il jette en quittant le mamelon peu après l'avoir saisi, les aphthes dont sa bouche devient le siége, la couleur verte des matières fécales, en sont les premiers indices; on peut s'assurer ensuite que les mamelles sont flasques, presque constamment vides ou excrétant à peine quelques gouttes de lait blanc et épais. Il existe alors aussi d'ordinaire quelque autre signe, propre à l'affection qui peut avoir amené l'agalactie.

B. Elle est effectivement très-souvent symptomatique, et une maladie aiguë (métrite, péritonite, fièvre simple) en est communément la cause; en pareil cas, en continuant la lactation, en même temps qu'on emploie un traitement convenable contre le mal principal, on voit l'agalactie cesser avec la cause qui l'avait produite. La menstruation, qui a quelquefois lieu durant la lactation, diminue aussi passagèrement la quantité du lait; mais c'est d'une manière durable que la suppression a lieu, quand on peut la rapporter à la grossesse. Il faut alors, ou sevrer l'enfant, ou lui donner une autre nourrice. Il en est de même dans tout cas de maladie chronique (phthisie) qui produit des effets analogues.

C. On a vu le lait non pas supprimé, mais retenu dans la mamelle par la rupture présumée de quelqu'un des canaux lactifères. On a extrait par la ponction jusqu'à dix livres de liquide, et le séton a oblitéré la poche qui le renfermait (Volpi, Scarpa).

§ XIII. *Galactirrhée.*

La sécrétion surabondante du lait, qu'on désigne par cette expression, doit être distinguée en absolue et en relative. Ainsi, nous avons vu une femme enceinte tomber dans un épuisement extrême, pour avoir continué une lactation ordinaire durant les premiers mois d'une gestation qu'elle ignorait; il en serait de même d'une phthisique, etc.

La galactirrhée absolue est ordinaire chez beaucoup de femmes durant les deux ou trois premiers mois de la lactation; le lait distend les mamelles, et s'écoule souvent en abondance par le mamelon. On se contente de le recueillir dans de petites cuvettes ou dans des linges, et peu à peu on voit cet état de choses faire place à une sécrétion exactement en rapport avec les besoins du nourrisson. S'il n'en est pas ainsi; si même avec une sécrétion régulière les forces de la nourrice diminuent, ainsi que son embonpoint et sa fraîcheur; s'il survient des douleurs dans la région dorsale, une fatigue continuelle dans les lombes, une toux sèche, etc., il faut cesser la lactation : les astringents, la compression, etc., seraient sans succès. Si pourtant la galactirrhée était absolue, s'il y avait écoulement continuel de lait chez une femme robuste, peut-être un régime adoucissant et végétal, une diète modérée et des boissons diaphorétiques pourraient-ils réduire la sécrétion à un degré normal.

Vᵉ PARTIE.

PATHOLOGIE DU NOUVEAU-NÉ.

Nous comprenons ici toutes les altérations de texture
ou de vitalité que peut présenter l'enfant en bas âge, soit
que leur origine date de la vie intra-utérine, ou qu'elles
se soient développées pendant ou après la naissance.
Nous les distribuerons dans cinq sections sous les titres
suivants : lésions de continuité, de situation, de volume
et de nombre, de coloration, de fonctions.

SECTION PREMIÈRE.

LÉSION DE CONTINUITÉ.

Elle comprendra deux articles : les divisions, et les
réunions anormales ou accidentelles.

ARTICLE Iᵉʳ. — Divisions.

§ Iᵉʳ. *Fracture des os.*

A. Il en est qui s'opèrent durant la vie intra-utérine,
sans qu'on puisse expliquer exactement leur production :
des violences extérieures peuvent en être cause, et l'action
convulsive des muscles du fœtus, jointe à quelque altération du tissu osseux, doit les causer bien plus communément encore. On a vu, en effet, des enfants naître avec
des fractures non consolidées de tous les os longs des
membres (Amand, etc.). C'est à tort qu'on avait attribué
cet effet à l'imagination de la mère dans le temps où existait encore le supplice de la roue : la même chose a été
observée de nos jours (Chaussier). Les fœtus ainsi malé-
ficiés ne sont point viables pour l'ordinaire. Quelquefois

on trouve, à la naissance, des traces de fractures consolidées, dont le cal difforme se régularise peu à peu plus ou
moins complétement : on pourrait, en pareil cas, aider
par un bandage convenable au redressement d'un os mal
soudé.

B. L'art doit bien plus souvent intervenir pour des fractures récentes et qui sont l'effet, ou du travail puerpéral,
ou des opérations qui ont été jugées nécessaires, ou enfin
de violences coupables.

1° Les *os du crâne* sont souvent fracturés *avec enfoncement* par l'angle sacro-vertébral de la mère; c'est un des
frontaux, ou bien une des régions temporales, qui est le
siége le plus ordinaire de ces lésions.

La partie supérieure des pariétaux est souvent fort
mince, élastique comme du parchemin, quelquefois même
parsemée d'îles simplement cartilagineuses. Le simple
effort du travail peut aisément fracturer ces os, dont la
ténuité, la fragilité feront reconnaître que l'accident ne
dépend point d'une violence étrangère. La fracture est,
d'ailleurs, rarement alors accompagnée du décollement du
péricrâne et de la dure-mère, qui se voit presque constamment dans les autres. Peut-être est-ce dans de tels cas
qu'on a accusé des femmes d'avoir écrasé, entre leurs
cuisses, la tête de l'enfant: chose évidemment impossible.

Le forceps a quelquefois produit des fractures en étoiles
ou partant parallèlement aux fibres osseuses, d'une
bosse pariétale vers un point de la circonférence de l'os.

Ces fractures guérissent souvent spontanément; les en-
foncements même se relèvent en peu de jours (Chaussier,
etc.). Plus souvent il en résulte un épanchement de sang
sur la dure-mère, et des accidents graves et même mortels (apoplexie). Elles ne réclament que des soins relatifs
aux accidents qu'elles peuvent produire.

2° La mâchoire inférieure a été quelquefois séparée
dans sa symphyse, ou fracturée ailleurs, quand on avait

exercé sur elle de trop violents efforts. Si on observait cet accident sur l'enfant vivant, il faudrait maintenir l'os avec un bandange et une pièce de carton mouillé et appliqué de manière à embrasser la mâchoire sur laquelle il se dessèche. Cet appareil doit permettre seulement l'introduction, par cuillerées, du lait destiné à nourrir l'enfant.

3° La clavicule peut aisément se rompre, quand le bras de l'enfant croise la nuque et qu'on veut l'extraire à contre-sens (voy. *Version*). Un bandage destiné à maintenir le bras en repos sur le côté du tronc, sans trop comprimer celui-ci, remédiera à cet accident; une compresse longuette pliée en *huit* sera placée entre le bras et le tronc, repliée seulement encore en double vers l'aisselle.

4° Les os du bassin ne peuvent être fracturés que par l'application du forceps sur les hanches, procédé toujours blâmable. Cette fracture guérirait sans doute spontanément.

5° Les os des membres, et surtout l'humérus, sont fort exposés pendant l'extraction du bras, après la sortie du reste du tronc; le fémur peut aussi être rompu par des efforts mal dirigés, quand les fesses s'avancent. Ces fractures, faciles à reconnaître à la mobilité insolite et à la crépitation de l'os, se guérissent avec facilité : quinze jours suffisent à la consolidation, qu'on obtient à l'aide d'attelles de carton et d'un petit bandage; mais il faut, pour en obtenir cet avantage, qu'il soit appliqué avec soin, et que le membre soit, autant que possible, maintenu dans une immobilité parfaite.

Le décollement des épiphyses du fémur, du tibia, qui pourrait résulter de tractions inconsidérées sur les membres inférieurs, réclamerait un traitement semblable : nous n'en avons eu d'exemples que chez des enfants morts et putréfiés.

6° On a dit avoir vu des fractures incomplètes des côtes

produites par les doigts des nourrices (Cheselden) : ce ne devaient être le plus souvent que les effets d'un rachitisme commençant, lequel enfonce la partie moyenne des côtes, et plie presque à angle droit les clavicules. Fleischmann attribue le premier effet à la pression des bras et des coudes trop fortement serrés sur le thorax, et j'ai vu le second attribué à tort à une fracture de la clavicule.

§ II. *Plaies des parties molles.*

1° L'enfant peut offrir diverses blessures produites, soit avant, soit après la naissance. Ainsi, l'accoucheur enfonce souvent des instruments aigus dans les tissus du fœtus, soit pour en diminuer le volume, soit pour y prendre un point d'appui dans ses tentatives d'extraction : on a vu des enfants ainsi déchirés naitre vivants (Mauriceau, Delamotte, Saviard, Amant, etc.), mais dans un état incurable, à cause de l'étendue du délabrement et de l'importance de l'organe ordinairement attaqué (crâniotomie). Un chirurgien myope avait incisé la cuisse du fœtus en pratiquant l'opération césarienne.

2° D'un autre côté, des manœuvres homicides peuvent avoir blessé l'enfant même encore renfermé dans le sein de la mère (acupuncture), ou bien après la naissance. Pour en cacher les traces, souvent les assassins ont pratiqué une ponction fort étroite dans les fosses nasales, dans l'orbite, aux fontanelles, à la tempe, à la nuque, sous l'aisselle, à la région du cœur, dans l'anus, etc. : circonstances qu'il faut connaître pour diriger ses recherches dans certains cas de médecine légale. Des traces de sang mettront sur la voie.

3° Les moyens d'union des os peuvent être rompus dans les efforts d'un accouchement artificiel. Ainsi, on a vu quelquefois les sutures du crâne ouvertes, aussi bien que la peau, par une déchirure qui donnait issue à la substance cérébrale. Nous avons trouvé plus souvent le pariétal séparé du temporal ou du frontal, la dure-mère décollée et du sang épanché sur elle, de manière à causer une compression mortelle sur l'encéphale, la peau restant intacte. Ces lésions dépendent souvent de tractions mal dirigées et non conduites selon les axes du bassin.

Dans une version difficile (bassin étroit), des tractions inconsidérées peuvent séparer le rachis de l'occiput et tuer l'enfant par la rupture de la moelle épinière; quelquefois même l'effort a été tel, que le tronc a été tout-à-fait détaché, et que la tête est restée seule dans la matrice. Mais, dans certains cas, on s'est arrêté à temps : un craquement a annoncé que les ligaments cédaient, on a cessé tout effort, et si l'enfant a été expulsé, il a pu vivre et guérir, malgré cette distension du rachis, sans séparation réelle.

§ III. *Divisions congéniales de diverses parties.*

A. *Lèvres et voûte palatine.* 1° On a nommé *bec de lièvre* une fente simple ou double de la lèvre supérieure, que les enfants apportent souvent en naissant et dont la cause est encore inconnue. Cette difformité peut dépendre de quelque altération de l'encéphale, puisque le cerveau est souvent alors privé de quelqu'une de ses parties médianes (Tiedemann). C'est sur des données incertaines qu'on a voulu n'y voir qu'un arrêt de développement, dont la cause d'ailleurs resterait encore à déterminer.

2° Ces réflexions s'appliquent, à plus forte raison, à la double division labiale compliquée d'écartement des os maxillaires et palatins (gueule de loup). On a cru pouvoir la regarder conjecturalement comme un effet de quelque ancienne hydrocéphalie intra-utérine (Osiander et nous-même).

3° Une lésion qu'il faut rapprocher de celle-ci, c'est la *fente du voile du palais* et de la luette, compliquée ou non de fissure à la portion osseuse de la voûte palatine.

Ces difformités, surtout les deux premières, sont quelquefois si gênantes pour la déglutition même du lait, que l'enfant ne peut prendre le sein et qu'il faut le nourrir à la cuiller, en le tenant debout pour empêcher que le poids du liquide ne le fasse refluer par les narines. Il faut donc en obtenir la guérison le plus tôt possible, et procéder, dès les premiers jours, au rafraîchissement des bords de la division à l'aide de ciseaux bien tranchants, puis à la réunion immédiate par la suture entortillée (chiloraphie).

Quant au voile du palais, on ne peut guère y pratiquer une semblable opération que quand le sujet est parvenu à l'âge adulte, ou du moins est devenu assez raisonnable pour se soumettre à toutes les précautions qu'elle réclame (staphyloraphie).

B. *Parois du thorax, du ventre, des organes génitaux.* 1° On trouve quelquefois la paroi antérieure du thorax divisée ou détruite, aussi bien que celle de l'abdomen, et les viscères à nu dans l'eau de l'amnios (Fried, etc.); d'autres fois la partie osseuse a paru manquer seule (Adelon), et nous avons vu alors le cœur recouvert seulement par la peau. Dans le premier cas, le fœtus n'est pas viable; il peut l'être dans le deuxième, surtout si l'on applique un appareil propre à protéger le cœur sans en gêner les mouvements.

2° La région hypogastrique présente assez souvent, et plus souvent chez les garçons que chez les filles, une tumeur rouge, fongueuse, douloureuse, et d'où suinte continuellement l'urine. C'est la vessie qui, ouverte par devant aussi bien que les parois abdominales, s'est retournée au-dehors; de-là le nom d'*exstrophie* qu'on donne à cette difformité. Le cordon ombilical s'insère toujours fort près de la tumeur, sur laquelle on découvre souvent l'orifice des deux uretères; on reconnaît aussi d'ordinaire que les pubis sont séparés, les corps caverneux écartés et l'urètre fendu par son côté supérieur; de sorte que le pénis, court et large, ne représente plus qu'une gouttière profonde (*épispadias*). Quelques faits de distension avec rupture imminente de la vessie (Wrisberg, Chaussier, Vrolik) portent à penser que telle est la cause intra-utérine de cette difformité. Elle n'empêche pas l'enfant de vivre, mais elle rend le mâle inhabile à la génération ; chez la femme, il en est résulté des difficultés dans l'accouchement. L'art ne peut que pallier les autres incommodités qui résultent de l'écoulement perpétuel de l'urine et de la présence de la tumeur, en la protégeant, la couvrant au moyen de linges épais, ou mieux d'une cuvette à bords rembourrés et exactement adaptés au pourtour de la région malade.

5° L'*épispadias*, ou fente supérieure de la verge, existe quelquefois sans exstrophie de la vessie. Une autre division congéniale du même genre est celle de la paroi inférieure de l'urètre ou *hypospadias*. Bornée à la fosse naviculaire, cette difformité est sans conséquence ; propagée jusqu'à la racine de la verge, elle peut causer la stérilité : on a voulu vainement y remédier par la suture. Enfin, lorsque le scrotum même est fendu et le périnée divisé, la stérilité est plus complète encore, et il s'y joint quelquefois l'impuissance, en raison de la brièveté et de la déformation du pénis. Ce sont de pareils individus qui ont été souvent pris pour hermaphrodites ; la fente située derrière la verge simule, en effet, une sorte de vulve. On a même regardé cette disposition comme la persistance d'un état embryonnaire intermédiaire aux deux sexes.

4° Le rectum s'ouvre quelquefois dans le vagin, ou le vagin dans le rectum chez les filles ; cet intestin s'ouvre parfois dans la vessie chez les garçons. Ces difformités sont incurables (1) ; mais la dernière seule est mortelle.

(1) Cependant on a récemment publié un exemple de rétablissement de l'anus au lieu normal, en fendant le périnée d'une petite fille dont le rectum s'ouvrait en bas du vagin par un étroit pertuis (Dieffenbach).

ARTICLE II. — Réunions anormales.

§ Ier. Réunion des parties appartenant à un seul enfant.

A. La langue peut être rapprochée du plancher de la bouche par un *filet* étroit, qui s'étend jusqu'à sa pointe et l'empêche de se mouvoir avec liberté : de-là, l'impossibilité d'exécuter les mouvements de succion nécessaires à l'allaitement. Ce vice de conformation est moins fréquent qu'on ne pense : on a souvent coupé un filet de longueur ordinaire, tandis que la mauvaise conformation du mamelon de la mère était la seule cause des difficultés qu'éprouvait l'enfant. Ce filet sera coupé avec des ciseaux, en s'approchant plus du plancher de la bouche que de la langue ; celle-ci sera soulevée à l'aide d'un doigt ou d'une spatule fendue. Si un opérateur maladroit avait ouvert l'une des artères qui rampent à la face inférieure de la langue, l'enfant avalerait le sang, peut-être jusqu'à un épuisement mortel. Dans un cas dont j'ai été témoin, le vomissement des caillots avertit seul du fait, et il fallut cautériser l'artère avec un stylet rougi.

B. On voit des enfants, d'ailleurs bien conformés, naître avec une *imperforation* de la bouche, des narines, de la vulve, de l'urètre et de l'anus : ces deux dernières ne sont souvent soupçonnées qu'au bout de quelques jours, à cause de la rétention des matières auxquelles ces ouvertures devaient donner passage. Souvent une incision, ou une ponction pratiquée à l'aide d'un trois-quarts au lieu où devrait être l'ouverture et où s'en trouve la cicatrice, suffit pour guérir le mal ; mais quelquefois l'oblitération est plus profondément située (1). On a vu

(1) Il arrive parfois dans les cas d'imperforation du rectum, que cet intestin débouche dans le vagin, dans la vulve ou dans la vessie. On a réussi, en pareil cas, par une incision profonde au-devant du coccyx, à rétablir l'anus et à supprimer la fistule. *(Note des édit.)*

l'urètre manquer entièrement, ou les uretères être obstrués à leur ouverture dans la vessie, et les reins distendus devenir vésiculeux (nous l'avons vu deux fois) même avant la naissance ; on a vu le rectum absent tout-à-fait, et quelquefois l'oblitération située dans l'intestin grêle, le duodénum, l'œsophage même (Lallemand). Pour quelques-uns de ces cas, Littre a proposé d'ouvrir le colon iliaque et de pratiquer un *anus contre-nature* ; mais il faudrait pour cela que le rétrécissement, l'oblitération fussent bornés au rectum, ce dont on ne peut guère avoir la certitude, à moins que l'obstacle ne soit fort près de l'anus (cathétérisme).

C. 1° Des parties naturellement séparées peuvent être réunies accidentellement, comme les reins, sans qu'il en résulte aucun inconvénient ; d'autres fois ces réunions ne s'opèrent que par suite de la destruction des parties intermédiaires (monopsie) : il en sera question plus loin (*section* III, *article* II).

2° Les membres peuvent aussi être réunis entre eux ou collés au tronc avec ou sans atrophie. On a vu tous les membres ployés et agglutinés sur les côtés du corps, après la déperdition déjà ancienne de l'eau de l'amnios (Morlanne) : ce cas est rare et incurable. On nous a parlé d'une main collée sur la joue, et qui a pu en être détachée par la dissection ; il en a été de même d'une oreille repliée sur le tragus, mais elle est restée difforme. Les doigts réunis par la peau, ou *palmés*, comme on les appelle, ont été infructueusement disséqués dans certains cas ; la cicatrice a opéré une nouvelle soudure malgré tous les efforts du chirurgien (Delpech). Ces difformités sont heureusement, la plupart du temps, peu gênantes : les phalanges sont quelquefois si bien rapprochées, qu'on ne pourrait tenter de les séparer sans risquer d'ouvrir les articulations. Ces opérations, si elles sont praticables, doivent être exécutées le plus tôt possible.

3° Il en serait de même de la réunion lâche des deux membres inférieurs ; mais le plus souvent il y a quelque chose de plus que simple agglutination, il y a fusion, et ce sont là les monstres qu'on a nommés syrènes, monopodes ou mieux *monomères*. Le rapprochement s'opère toujours alors par des surfaces homologues (Meckel, Geoffroy) ; à tel point même qu'on a vu les deux membres contournés en dehors et en arrière, pour se souder par leurs deux faces externes (Cruveilhier). Tantôt on retrouve dans cette sorte de piédestal les éléments des deux membres, et l'on peut y remarquer deux pieds distincts, ou du moins dix orteils visibles même à l'extérieur ; tantôt la fusion est plus complète, il n'y a qu'un fémur, un tibia, un pied irrégulier à deux ou trois doigts (Moreau) ; tantôt, enfin, le pied même manque, et le membre unique se termine en pointe (Liceti, Otto, etc.). Les fœtus ainsi mutilés ne sont point généralement viables.

§ II. *Réunion de deux embryons.*

Un grand nombre de monstruosités prend naissance dans l'accollement et la fusion de deux jumeaux primitivement distincts, mais logés dans un seul amnios : dire qu'il y a, en pareil cas, duplication de la force formatrice, production d'un double organisme par excès d'énergie plastique, c'est exprimer le même fait en termes figurés, vagues et insignifiants.

Les jumeaux réunis ou confondus peuvent être désignés par le terme commun de monstres *synadelphes*, et on doit les distinguer en trois genres : les *oméadelphes*, composés de parties appartenant à deux individus à peu près égaux ; les *hétéradelphes* (Geoffroy Saint-Hilaire), constitués par deux individus dissemblables ; les *énadelphes*, dont un individu est emboîté dans l'autre.

A. *Oméadelphes.* On peut établir un nombre presque infini d'espèces ou de variétés de ce genre, si l'on veut faire entrer dans cette considération tous les points d'adhérence et tous les degrés de fusion. Ainsi , sous le premier point de vue, il faudrait distinguer les oméadelphes syncipital, frontal, fascial, sternal, ventral, pubial, occipital, dorsal, sacral, temporal, temporo-pleural, pleuro-coxal, coxal. Sous le deuxième point de vue ou degré de fusion , on trouverait surtout bien des degrés dans les oméadelphies latérales : c'est ainsi que les deux têtes peuvent être simplement soudées (tétraopse), en partie confondues (triopse), réduites à l'équivalent d'une seule (diopse), ou même bien plus atrophiées encore (monopse) ; le bassin et les membres qui les supportent offrent des combinaisons non moins variées depuis la duplicité complète (tétramère) ou incomplète (trimère), jusqu'à réduction à l'état simple (dimère). Il est à remarquer que presque toujours les deux fœtus se sont unis par des surfaces homologues, et que si certaines parties semblent avoir quitté leurs connexions chez un des individus , ce n'est que pour prendre, comme par préférence, des connexions analogues chez l'autre individu (Geoffroy). C'est ainsi que, dans l'oméadelphie pubienne (ischiadelphie, Dubrueil), le pubis droit d'un fœtus se soude au pubis gauche du frère, et réciproquement (Palfyn, Dubrueil) ; que, dans l'oméadelphie sternale, les côtes gauches d'un fœtus et les droites de l'autre se rendent à un même sternum commun et opposé à un autre sternum également commun aux deux individus. Ces particularités , aussi bien que la communauté de diverses parties essentielles à l'existence (cœur, vaisseaux, organes digestifs, etc.), prouvent que ce genre de monstruosité date des premiers temps de la vie embryonnaire, de l'époque à laquelle les organes sont en formation et non encore formés : alors les parties superficielles, mises en contact, ne se développent point ou bien sont rejetées vers la surface, et les intérieures s'organisent simultanément et conjointement.

L'oméadelphie permet rarement au fœtus de vivre : on en a pourtant cité des exemples (Buffon, Adelon), et tout récemment on a pu observer vivants Ritta-Christina et les frères Siamois. On a quelquefois essayé de détacher les deux individus réunis, mais sans succès. La chose ne serait praticable que si l'union avait lieu seulement par la peau et dans une étendue peu considérable.

B. *Hétéradelphes.* Ceux-ci sont bien plus souvent viables, mais un seul individu jouit d'une existence réelle et complète : on en connaît de nombreux exemples, soit anciens, soit modernes (Geoffroy). Un des plus rares est l'hétéradelphe syncipital de Home: une tête seulement était soudée, par le vertex, sur le crâne d'un enfant qui vécut plusieurs années. Le plus grand nombre des autres hétéradelphies méritaient la dénomination de sternales ou abdominales ; l'individu imparfait avait quelquefois toutes les parties de son corps, mais difformes ou atrophiées ; plus souvent la tête lui manquait, quelquefois même aussi les membres supérieurs. On dit qu'on a pu extirper avec avantage les portions les plus saillantes et les plus gênantes de cet être en quelque sorte parasite : le plus souvent ses vaisseaux, ses viscères même, communiquent largement avec ceux du sujet principal, et contre-indiquent toute tentative de ce genre.

C. *Enadelphes.* On a dès long-temps cité des exemples d'embryons renfermés dans d'autres, contenus même dans la matrice d'enfants nouveau-nés du sexe féminin, et qui les ont expulsés peu après leur naissance (Schurig). Des observations plus authentiques ont fait reconnaître l'existence de divers débris de fœtus informes dans les viscères de sujets mâles parvenus à l'adolescence : tel était le cas d'Amédée Bissieu. La présence de ces débris finit d'ordinaire par causer des désordres et des délabrements mortels. L'art ne peut agir que selon les indications qui se présentent : ouvrir les abcès, etc.

SECTION DEUXIÈME.

DÉPLACEMENTS.

§ Ier. *Déplacements des os.*

A. *Déviations.* 1° On désigne sous le nom de *pied-bot* une difformité, assez commune, dans laquelle un et plus souvent les deux pieds sont contournés et renversés en dedans. On l'attribue, soit à l'attitude même du fœtus dans le sein maternel, si elle est portée au-delà des bornes ordinaires par la diminution extrême de l'eau de l'amnios (Chaussier, Cruveilhier), soit à la paralysie ou à la faiblesse des muscles abducteurs (Béclard); aussi accompagne-t-elle fréquemment le *spina bifida*. On la voit quelquefois paraître après la naissance chez des sujets débiles ; on le voit surtout si la nourrice porte constamment l'enfant sur le même bras, et pousse ainsi constamment en dedans le pied qui appuie sur elle. Dans ces deux derniers cas, on guérit aisément le mal en dissipant la cause; et c'est ce qui nous est plusieurs fois arrivé, soit en faisant porter l'enfant d'une autre manière, soit en employant les amers, les bains stimulants, les frictions sur le dos et le membre débile, à l'imitation du professeur Dubois. Quant aux pieds-bots proprement dits, ils dépendent d'un déplacement des os du tarse, tel que le scaphoïde a abandonné presque totalement la tête de l'astragale. A la longue ces désordres deviennent permanents, et les os déformés ne sont plus susceptibles de réduction. Dans l'enfance, au contraire, on peut en quelques mois ramener, **dans** le plus grand nombre des cas, le pied à sa rectitude et à ses usages naturels, par l'emploi de bandages à ressorts diversement confectionnés (Scarpa, Dubois, Delpech, etc.) Si l'on n'y peut parvenir, l'enfant est condamné à **une** gêne perpétuelle dans la marche, le pied appuyant sur le sol par son bord externe et même , à la longue , par sa face dorsale (1).

2° Une difformité moins incommode, mais plus difficile à guérir, est celle qu'on nomme *pied équin*. Elle n'affecte ordinairement qu'un seul membre ; le pied est alors dans une extension permanente, et c'est sur la tête des os du métatarse que la station s'exécute. On a pensé que la rigidité, la brièveté des muscles extenseurs du pied, étaient cause de cette difformité, et l'on a réussi en grande partie à la dissiper par une section faite au tendon d'Achille, dans lequel on a ainsi établi une cicatrice extensible (Delpech). Cette tentative doit être réservée pour les cas graves , où la progression est presque impossible.

3° On trouve quelquefois une main contournée de la même manière que le pied-bot, et l'on peut aussi la redresser au moyen d'un bandage à ressorts (Marjolin).

4° Un des genoux est assez fréquemment porté en dedans, et cette difformité, quand elle est récente , peut aussi céder à un appareil bien construit (Venel , d'Yvernois). Elle se développe d'ordinaire après la naissance, et l'on peut croire qu'un maillot serré , ou une attitude vicieuse sur les bras de la nourrice, contribuent puissamment à la produire.

B. *Luxations.* 1° On a observé diverses luxations congéniales et la plupart du temps irréductibles (Chaussier);

---

(1) Aujourd'hui la section du tendon d'Achille est employée dans le traitement du pied-bot par un grand nombre de chirurgiens, parmi lesquels nous devons citer surtout M. Duval, qui a écrit un traité *ex professo* sur cette maladie. Les succès nombreux de ce traitement, publiés par cet auteur, ont conduit à le mettre en pratique dans les cas les plus disparates ; ce qui ne peut être expliqué que par l'espèce d'engouement que le livre de M. Duval a produit. Nous sommes convaincus qu'après réflexion, on en viendra à n'employer la section du tendon d'Achille que dans les cas où il est rationnel d'en faire usage, c'est-à-dire quand la déviation est due à la rétraction musculaire seulement, sans déformation des surfaces articulaires des os, et qu'on la rejettera toutes les fois que cette dernière complication existera.　　　　(*Note des édit.*)

mais nulle ne mérite plus d'attention que celle des deux fémurs sur le bassin. Cette difformité, quoique très-commune, était peu connue avant les recherches récentes de Palletta, du professeur Dupuytren et de MM. Pravaz et Humbert; on la reconnait, chez les adultes, à la gêne de la progression, dans laquelle le corps se balance fortement d'un côté à l'autre. Les membres inférieurs paraissent d'ailleurs plus courts que ne le comporte la stature du tronc; mais il est facile de les allonger en tirant sur le pied, quand la personne est couchée. Une ceinture fortement serrée entre les crêtes iliaques et les trochanters soutient en partie la tête des fémurs, et facilite la marche; on peut, pour plus de solidité, l'adapter à un corset. Peut-être, si l'on reconnaissait cet état de choses immédiatement après la naissance, une réduction permanente serait-elle possible, car il n'est pas certain que l'aplatissement de la cavité cotyloïde et de la tête des fémurs soit la cause et non l'effet du déplacement et de la mobilité des derniers; malheureusement on ne s'en aperçoit d'ordinaire qu'à l'époque du sevrage, et on attribue à tort cette infirmité à quelque imprudence de la nourrice (1).

2° Dans les efforts d'un accouchement difficile, on peut luxer ou plutôt séparer les os du crâne et de la colonne vertébrale, comme nous l'avons dit plus haut, mais on peut aussi luxer les os des membres; nous en avons eu des exemples, et nous avons vu en particulier celle de l'extrémité supérieure du radius en avant : elle paraissait due à une chute de l'enfant, au moment de sa naissance opérée dans une voiture publique. La réduction est tou-

---

(1) On s'est occupé avec zèle, dans ces derniers temps, des luxations congéniales et de leur traitement. L'Académie royale de médecine a consacré à ce sujet plusieurs de ses séances. Il résulte de ces travaux, qu'il est possible de réduire les luxations congéniales dans le jeune âge, et qu'à M. Pravaz appartient l'honneur d'avoir, le premier, prouvé par des faits authentiques les ressources de l'art contre cette funeste difformité.   (Note des édit.)

jours facile; mais un bandage contentif est absolument nécessaire pour empêcher que les mouvements de l'enfant n'amènent la récidive. ·

§ II. *Déplacements des parties molles.*

A. *Transpositions.* Ce sont des déplacements intérieurs dont la cause est le plus souvent inconnue. 1° La transposition des viscères d'un côté à l'autre est quelquefois générale; le cœur est incliné à droite, le foie est du même côté, la rate et l'estomac du côté opposé, etc. : la santé de l'individu n'en souffre en aucune manière. Il n'en est pas ainsi des transpositions partielles qui troublent l'harmonie générale; ainsi celle des ventricules du cœur, qui met en rapport le ventricule aortique avec l'oreillette des veines caves, permet bien au fœtus la vie intra-utérine, mais ne tarde pas à le faire périr peu après la naissance. Un des reins est assez fréquemment placé dans le bassin, et il n'en résulterait pas de désavantages réels, s'il ne se joignait pas à celle-là d'autres difformités.

2° Le séjour des testicules dans l'abdomen n'est point une transposition réelle, mais bien la persistance de l'état embryonnaire. Il mérite l'attention du médecin : 1° pour qu'il ne juge pas stérile tout individu dont le scrotum est vide; 2° pour qu'il ne prenne pas pour une hernie un testicule descendant tardivement, lentement et avec douleur à la suite de quelque effort. C'est par l'examen du scrotum qu'il s'éclairera en pareille circonstance.

B. *Hernies.* Les viscères se déplacent parfois pendant la vie intra-utérine, et quelquefois aussi peu après l'accouchement.

1° A la tête on voit diverses encéphalocèles, avec ou sans accumulation de liquide. Les encéphalocèles peu considérables sont souvent méconnues, et plus souvent encore supposées dans des cas de thrombus, avec dureté à leur circonférence et fluctuation à leur centre (**J.-L. Petit**). Elles n'empêcheraient pas l'enfant de vivre, mais nécessiteraient l'application d'un appareil protecteur propre à prévenir toute compression , toute lésion de la partie herniée.

Quant aux hernies de la totalité de l'encéphale ou de sa presque totalité , elles sont assez communes, et l'on a cité récemment l'exemple d'un homme qui a , dit-on, pu vivre ainsi jusqu'à un âge avancé (Geoffroy). Le plus souvent, les enfants qui en portent de semblables ne sont pas viables , soit qu'il y ait de l'eau contenue dans le sac qui renferme le cerveau, soit que ce viscère soit à nu sous la peau , soit enfin que ses enveloppes soient réduites à une membrane rougeâtre et qu'une partie de sa substance ait été détruite. On peut raisonnablement attribuer ces difformités à une hydrocéphalie externe des premiers temps de la vie intra-utérine , laquelle a déterminé la distension du crâne et souvent aussi du canal vertébral, puis la déchirure et la rétraction avec atrophie des parois de ces cavités. Tantôt c'est par le vertex que s'est échappé l'encéphale (cystencéphale et podencéphale de Geoffroy), tantôt c'est par l'occiput, et alors il appuie sur le cou (dérencéphale) ou sur le dos (notencéphale), logé dans une cavité faite aux dépens du rachis ouvert et fortement ployé en avant.

2° Le diaphragme, perforé largement, donne passage quelquefois à l'estomac et au foie, qui , comme je l'ai vu, pénètrent dans le thorax; disposition impossible à reconnaître et nécessairement mortelle (1).

3° L'ombilic donne aussi issue, tantôt aux intestins (reste probable d'un degré de la vie embryonnaire), maladie qui paraît très-fréquemment après la naissance et

____

(1) Quoique ces diverses difformités paraissent peu importantes pour le praticien, puisqu'il ne peut y porter remède, il faut cependant les connaître pour déterminer les cas de viabilité et de non-viabilité dans les questions de médecine légale.

guérit d'ordinaire avec facilité par l'emploi d'une ceinture
et d'une compresse pliée en huit ; tantôt c'est le foie et
quelques autres viscères qui pénètrent dans cette ouverture. Ces sortes de hernies congéniales sont reconnaissables à une tumeur volumineuse, à base large, consistante,
bleuâtre et recouverte seulement du tissu lisse et demi-
transparent qui forme l'extérieur du cordon ombilical.
Ces tumeurs, si l'enfant vit pendant quelques jours, se
dessèchent à leur surface, puis se gangrènent, noircissent
et amènent la mort (Mauriceau). Nous avons vu une escarre
superficielle se détacher de toute la surface de la tumeur ;
celle-ci se couvrir de bourgeons charnus, suppurer, et la
cicatrisation commencer au moment où le dépérissement
devenait mortel. M. le docteur Fontaine (de Nîmes) a
observé un cas tout-à-fait semblable ; mais nous ne savons
pas si l'enfant a guéri.

4° L'anneau ou plutôt le canal inguinal laisse souvent,
après la naissance, sortir une anse d'intestin qui suit le
même trajet qu'a suivi le testicule, maladie nécessairement
plus commune chez les mâles que chez les femelles : on la
nomme hernie congéniale. Négligée, cette maladie se prolonge, s'aggrave et devient parfois irréductible, à cause
des adhérences que l'intestin contracte avec le testicule ;
mais, chez l'enfant, elle est facile à réduire, et un bandage
inguinal muni d'une pelote arrondie en produit constamment, en quelques mois, la guérison radicale. Des topiques
astringents et styptiques pourraient accélérer la cure et
la rendre plus complète.

C. *Prolapsus*. Le rectum se déplace fréquemment chez
les enfants d'une tout autre manière, c'est-à-dire par une
sorte d'invagination qui le précipite ensuite à travers
l'anus *(chute du rectum)*. Cette affection se reproduit, chez
quelques enfants, au moindre effort ; elle est rare chez les
nouveau-nés proprement dits : à la longue, elle engorge
et enflamme cet intestin. La réduction est ordinairement

facile ; on l'opère comme le *taxis* d'une hernie, mais quelquefois on réussit mieux en portant le doigt dans l'ouverture de la portion sortie, et repoussant ainsi dans l'intérieur et profondément, d'abord les parties sorties les dernières. Des lavements astringents (acétate de plomb) préviennent quelquefois le retour de cet accident. Ce n'est guère que chez l'adulte qu'il en résulte à la longue des bourrelets hémorrhoïdaux, dont l'excision devient nécessaire ; mais, en pareil cas, le prolapsus est toujours borné à la seule membrane muqueuse de l'intestin.

SECTION TROISIÈME.

ALTÉRATION DE VOLUME OU DE NOMBRE.

ARTICLE Ier. — Accroissements.

§ Ier. *Hypertrophies.*

A. Le cerveau peut être augmenté de volume au point de simuler l'hydrocéphalie (Chaussier). Il est bon d'en être prévenu pour ne pas tenter une opération dangereuse et inutile dans les cas douteux, d'autant que cette hypertrophie cérébrale n'empêche pas toujours l'enfant d'être viable.

B. Le foie a présenté quelquefois un accroissement anormal ; il en a été de même des reins ; mais ordinairement ceux-ci, devenus vésiculeux, étaient remplis d'urine retenue par une oblitération des canaux destinés à son évacuation. Enfin, quelques parties du corps, un membre, une cavité splanchnique, offrent souvent un grand volume, mais dû à quelque infiltration ou épanchement de liquide dont nous parlerons plus loin.

C. Il est quelques parties qui, prolongées d'une manière incommode, peuvent être retranchées, comme le prépuce, les nymphes, etc. J'ai lié deux fois un prolongement de l'hymen qui pendait hors de la vulve ; on pourrait peut-être extirper certains prolongements du coccyx en forme de queue.

§ II. *Excroissances.*

A. Diverses tumeurs pédiculées ou non, développées sur différents points de la surface du corps, peuvent être également enlevées par la ligature, etc., soit qu'elles se rapprochent des *nævi* ou taches, dont nous parlerons bientôt, soit qu'on y reconnaisse de véritables lipômes.

B. Enfin, il est une excroissance, assez fréquente chez les enfants nouveau-nés, qui succède à la chute du cordon ombilical : c'est une fongosité pisiforme, pédiculée et dont la grosseur varie depuis celle d'un grain de chènevis jusqu'à celle d'une fraise médiocre. Ce *fongus ombilical* est accompagné d'un suintement purulent, et se conserve indéfiniment, faisant des progrès lents, mais continus : on l'a pris quelquefois pour une épiplocèle. Le pédicule de cette tumeur est souvent difficile à découvrir chez les enfants doués d'un certain embonpoint ; on n'en découvre même parfois que le sommet. La ligature, dans ce cas, présente de grandes difficultés ; je l'ai pratiquée cependant en appliquant un fil, d'abord sur la partie moyenne pour soulever la tumeur, puis un autre sur le pédicule. On pourrait, en pareil cas, se contenter de pratiquer la cautérisation à l'aide du nitrate d'argent ; elle m'a fort bien réussi, surtout après une excision partielle. Parfois on a pu se contenter de saupoudrer l'excroissance avec le calomélas, et on l'a vu ainsi disparaître (Desruelles).

§ III. *Répétitions d'organes.*

S'il est ridicule d'attribuer à une sorte de végétation très-active les monstruosités dont nous avons parlé plus haut sous le titre de *synadelphies*, il ne le serait pas moins d'attribuer à la fusion de deux germes la production de quelques organes surnuméraires ; production héréditaire dans certaines familles. Ici se rangent les individus sex-digitaires, ceux même qui ont sept à huit doigts à chaque main, comme j'en ai vu un exemple, et ceux chez lesquels on a trouvé, outre les organes d'un sexe, une partie de ceux appartenant à l'autre, et dont nous avons rassemblé les exemples connus dans un mémoire sur l'*hermaphrodisme* (*Ephémérides médicales*, mai 1827). Peut-être faudrait-il mettre au même rang les observations de deux langues superposées, de deux cœurs, de rates multiples, etc., si l'on ne pouvait y voir des exemples de *division* plutôt que de *duplication*. De ces difformités, la première (doigts surnuméraires) permet seule quelques tentatives chirurgicales : deux fois nous avons extirpé des doigts unis à la main par un simple pédicule. Il faudrait procéder avec bien plus de ménagement, et même s'abstenir de toute opération, si le membre surnuméraire était joint au reste par une articulation complète.

ARTICLE II. — Diminution ; Destruction.

§ Ier. *Viscères.*

On voit assez fréquemment quelque organe splanchnique plus ou moins important considérablement réduit ou même annulé par quelque maladie intra-utérine, soit qu'il y ait en même temps intégrité du reste du corps (atrophie des yeux, *micropsie*), soit, ce qui est plus commun, que d'autres monstruosités se joignent à celle-là. C'est ainsi que l'absence des capsules surrénales accompagne ordinairement les difformités graves de la tête, que l'absence du cœur est liée avec l'acéphalie complète, etc. L'absence des organes génitaux externes ou internes, quoique souvent compagne de monstruosités graves, a été vue chez des sujets qui ont vécu jusqu'à l'âge adulte (agènes) ; il en a été de même quelquefois de la micropsie. Ces sortes de vices de conformation ne sont donc point en eux-mêmes des signes de non-viabilité.

§ II. *Membres.*

A. Des enfants à qui un ou les deux bras avaient été enlevés, contradictoirement aux saines règles de l'art, ont quelquefois survécu, et l'on en a un exemple récent.

B. La vie peut aussi se prolonger quand l'atrophie, l'absence même d'un ou plusieurs membres est l'effet d'un retard d'accroissement ou de développement, ou celui d'une gangrène, d'une cause de destruction quelconque. Au premier chef doivent se rapporter ces cas dans lesquels un membre, pourvu de toutes ses parties, est réduit seulement à des dimensions au-dessous de l'état normal ; les deux membres supérieurs sont assez souvent ainsi disposés : nous en avons vu un seul n'avoir que 5 à 6 pouces de longueur, chez un individu âgé de douze ans. On doit regarder aussi comme exemples de développement imparfait ceux qui offraient une absence presque complète du bras et de l'avant-bras, de la cuisse et de la jambe ; la main et le pied, complétement développés, étant fixés à l'épaule et à la hanche, comme on le voit dans l'embryon.

C. Les cas de gangrène ont été constatés par la présence dans les eaux de l'amnios des débris des parties mutilées (Chaussier, Adelon, Velpeau) : c'est alors qu'on voit des membres tronqués, déformés à des distances diverses du tronc. Nous avons vu un enfant vivre quelques mois, quoiqu'il eût les deux avant-bras tronqués près du coude, et que la mâchoire inférieure, beaucoup plus courte que la supérieure, rendît la déglutition fort difficile. Dans un deuxième exemple de pareille disposition de la mâchoire inférieure, une large cicatrice vers le bas d'un des côtés de la face offrait la preuve d'une destruction bien réelle. De pareilles cicatrices se voient aussi sur les moignons des membres, dans la plupart des cas ci-dessus énoncés.

§ III. *Tête.*

A. *Acéphalie.* On connaît un grand nombre de faits d'acéphalie ou absence apparente de la tête; mais cette monstruosité, dont aucun échantillon n'a vécu au-delà de quelques minutes après la naissance, offre des degrés nombreux. 1° On a vu le fœtus réduit à une masse fixée au cordon ombilical et contenant quelques vaisseaux, quelques nerfs et quelque portion du canal intestinal; d'autres fois, les membres inférieurs existaient ainsi que plusieurs viscères et une partie du rachis, mais non le cœur ni les poumons (Elben, Breschet, etc.). 2° Dans un certain nombre, les membres supérieurs étaient bien développés ainsi que le thorax, et une éminence pédiculée ou non indiquait les restes d'une tête atrophiée (crypto-céphales et coccy-céphales de Geoffroy). Nous pensons, avec Béclard, que la tête a existé avant la destruction dans l'un et l'autre cas, puisque, dans les acéphales les plus réduits, on trouve presque toujours quelque point couvert de cheveux.

B. *Microcéphalie.* 1° J'ai vu un monstre non viable dont la tête, réduite dans toutes ses dimensions proportionnel-lement au tronc, offrait néanmoins toutes les parties qui la composent; le crâne était plus réduit que la face. Chez plusieurs enfants, que j'ai vus vivre dans un état d'idiotie incurable et même offrant une cécité complète ou une paralysie presque totale des muscles du corps, le crâne seul était singulièrement atrophié. Cette réduction du crâne est due souvent à une hydrocéphalie avec rupture et hernie ou hydrencéphalocèle; nous en parlerons plus loin. Quelquefois elle est accompagnée de solution de continuité persistante, et semble produite par une forte pression exercée dans les premiers mois de la grossesse sur le ventre de la mère (thlipsencéphale de Geoffroy).

3° Dans d'autres circonstances, la réduction porte sur la face; celle-ci peut manquer tout-à-fait (*anopsie* ou *aprosopie*); elle peut être réduite surtout dans sa partie inférieure (*synotie*); plus souvent c'est dans sa partie supérieure, et le crâne est en même temps rétréci en avant, les yeux sont plus ou moins rapprochés, réunis (*synopsie*) ou confondus (*monopsie*). Nous avons cru devoir rapporter ces désordres à la rupture d'une hydrocéphalie qui a distendu, séparé les os de la face, qui s'est rompue enfin et a permis le rapprochement, la fusion des débris dont le délabrement n'était pas trop considérable, le reste ayant été totalement détruit. Il se forme souvent alors une sorte de trompe placée au-dessus des yeux ou de l'œil unique, et fréquemment percée d'un canal, reste évident de la poche hydrocéphalique. On trouve constamment en pareil cas les nerfs olfactifs détruits, les parties latérales du cerveau soudées et confondues en une masse impaire contenant de l'eau dans son ventricule unique, et entourée d'une quantité de liquide plus grande encore. Les fœtus monopses, etc., peuvent vivre quelques heures et même quelques jours, mais jamais ils n'ont été au-delà.

C. *Anencéphalie*. Cette monstruosité a les plus grands rapports avec les encéphalocèles dont nous avons parlé ci-dessus; aussi trouve-t-on tous les degrés intermédiaires entre un simple déplacement de l'encéphale et son absence complète. Dans ce dernier cas on doit distinguer encore deux formes principales. 1° Tantôt il y a destruction simultanée du cerveau et de la moelle épinière, ou du moins le canal vertébral est réduit à une large gouttière par le renversement de ses lames en dehors, en même temps que le crâne est, pour ainsi dire, réduit à sa base, les restes de la voûte étant rejetés sur les côtés et atrophiés au point d'être souvent méconnaissables. Dans le plus grand nombre des cas, la tête est en outre tellement renversée en arrière qu'elle s'unit aux vertèbres dorsales ; les cervicales, repoussées en avant, sont quelquefois bifurquées. Le tronc fortement courbé est souvent très-raccourci, et les viscères chassés de l'abdomen forment une hernie ombilicale plus ou moins volumineuse. 2° Tantôt le crâne seul est ainsi déformé, et le canal vertébral, à part peut-être quelques vertèbres cervicales, a conservé sa disposition normale. Les fœtus anencéphales donnent souvent quelques signes d'une vie bientôt éteinte (Lallemand, etc.).

Ces difformités dépendent-elles d'une conformation primordiale (Gall), d'un arrêt de développement (Meckel, etc.), d'une inflammation locale (Blandin), ou d'une hydrocéphalie suivie de rupture (Morgagni, Chaussier, Béclard, etc.)? Le déjettement des lames vertébrales et les analogies dont nous avons parlé (encéphalocèles), d'autres analogies qui ressortiront plus loin (hydrocéphalies), nous ont depuis long-temps fait pencher vers cette dernière opinion. (*Revue médicale*, 1825 et 1827 ; *Ephémérides médicales*, 1826.)

SECTION QUATRIÈME.

VICES DE COLORATION.

A. L'*albinisme* ou *leuco-éthiopie* consiste dans une coloration d'un blanc laiteux, non-seulement de toute la peau, mais encore des cheveux et des poils ; l'iris est aussi blanchâtre ou rosée, et la choroïde, dépourvue de son vernis noir, donne à la pupille une couleur rouge. Les albinos s'observent plus fréquemment parmi les Nègres que parmi les Européens ; quelques-uns sont même colorés partiellement en larges taches de blanc et de noir (nègres pies de Buffon). Ces individus sont généralement assez faibles et surtout ont les yeux très-sensibles à l'impression de la lumière; il en est qui vivent dans un état d'idiotisme, d'autres jouissent de tous les avantages d'une santé complète.

B. Un assez grand nombre d'enfants, bien portants du reste, apportent en naissant diverses taches, variables pour l'étendue, l'intensité de la couleur, etc. On les connaît sous le nom vulgaire d'*envies*, *nœvi materni*.

Il en est deux espèces principales. 1° Les unes consistent dans une simple différence d'organisation du tissu cutané, qui constitue ces lentilles, ces couennes, etc., que portent bien des personnes et qu'on attribue ridiculement aux désirs non satisfaits des femmes grosses. Leurs formes variées, leurs couleurs plus ou moins foncées prêtent toujours à quelque interprétation puérile; brunes ou brunâtres, quelquefois noires, élevées sur la peau, plus fermes qu'elle, elles sont parfois couvertes de poils longs et durs. 2° Les autres ont, au contraire, une teinte rouge, violette et même bleuâtre; elles dépendent d'un état morbide du système capillaire de la peau, et dégénèrent souvent en *fungus hæmatodes*. Ces dernières ne prêtent pas moins que les autres aux explications susdites, surtout quand elles font des saillies diversement figurées, des granulations, des globules pédiculés, etc. Souvent elles se gonflent, prennent une sorte d'érection, de turgescence, surtout dans les chaleurs : de-là, la comparaison de cette turgescence avec la maturation des fruits, dont elles rappellent la forme et la couleur.

Les premières n'exigent et ne permettent aucun soin; et il en est de même des deuxièmes, quand elles sont plates et sans turgescence. Saillantes et gonflées, elles s'accroissent quelquefois avec rapidité, et l'ablation ou la compression (Boyer) peut seule en borner les progrès, ou arrêter la dégénérescence fongueuse, et même les faire totalement disparaître.

SECTION CINQUIÈME.

LÉSIONS DE FONCTIONS.

ARTICLE Ier. — Circulation.

§ Ier. *Troubles de la circulation générale.*

A. *Asphyxie intra-utérine.* Effet du resserrement d'un utérus vide d'eau après un long travail, de la procidence du cordon, d'une parturition artificielle longue et pénible, la compression du cordon ombilical et du placenta empêche le libre cours du sang chez le fœtus et sa vivification : de-là, une sorte d'asphyxie avec pléthore (1) caractérisée par la rougeur générale, l'immobilité, l'insensibilité de l'enfant, l'absence de la respiration et même des battements du cœur. Cet état réclame, aussitôt après la naissance, l'insufflation de l'air dans les poumons et l'écoulement de quelques jets de sang par le cordon ombilical. Cette asphyxie se lie souvent à l'apoplexie, dont nous parlerons plus au long dans un des articles suivants.

L'insufflation de l'air dans les poumons se pratique à l'aide du tube laryngien de Chaussier, dont le pavillon évasé s'adapte à la bouche de l'opérateur, tandis que son extrémité recourbée est introduite dans la glotte. Cette dernière partie de l'opération est souvent difficile, et l'on peut se contenter de souffler dans la bouche avec un tuyau quelconque, en ayant soin de maintenir rapprochées les lèvres et les narines de l'enfant. On doit souffler avec modération pour éviter l'emphysème des poumons, et par secousses alternatives, pour imiter celle de la respiration. On cesse l'insufflation dès que les battements du cœur sont bien établis, et que la respiration s'exécute par intervalles

(1) Le décollement du placenta lorsque l'enfant est encore contenu dans la matrice, la mort de la mère avant l'accouchement, produisent une stase semblable dans la circulation du fœtus et une asphyxie pléthorique toute pareille ; j'ai eu plus d'une occasion de m'en convaincre.

peu distants, de demi-minute en demi-minute par exemple. Il faut souvent continuer cette opération avec persévérance pendant long-temps : nous avons obtenu un succès complet après trois quarts d'heure, et l'on cite des exemples de retour à la vie après trois heures de soins d'abord infructueux (Héroldt). Il ne faut pas négliger, dans ces cas graves, les précautions propres à rendre l'insufflation plus efficace : ainsi, la tête sera un peu renversée en arrière pour mieux dégager la glotte, et l'on poussera légèrement le larynx vers la colonne vertébrale pour obstruer l'œsophage (Héroldt). Peut-être, dans quelques cas, serait-il avantageux de pousser l'air au moyen d'un soufflet; il serait ainsi plus pur que l'air expiré, qui pourtant n'a perdu que deux ou trois centièmes de son oxigène (Thénard). Il n'est jamais nécessaire d'en venir à l'emploi de l'oxigène pur, recommandé par Schéele.

On peut aider à l'efficacité de ces moyens par l'emploi simultané des stimulants recommandés dans la *syncope* ou l'*anémie*, dont il va être question.

B. *Anémie.* J'ai vu, à la suite d'un travail remarquable par sa facilité et sa promptitude, un enfant bien constitué naitre anémique; j'en ai vu un autre tomber, quelques instants après la naissance, dans un état semblable et des plus alarmants, sans aucune cause appréciable ; mais le plus souvent c'est à une perte de sang réelle qu'il faut attribuer cet état, soit que le placenta ou le cordon ait été rompu pendant la parturition, soit qu'on ait omis la ligature de cette dernière partie, soit enfin que son arrachement près de l'ombilic l'ait rendue impossible.

On reconnait l'anémie à la pâleur extrême, au refroidissement de la face, à la flaccidité de l'enfant, à l'état de langueur ou de syncope dans lequel il reste ou retombe souvent.

La ligature du cordon, si elle est pratiquable ; la compression, la cautérisation des vaisseaux, s'il est rompu près de l'ombilic, tel est le premier soin à prendre. Il ne faut pas perdre le temps à plonger le placenta dans le vin ou l'alcool, ou à le placer sur des cendres chaudes : l'enfant sera lui-même entouré de linges chauds, mais la face restera exposée à l'air libre et frais. Pendant ce temps, on préparera un bain d'une température assez élevée et animé avec le vinaigre, le vin, l'alcool ; des frictions sur la plante des pieds, la paume des mains, l'épine du dos, la région du cœur, avec une brosse peu rude, exciteront encore utilement le système nerveux : un linge imbibé de vinaigre, et si la torpeur est profonde, d'ammoniaque liquide, sera approché des narines pour mettre en jeu les organes respiratoires. Dans la même vue, on exercera de légères compressions sur la poitrine ; on excitera l'arrière-bouche avec la barbe d'une plume ; on pratiquera, s'il le faut, l'insufflation ; dans des cas extrêmes, on aura recours à l'électricité (Héroldt, Boër), appliquée avec ménagement. La transfusion du sang mentionnée par Héroldt ne paraît pas praticable, vu la petitesse des veines, à moins qu'on ne choisit pour cela la veine ombilicale : l'expérience n'a encore rien appris là-dessus, et la rareté des cas d'anémie ne permettra pas de sitôt d'éclaircir ce point de pratique.

Lorsque les premiers accidents sont dissipés, il faut encore surveiller l'enfant ; quelques cuillerées d'eau vineuse, de sirop de kina convenablement étendu, et surtout le lait d'une bonne nourrice, pourront soutenir ses forces. Dans un cas de faiblesse et de pâleur opiniâtre, nous sommes parvenu à conserver la vie et à ramener la santé par l'emploi réitéré des bains chauds dans une infusion de plantes aromatiques mêlée de vin rouge, dont la dose était augmentée de jour en jour.

C. *Cyanopathie.* Cette affection, nommée aussi maladie bleue, est en effet caractérisée par la teinte bleuâtre que prend toute la peau. et notamment celle du visage ; mais

il existe en même temps un état d'anxiété, des palpitations, des suffocations fréquentes, surtout à la moindre
agitation, symptômes qui indiquent une disposition anormale du système circulatoire. Les enfants qui portent
quelqu'une de ces dispositions, peuvent vivre plusieurs
mois, plusieurs années même, mais non prétendre à une
longue existence. De petites saignées (sangsues) les soulagent momentanément, le repos leur est indispensable ;
mais l'art ne peut rien contre la cause réelle des accidents:
c'est tantôt la persistance du trou de Botal ou celle d'une
ouverture à la cloison des ventricules, tantôt une oblitération de l'artère pulmonaire avec atrophie du ventricule
droit du cœur, tantôt une transposition des ventricules
sans que les oreillettes aient subi le même changement, etc.
(Meckel, Louis, nous-même, etc.). Ces conformations
vicieuses n'empêchent point la circulation de s'exécuter
librement chez le fœtus; mais, après la naissance, il en
résulte une sorte d'asphyxie perpétuelle et incomplète,
par suite du mélange du sang veineux avec l'artériel.

D. *Fièvre*. L'état fébrile accompagne, chez les nouveau-
nés, presque tout dérangement un peu soutenu de la
santé, et notamment toute inflammation grave. La fièvre
est donc toujours symptomatique chez eux, quoique l'on
n'en puisse pas toujours découvrir la cause ; quelquefois
elle n'est que le précurseur d'une autre affection dont les
caractères se prononcent peu après (catarrhe nasal ou
pulmonaire, etc.). On la reconnaît à la chaleur et à la
sécheresse de la peau, à celle de la bouche, à la morosité,
à la somnolence ; à la rougeur de la langue vers sa pointe,
tandis que le milieu est enduit d'une couche blanche plus
épaisse que de coutume; à la chaleur de l'haleine, qui
souvent devient un peu odorante; à la diarrhée ou la
constipation, qui rarement manquent de l'accompagner
l'une ou l'autre : son invasion est quelquefois marquée par
une sorte de stupeur, et même par un accès d'éclampsie.

Attaquer la cause de la fièvre, c'est le meilleur moyen d'y remédier; mais, dans les cas d'incertitude, les bains tièdes, les boissons adoucissantes, une diète modérée si l'enfant prend déjà des aliments solides, voilà des moyens toujours de mise, et qui suffisent souvent pour dissiper les symptômes fébriles et l'affection cachée qui leur avait donné naissance.

§ II. *Troubles de la circulation capillaire; Phlegmasies.*

A. *Généralités.* Nous venons de voir que ces phlegmasies étaient souvent cachées, et l'on ne peut les découvrir que par un examen des plus attentifs après avoir fait complétement démaillotter l'enfant, précaution toujours indispensable dans les maladies des nouveau-nés. C'est ainsi qu'à une chaleur plus forte, à une sensibilité plus vive, une rénitence plus marquée, on reconnaîtra ce que l'enfant ne peut indiquer que par ses cris et ce que les autres symptômes n'annoncent pas toujours. On remarquera pourtant que, dans les maladies qui affectent douloureusement la tête, cette partie est fréquemment agitée d'un mouvement de rotation horizontale; que l'enfant fléchit le tronc et le tord dans différents sens, si c'est l'abdomen qui souffre; que la respiration est gênée, fréquente, plaintive, si la poitrine est malade. A ces signes on pourra soupçonner des maladies rares et qui souvent sont méconnues : l'arachnitis, dont j'ai vu un exemple; l'encéphalite, dont d'autres ont parlé et dont nous avons cité ailleurs plusieurs cas remarquables, mais où la maladie était congéniale (*Ephém. médic. de Montpellier,* tom. i, p. 529); la cardite, qu'on dit fort commune (Puchelt); l'otite, que j'ai vu se terminer par suppuration; le croup, que j'ai vu céder à l'application de quelques sangsues. Des signes particuliers se joignent d'ailleurs, en pareil cas, aux signes communs pour faciliter le diagnostic (état des pupilles, roideur des membres, dans les affections cérébra-

les ; palpitations , etc. , dans celles du cœur ; toux et timbre de la voix, dans celles des organes respiratoires, etc.).
Un certain nombre de ces phlegmasies s'est montré déjà
développé lors de la naissance (encéphalite , entérite et
péritonite); il en est même qui appartiennent à la deuxième enfance, et qui pourtant attaquent quelquefois,
durant la vie intra - utérine, l'enfant qui en apporte
les symptômes ou des traces plus ou moins anciennes
(varioles , etc.).

B. *Éruptions papuleuses, vésiculeuses , etc.* 1° Il ne faut
pas prendre pour une éruption cette multitude de points
blancs dont est souvent garnie la peau des nouveau-nés ;
ce ne sont que des follicules sébacés, très-visibles alors
et bientôt effacés. Une éruption miliaire rouge et dissé-
minée en points isolés ou rapprochée en plaques granulées, se montre souvent pendant la fièvre vaccinale , ou
sous l'influence d'une chaleur atmosphérique très - forte,
de sueurs , etc. Cette éruption est sans importance , soit
qu'elle se dessèche sans suppuration , soit qu'un point
blanc au sommet de chaque papule annonce la présence
d'un peu de matière purulente : au besoin, bains, lotions
émollientes , soins de propreté.

2° La plupart des maladies exanthématiques (rougeole ,
scarlatine , variole , etc.) appartiennent plutôt à la seconde
enfance qu'à la première ; mais il est quelques autres
éruptions propres à celle-ci. La *syphilis ,* par exemple,
produit souvent des *plaques* d'un rouge terne , élevées,
irrégulières , qui tantôt sont congéniales et tantôt paraissent après la naissance. Dans le premier cas, elles couvrent
quelquefois tout le corps ; dans le deuxième, c'est surtout
au pourtour des organes génitaux , aux fesses, aux cuisses
qu'on les voit paraître. Tantôt des croûtes , des écailles
viennent les recouvrir , ce sont surtout les premières ;
tantôt, continuellement humectées , elles se multiplient,
s'accroissent, s'élèvent en forme de condylomes, etc..

ou bien s'ulcèrent et présentent l'aspect grisâtre, les bords irréguliers et coupés à pic des chancres vénériens ; elles peuvent néanmoins se cicatriser pour se reproduire ensuite , jusqu'à ce qu'un traitement approprié les ait fait disparaître.

5° Des *vésicules* également *syphilitiques* s'observent très-fréquemment aux pieds et aux mains des enfants naissants : on les a confondues à tort avec le pemphigus. Quelquefois elles ne représentent encore que des plaques violacées, enflammées ; bientôt elles s'élèvent, prennent une forme ovalaire ; toujours elles sont tendues, remplies d'un liquide séro-purulent ou séro-sanguinolent qui leur donne une teinte jaune, verdâtre ou violette ; souvent multiples et confluentes, elles mettent à nu par leur rupture une surface rouge, ulcérée , ou bien elles se transforment en croûtes persistantes : je les ai vues entraîner la gangrène d'un doigt. Il ne faut pas confondre les ulcérations qui en résultent avec les excoriations superficielles que produit aux talons, aux malléoles, au bout du nez, le frottement de linges trop rudes.

Comme la précédente, cette affection réclame un traitement complet, et c'est ordinairement en l'administrant à la nourrice qu'on le fait parvenir à l'enfant ; on pourrait cependant lui faire à lui-même quelques frictions avec l'onguent mercuriel à la dose d'un quart de gros environ.

4° On voit quelquefois sur diverses parties du corps des nouveau-nés se montrer des *vésicules pemphigoïdes*, qu'il ne faut pas confondre avec les syphilitiques. Elles sont ordinairement discrètes et peu nombreuses ; parfois on n'en voit qu'une seule au cou, au tronc ou à la partie des membres qui en est voisine. Nulle inflammation bien apparente ne la précède ; elle paraît ordinairement la nuit (épinyctides). La vésicule est de la grosseur d'un gros pois, peu tendue, jaunâtre ; elle se rompt bientôt et se dessèche sans autre suite.

C. *Erythèmes, érysipèle.* 1° La peau est sujette à quelques autres phlegmasies superficielles et de peu d'importance : tel est l'érythème, quelquefois herpétiforme, qui se montre derrière les oreilles, celui qui se forme dans les plis des enfants à grand embonpoint, celui qui dépend du contact de l'urine sur la peau des cuisses, etc. Négligé, cet érythème va jusqu'à la suppuration, et l'on craint souvent de le supprimer, surtout derrière les oreilles. La propreté, des lotions simples et à l'eau tiède, après lesquelles on essuiera soigneusement la partie lavée, quelque poudre absorbante propre à la maintenir sèche en s'emparant de la matière de la transpiration (lycopode, etc.); si même il existe beaucoup de rougeur et de douleur, une pommade adoucissante (concombres), un cérat simple, un mélange d'eau et d'huile ou de la crème récente, appliqués sur la peau : voilà les moyens simples qu'il faut mettre en usage. En agissant ainsi, on n'a pas de répercussion à craindre.

2° **L'***érysipèle* est une maladie assez fréquente et quelquefois comme épidémique. Je l'ai vu paraître chez un enfant dont la mère venait d'en être affectée au moment de la naissance.

On l'observe généralement d'abord autour de l'ombilic; puis, il envahit l'hypogastre et les parties génitales; de-là, il parcourt ordinairement les membres, ne laissant à son siége primitif qu'un œdème remarquable, surtout au scrotum, aux pieds et aux mains. Quelquefois il a commencé par la peau du crâne.

Rougeur, chaleur et tuméfaction diffuse de la peau; état fébrile, plainte, agitation, surtout au moindre attouchement de la partie malade : voilà ses caractères principaux. La tumeur, d'abord souple, élastique, devient œdémateuse à la fin.

Cette maladie dure de huit à quinze jours en tout; elle ne séjourne guère plus de trois à quatre jours dans le même lieu. Elle peut tuer par la seule intensité des symptômes et de la fièvre, surtout quand le mal siège au crâne. Il a quelquefois produit la gangrène des organes génitaux et la mort peu après. Je l'ai vu amener le même résultat au pli de l'aine : la malpropreté a paru être ici la cause de cette fâcheuse terminaison.

Un tiers au moins de ceux que j'ai vus s'est terminé par des abcès multipliés, bientôt spontanément ouverts et d'une guérison lente et difficile, surtout aux pieds et aux mains. Le plus souvent la résolution a lieu, et c'est presque sans desquamation.

S'il y a embarras des premières voies, on peut se bien trouver d'un vomitif (sirop d'ipécacuanha), ou d'un laxatif (sirop de rhubarbe). Des boissons adoucissantes, des lavements, des bains, des lotions émollientes d'abord et résolutives (sureau) quand il n'y a plus que l'œdème, des cataplasmes si le mal prend le caractère phlegmoneux : tels sont les moyens à mettre en usage. Les sangsues m'ont semblé peu utiles ; il faut d'ailleurs que l'érysipèle marche et dure un certain temps, et l'on doit toujours se borner à en prévenir les suites funestes, sans chercher à le supprimer tout-à-coup.

D. *Coryza*. L'inflammation de la membrane pituitaire est une des plus fréquentes ; le froid en est ordinairement la cause. Peu forte, elle ne nuit point à la santé des enfants, dont elle gêne un peu la respiration ; plus grave, elle a quelquefois causé la mort, tant par la suffocation que par la violence de la fièvre et le défaut d'aliments.

En effet, alors une fièvre violente l'accompagne, et l'enfant peut à peine prendre le sein (Rayer), qu'il est forcé d'abandonner à chaque instant pour respirer par la bouche. Quelquefois l'air passe encore par les fosses nasales, mais en produisant un ronflement violent. Un écoulement mucoso-séreux a lieu par les narines, et quelquefois la pituitaire se couvre d'une fausse membrane, surtout dans les cas graves et funestes ; la gorge est alors souvent aussi fort enflammée.

La violence de l'inflammation m'a forcé deux fois de faire appliquer une sangsue à la racine du nez : le soulagement a suivi de près. Ce serait le cas peut-être de faire à la pituitaire quelques scarifications, comme on l'a conseillé dans d'autres circonstances (Cruveilhier). Ordinairement une température égale et modérée, un peu d'huile d'amandes douces sur la racine du nez, une goutte de lait ou d'eau de guimauve coulée dans les narines, ont enlevé le mal : ce n'est que dans des coryzas fort anciens que j'ai prescrit les fumigations.

E. *Ophthalmie.* Plus ordinaire encore que la précédente, cette maladie reconnaît quelquefois comme elle pour cause l'impression d'un air froid ; mais souvent aussi elle est due à l'affection syphilitique ou bien à la contagion directe, si, par exemple, l'on se sert du même linge pour laver le visage d'un enfant sain et celui d'un enfant atteint d'ophthalmie purulente.

Premier degré. On voit bien des enfants pris, deux à trois jours après la naissance, d'une inflammation de la conjonctive, mais inflammation légère et qui se dissipe en quatre à cinq jours spontanément par l'emploi de quelques lotions émollientes, d'un peu de lait maternel, par exemple, etc.

Deuxième degré. Des ophthalmies plus graves se voient quelquefois déterminant le gonflement des paupières, produisant un suintement puriforme, causant la douleur, la fièvre et l'amaigrissement. Celles-ci durent au moins huit jours, souvent quinze ; mais on les diminue, on les amende facilement. L'eau froide en lotions, en applications continuelles, les a même enrayées quelquefois. Une sangsue à chaque tempe n'a fait que diminuer les symptômes et peut-être en abréger la durée ; il en est de même des topiques émollients, dont on couvre les paupières sans

les faire peser sur elles. Ces ophthalmies deviennent quelquefois chroniques ; alors le sulfate de zinc en collyre
(demi-gros pour six onces d'eau) les supprime aisément ;
la pommade d'oxide rouge de mercure produit souvent le
même effet.

Troisième degré. Des symptômes locaux et généraux plus
graves se montrent parfois : les paupières, énormément
gonflées, sont spasmodiquement serrées et même recouvertes l'une par l'autre ; si on les écarte, un jet de pus
verdâtre ou sanguinolent s'échappe ; si on les renverse, on
voit que la conjonctive offre des bourgeons charnus comme
une plaie qui suppure. Quelquefois le mal s'arrête là, et
l'on voit, au bout de quinze jours à trois semaines, un
œil sain sortir de ces paupières ulcérées, après qu'on
l'avait cru détruit. Cette crainte n'est pas sans fondement ;
car souvent l'inflammation envahit le globe de l'œil, y
détermine une exhalation purulente (hypopyon), ramollit
la cornée, qui, devenue opaque, se perfore à son centre :
les humeurs s'échappent alors ; le cristallin même, opaque
et blanchâtre, finit par sortir, et l'enfant resterait privé
de la vue, si le marasme et la mort n'étaient la suite ordinaire de cette maladie funeste quand elle affecte les deux
yeux.

Cette espèce d'ophthalmie est souvent vénérienne, nous
avons été à même d'en acquérir la certitude ; mais ce serait
commettre une grande erreur que de la croire toujours
syphilitique, et que d'inférer cette nature virulente de son
caractère contagieux. Dans le cas même où la syphilis de
la mère aurait causé la maladie, devrait-elle être traitée
par le mercure ? Je ne sache pas que ce médicament ait
jamais eu beaucoup de succès en pareil cas, et il en pourrait être de l'ophthalmie purulente comme de la blen-
norrhagie, qu'on guérit généralement par les boissons
aqueuses et le régime ; aussi un air pur, un bon régime
et un traitement anti-phlegistique sagement conduit (sai-

gnées locales, etc.), la soustraction de toute lumière vive, sont les moyens auxquels je conseille d'avoir préférablement recours.

F. *Leucorrhée*. Je place ici cette inflammation du vagin ou de ses lacunes ramenses (voy. *Partie anatomique*) chez les petites filles nouvellement nées, par rapport à l'analogie de la matière purulente qu'elle fournit avec celle de l'ophthalmie, et par rapport à l'identité de la principale cause à laquelle on les a attribuées, la syphilis. On ne peut nier pourtant que souvent cet écoulement puriforme ne cesse spontanément en cinq à six jours. On a remarqué qu'une matière blanchâtre est de moins mauvais augure que celle dont la couleur est jaune ou verdâtre ; c'est que cette dernière indique une inflammation plus intense. J'ai vu cet écoulement congénial chez un enfant dont la mère avait la syphilis, mais je l'ai vu tel aussi chez des enfants nés d'une mère saine : conclusion analogue à celle de l'article précédent (Rayer).

G. *Aphthes*. Si un enfant nouveau-né est mis entre les mains d'une nourrice qui ait à peine du lait, non-seulement il dépérira faute de nourriture, mais encore les efforts de succion qu'il exerce enflammeront la bouche et y produiront des aphthes. Un lait trop ancien produit quelquefois le même effet, et il en est ainsi de l'emploi de la bouillie, de la méthode du biberon, des médications répétées (Boër). Cette maladie paraît quelquefois sans cause connue ; elle semble être généralement contagieuse : on l'a, d'après cela, faussement attribuée à la syphilis (Doublet). La fièvre en précède ou en accompagne l'apparition.

Cette apparition est graduelle : quelques taches blanches ou plutôt quelques légères couennes albumineuses, prises d'abord pour du lait coagulé, se voient à la face interne des lèvres, des joues, sur les gencives, puis sur la

langue (1), au palais, dans la gorge. Le plus souvent,
enlève-t-on ces parcelles blanches, la membrane paraît
rouge sous elles, mais non ulcérée. Quelquefois c'est le
contraire: une ulcération à fond grisâtre, à bords rouges,
succède à la fausse membrane et dure pendant huit à
quinze jours. Ce dernier genre d'affection est beaucoup
plus grave; il entame quelquefois profondément les lèvres,
y produit un gonflement considérable et même la gangrène (sorte d'anthrax). Alors même qu'il n'y a point ulcération, si les couennes albumineuses sont épaisses,
continues, jaunâtres; si, par conséquent, l'inflammation
subjacente est forte, confluente (2), le pronostic est des
plus graves, et la maladie tue, tantôt par l'effet seul de la
fièvre qui l'accompagne, tantôt par l'impossibilité graduelle d'avaler qui tient à la présence des aphthes dans la
gorge, tantôt enfin à l'épuisement qui suit la diarrhée que
les aphthes occasionnent. Cette diarrhée est, en effet, une
suite fréquente des aphthes, et peut faire périr l'enfant
même qui est débarrassé de la phlegmasie de la bouche.
On a cru que les aphthes se propageaient dans l'estomac
et l'intestin, et que c'était là la cause de la mort; mais
l'autopsie nous a fait voir que, dans les cas les plus graves,
l'inflammation couenneuse ne descendait que jusqu'au
cardia, envahissant ainsi l'œsophage; le plus souvent
même ce canal est sain, ou bien il n'offre, ainsi que l'estomac et les intestins, que quelques légères taches rougeâtres, diffuses et sans couennes albumineuses. Les
exemples d'aphthes dans l'estomac et les intestins sont
très-rares (Billard, Lélut).

Le mucus blanchâtre qui se trouve mêlé aux matières
fécales a été pris, sans doute à tort, pour le produit des

(1) Il ne faut pas prendre pour tel un léger enduit blanchâtre qui couvre
presque constamment le milieu de la langue des enfants à la mamelle.

(2) Cette forme est fréquemment épidémique dans les hôpitaux : c'est là ce
qu'on nomme *muguet*, *millet*, *blanchet*.

aphthes intestinaux (Ketelaer) : il n'est pas impossible pourtant que les couennes de la bouche et de la gorge, portées dans l'intestin, l'irritent et déterminent la diarrhée. On remarque que le pourtour de l'anus offre parfois des aphthes ; mais cela ne prouve pas la marche graduelle qu'on suppose : l'état fébrile qui a précédé les aphthes de la bouche a bien pu produire aussi ceux de l'anus, comme il produit assez fréquemment, dit-on (Rosen), des éruptions miliaires à la peau.

Prévenir le mal ou l'amender par l'éloignement des causes, telle est la première indication. Une bonne nourrice, un air sain, feront plus pour la guérison que tous les médicaments (1). Les anti-phlogistiques, les bains, les adoucissants sont indiqués sans doute ; mais ils n'empêchent pas la marche et la durée du mal, dont peut-être ils diminuent la force. Le borate de soude et autres médicaments de ce genre, le miel rosat lui-même et des astringents plus forts ne m'ont paru d'aucune utilité contre les aphthes couenneux ou ulcéreux. Les premiers ont été combattus avec un avantage des plus marqués par les acides étendus, tels que les sucs de groseille, d'orange, de citron et même le vinaigre. Les mêmes moyens ont permis la guérison des aphthes ulcéreux, mais à la longue ; ils ont toujours cependant paru diminuer la douleur que causaient ces petits ulcères. On conseille le kina et ses préparations, ainsi que les autres toniques du même genre, contre les aphthes gangréneux.

H. *Gastrite, entérite.* Ces inflammations peuvent exister sans les aphthes ; mais il ne faut pas les confondre avec tout vomissement, toute colique, toute diarrhée. Un état fébrile très-intense, la rougeur et la sécheresse de la langue, joints aux vomissements, au ballonnement du ventre,

----

(1) M. Vauquelin a trouvé, dit-on, beaucoup d'analogie entre le lait de femme et un mélange de lait de vache et de bouillon. On assure que ce dernier mélange prévient et guérit le muguet (Jaeger).

à sa dureté, à sa sensibilité extrême, à une diarrhée glai-
reuse et même sanguinolente, indiquent la nature phleg-
masique et l'état aigu des accidents, et réclament l'emploi
des adoucissants (gommes, mucilages, émulsions), des
bains, des lavements mucilagineux, albumineux, amyla-
cés, l'application des cataplasmes sur le ventre et même
de quelques sangsues (une ou deux). Il n'en est pas ainsi
des vomissements et de la diarrhée dus à d'autres causes
ou passés à l'état chronique.

I. *Bronchite.* Aussi fréquemment qu'aucune des maladies
précédentes, l'inflammation de la membrane muqueuse
des bronches peut succéder à l'application du froid ; elle
semble parfois régner épidémiquement, mais ce n'est
guère que chez des enfants déjà un peu avancés. Une
sorte de syncope en précède l'invasion, que souvent accompagnent la fièvre et la dyspnée. La toux, l'oppression,
la fièvre, s'accroissent et durent de huit à quinze jours ou
trois semaines ; la première revient assez souvent par
quintes moins spasmodiques que dans la coqueluche
(maladie de la deuxième enfance), et quelquefois un vomissement les suit. L'enfant tette néanmoins avec assez de
facilité ; la voix est libre, la percussion du thorax donne
un son clair, et la toux devient bientôt grasse, c'est-à-dire
accompagnée d'un râle muqueux, qui souvent a lieu dans
la respiration simple e qui indique la formation des crachats. Ces crachats sont avalés d'ordinaire ; quelquefois
ils surchargent l'estomac, et nécessitent un léger vomitif
(sirop d'ipécacuanha) ou la magnésie employée comme
laxative. Si le catarrhe est plus grave, la suffocation
devient imminente, et la mort même a lieu dans un accès
d'oppression. Cette oppression revient, en effet, souvent
à plusieurs reprises, et c'est avec la syncope d'invasion ;
ce qui a souvent valu au catarrhe des jeunes enfants le
nom de *catarrhe suffocant.*

Un vomitif peu fort est quelquefois utile au début ; il

abrége la syncope et semble désobstruer le poumon déjà embarrassé par quelques mucosités. On doit compter davantage sur l'application de deux à quatre sangsues sur les côtés du thorax et sous les clavicules. Le catarrhe devient-il chronique, le vésicatoire est nécessaire, et alors, aux adoucissants, aux calmants de la première période, on substitue quelques stimulants (un peu de sirop d'ipécacuanha ou d'oxymel scillitique), quelques légers narcotiques (sirop de coquelicot).

J. *Pleuro-pneumonie.* La pneumonie et la pleuro-pneumonie se rapprochent naturellement du catarrhe par l'analogie des causes, des symptômes et du traitement. Disons seulement que la pneumonie est plus fréquente chez les nouveau-nés que chez les enfants plus âgés; qu'on la voit surtout régner durant certaines constitutions atmosphériques, et point dans d'autres, quoique à température égale; qu'elle produit plus de dyspnée, moins de râle, une toux moins violente et sans quintes, plus de fièvre encore et d'abattement. La respiration est presque purement diaphragmatique, surtout si la plèvre est affectée. La percussion donne un son mat très-facile à percevoir, et qui peut servir à fixer le degré et le siége du mal. L'auscultation pourrait aussi sans doute éclairer le diagnostic : je ne l'ai employée que dans le catarrhe, et elle m'a toujours fait percevoir un râle muqueux assez fort; il manquerait sans doute dans la pneumonie, ou offrirait le caractère crépitant noté par Laennec. On ne voit guère ici de vomissements : la voix est ordinairement faible, surtout à la fin, et un gémissement accompagne chaque expiration; l'enfant tette difficilement et lâche fréquemment le mamelon, mais il n'a point le ronflement et l'écoulement nasal du coryza.

La pneumonie n'attaque ordinairement qu'un poumon, surtout sa partie postérieure. Négligée, elle cause la mort, après un amaigrissement progressif et trois à sept jours de durée.

Prises à temps et traitées par les sangsues et les cataplasmes, la pneumonie et la pleuro-pneumonie guérissent
d'ordinaire en trois ou quatre jours. Si elles se prolongent,
le vésicatoire est indiqué, surtout si la fièvre a cessé ou
si la faiblesse est considérable.

L'examen des cadavres fait voir le poumon hépatisé, la
plèvre couverte d'une fausse membrane et remplie d'un
liquide séro-purulent.

K. *Mastoïte.* Les mamelles de l'enfant nouveau-né (voy.
Partie anatomique) sont assez développées et contiennent
un liquide laiteux, sans doute utile à la nutrition. Si des
préjugés vulgaires déterminent à les exprimer, souvent
l'organe s'enflamme et s'abcède : j'ai vu de pareils abcès
envahir tout le devant du thorax. S'ils ne s'ouvrent pas
spontanément et qu'ils continuent à faire des progrès, il
faut les ouvrir d'un coup de lancette dès que la fluctuation
est sensible ; les cataplasmes peuvent quelquefois prévenir
la suppuration.

L. *Péritonite.* Souvent méconnue, cette inflammation
s'est fréquemment présentée à moi dans les hôpitaux ; je
l'ai vue une fois congéniale. Le froid, la rétention du
méconium par un obstacle mécanique, sont les seules
causes que j'aie pu lui assigner.

Cause ou effet, la constipation se remarque constamment au début : il y a fièvre, sécheresse et chaleur de la
peau, surtout de l'abdomen, somnolence interrompue par
des plaintes. L'abdomen est tuméfié, tendu, douloureux,
résonnant à la percussion ; l'ombilic est saillant, quelquefois enflammé ; toute secousse, toute agitation redouble
les cris du petit malade, qui quelquefois refuse de téter.
La peau du ventre est souvent injectée et livide, surtout
vers la fin de la maladie.

Bientôt des éructations, des vomissements bilieux ont
lieu, et la diarrhée remplace la constipation. L'urine est
constamment rare ; le pouls est dur d'abord, faible à la

fin ; la langue et le palais, rouges d'abord, sont ensuite couverts d'un enduit blanchâtre ; la respiration et la voix ne sont point altérées.

Cette maladie abandonnée à la nature est ordinairement mortelle. L'enfant maigrit (surtout les membres inférieurs) ; ses traits se rident, se grippent et s'effilent ; le pourtour du nez et des lèvres prend une teinte bleuâtre ; tout le corps jaunit, s'affaiblit ; le ventre se tuméfie de plus en plus et devient bosselé ; la stupeur survient, et la vie cesse sans secousses. La maladie dure ordinairement ainsi de huit à quinze jours.

Bien traitée, elle peut ne durer que trois à quatre jours et se guérit presque constamment. Le météorisme disparaît d'abord, le cours de l'urine se rétablit, et la peau cesse d'être sèche.

L'ouverture du cadavre montre la rougeur du péritoine et un épanchement séro-purulent. Nous avons trouvé une fois une pleurésie concomitante et une autre fois une perforation spontanée de l'estomac ; l'intestin est souvent rouge dans toute son épaisseur.

Comme toute phlegmasie bien reconnue, celle-ci cède aux sangsues (une à deux sur l'abdomen), aux bains, aux cataplasmes, aux embrocations huileuses, aux lavements, aux boissons émulsives et adoucissantes : les laxatifs (sirop de chicorée, de fleurs de pêcher, de roses pâles) sont ordinairement indiqués aussi, mais à dose très-modérée. Peut-être le changement d'air serait-il aussi fort utile, car cette maladie paraît être rare chez les enfants bien soignés.

Dans la deuxième période d'une maladie négligée, il faut quelquefois employer avec circonspection des toniques, des astringents : bains aromatiques, cataplasmes de camomille ; sirops d'œillets, de kina, d'écorce d'orange, de rhubarbe, à la dose de quatre gros par jour. un peu moins des derniers.

ARTICLE II. — Lésions de la respiration.

ASPHYXIE EXTRA-UTÉRINE.

A. Quoique résultant parfois d'accidents imprévus, cette cause de mort chez l'enfant nouveau-né est le plus souvent l'effet de manœuvres homicides ; et si les efforts du médecin sont souvent inutiles alors pour rappeler l'enfant à la vie, ses recherches servent du moins à faire constater le crime et à éclairer les juges.

1° La *strangulation* est une des violences auxquelles les malfaiteurs ont, en pareil cas, le plus souvent recours. Si le lien a été enlevé quelque temps après la mort, la face est violette, les yeux injectés comme dans l'apoplexie dont nous parlerons plus loin ; mais, en outre, on trouve des excoriations transversales, des ecchymoses et même des trombus à la partie antérieure du cou. Nous avons retrouvé exactement ces traces de constriction dans un cas où le lien enlevé avant la mort avait laissé la face revenir à un état de pâleur extrême.

2° La *suffocation* entre deux matelas a été, dit-on, aussi quelquefois exécutée, malgré la patience et la ténacité qu'elle exige. A part les circonstances dans lesquelles on peut trouver le cadavre, les signes seront ici plus obscurs si quelque fracture des côtes ou l'enfoncement du sternum n'annonce pas une pression violente sur le thorax ; l'état des poumons indiquerait du moins que l'enfant a respiré avant de mourir (voy. *Partie physiologique*). Cette cause de mort n'est pas toujours le résultat de la malveillance ; plus d'une fois, et nous en avons été témoin, une mère imprudente a étouffé sous son poids l'enfant que, par une tendresse déraisonnable, elle ne voulait pas quitter même pendant son sommeil. Si la suffocation avait été produite par l'ingestion de corps étrangers dans les voies aériennes, on en trouverait des restes, et la bouche, les narines porteraient des traces de leur introduction forcée.

3° La *submersion* est ordinairement dévoilée par le séjour même du cadavre dans le liquide où on l'a précipité.

4° Si l'on en croit J.-L. Petit, la langue dont on a coupé le filet pourrait se renverser en arrière dans des mouvements de succion désordonnée, et causer la suffocation. Quoique ses observations ne soient pas concluantes, il faut se mettre en garde contre cette cause d'erreur, si l'on examine un cadavre, afin de ne pas attribuer sans raison la mort à la malveillance; il faut surtout procéder en hâte à cet examen et à l'abaissement de l'organe déplacé, si la suffocation se montre inopinément après la section du filet.

B. L'asphyxie n'est pas toujours l'effet de l'occlusion des voies aériennes. Un enfant précipité dans une fosse d'aisance peut y périr par l'inspiration des gaz délétères qui la remplissent: nous avons vu aussi un enfant en bas âge pris d'asphyxie, de vomissements, de convulsions, sous l'influence de l'acide carbonique exhalé dans une petite chambre, quoiqu'il n'eût pas incommodé les parents.

Dans tous les cas, si l'asphyxie n'a point amené la mort réelle lorsqu'on est appelé; si l'enfant, quoique immobile, flasque et insensible, est coloré, chaud, et surtout s'il offre encore des battements au cœur, il ne faut pas hésiter à le secourir avec activité: débarrasser les voies aériennes de tout obstacle à la libre entrée de l'air, exposer l'enfant à l'air libre et frais, employer les frictions, les bains, les errhins, enfin tous les moyens proposés plus haut contre l'anémie, y joindre l'application des sinapismes, des frictions ammoniacales, des lavements vinaigrés, etc.; voilà les soins qui conviennent en pareille circonstance.

ARTICLE III. — Lésions des fonctions cérébrales.

§ Ier. *Syncope*, voy. *Anémie* (art. Ier, § Ier, B).

§ II. *Apoplexie.*

Souvent intimément liée avec l'asphyxie intra-utérine, l'apoplexie des nouveau-nés dépend toujours de la compression de l'encéphale par du sang accumulé dans ses vaisseaux ou ceux de ses enveloppes, ou bien épanché à sa surface, quelquefois aussi par un épanchement aigu de sérosité.

Causes. 1° La stase du sang, dans l'asphyxie intra-utérine, porte nécessairement ce fluide en plus grande abondance vers la tête. En effet, la veine cave inférieure se débarrasse de son contenu en le poussant vers l'aorte ascendante à travers le trou de Botal ; la veine cave supérieure ne peut se dégorger qu'en lui faisant suivre le même trajet, en l'accumulant dans les artères céphaliques ; car toute autre voie lui est pour ainsi dire fermée, puisque la compression des artères ombilicales entrave la circulation dans l'aorte descendante, le canal artériel, l'artère pulmonaire et le ventricule droit du cœur. 2° La tête est généralement la partie la plus comprimée dans l'accouchement spontané et dans l'application du forceps : cette compression peut aller jusqu'à déterminer le refoulement du sang vers l'intérieur et sa transsudation dans la cavité crânienne. Dans quelques cas même, on trouve la dure-mère décollée et séparée des os par un amas de sang coagulé : cet état de choses est inévitable lorsqu'il existe quelque fracture de ces os, du moins dans une certaine étendue. 3° Dans la version, le sang est encore mécaniquement refoulé dans les vaisseaux de la tête, et s'il ne s'épanche pas en nature, du moins la partie la plus

séreuse peut suinter de toutes parts et comprimer l'encéphale déjà gêné par la turgescence même et la réplétion
des vaisseaux.

Aussi, *sur le cadavre* des enfants qui succombent à
l'apoplexie, trouve-t-on tantôt une simple congestion
cérébrale, une couleur rouge de la substance corticale,
une injection marquée du système capillaire du cerveau
et des méninges, tantôt une sérosité assez abondante et
rougeâtre répandue autour de la masse encéphalique et
des ventricules, plus souvent encore une couche plus ou
moins épaisse (une demie à trois lignes) de sang coagulé
à la surface des hémisphères cérébraux, surtout en bas et
en arrière, autour du cervelet et de la moelle allongée,
mais non dans la substance encéphalique ni dans les ventricules. Le cœur et les gros vaisseaux sont d'ordinaire
remplis de sang noir et coagulé.

Symptômes. Couleur violette et tuméfaction de la face
et même de tout le corps; injection des conjonctives et
des vaisseaux de l'iris; dilatation des pupilles, et en
même temps asphyxie plus ou moins complète; chaleur
et flaccidité (parfois roideur) des membres; immobilité,
insensibilité, quelquefois même suspension du pouls.

L'asphyxie se dissipe-t-elle, l'enfant reste assoupi ou
bien dans un état de stupeur, de roideur marquée surtout dans les mains portées en pronation et renversées en
dehors, les doigts fermés et les pouces cachés sous les
autres. Il y a de temps en temps des sanglots, des plaintes
brèves, des mouvements brusques, des tremblotements
des membres, de la mâchoire inférieure; des rougeurs et
des pâleurs alternatives de la face, avec ou sans sueurs;
des grimaces singulières, du strabisme: tous signes qui
annoncent un prochain *accès d'éclampsie.*

Cet accès se reconnaît à l'agitation convulsive des muscles de la face, à son aspect plus violacé, à sa tuméfaction, au renversement en arrière de la lèvre inférieure,

au strabisme, au renversement, au tremblement des yeux, à l'extrême dilatation de la pupille, aux secousses spasmodiques, à l'extension violente des membres.

De semblables accès se répètent quelquefois en assez grand nombre : tantôt ils vont en diminuant de fréquence et de force ; tantôt ils s'aggravent et se rapprochent par degrés, et ne font place qu'à une stupeur accompagnée de faiblesse, de pâleur, de plus en plus prononcées, et enfin de la mort, douze heures, ou bien deux, trois, quatre jours après l'invasion des symptômes. L'éclampsie paraît quelquefois, quoique la somnolence et les autres symptômes apoplectiques semblent avoir cessé. Elle laisse dans certains cas, heureux du reste, une roideur convulsive qui dure plusieurs jours et se dissipe peu à peu ; quelquefois aussi elle laisse une hémiplégie passagère ou durable, toujours du côté opposé au siége de l'épanchement, et du côté qui a été le plus vivement agité par les convulsions.

Dans certains cas graves, l'asphyxie ne cesse que pour se renouveler bientôt ; quelquefois même la respiration ne peut s'établir. Nous avons vu un enfant vivre pendant plus d'une heure et demie au moyen de l'insufflation pulmonaire ; il s'affaiblit cependant, se refroidit par degrés, et ne fut plus même sensible à l'emploi de ce moyen : jusque-là il tombait dans l'asphyxie dès qu'on suspendait l'insufflation ; le cœur cessait bientôt de battre, et recommençait dès que l'air pénétrait dans les poumons. Un gros caillot comprimait la moelle allongée et les nerfs de la huitième paire, comme nous l'avions pronostiqué. L'asphyxie est donc ici, comme nous l'avons dit, l'effet de l'apoplexie.

Traitement. Dissiper la congestion cérébrale, c'est l'indication fondamentale. C'est ce qu'on obtient facilement si l'apoplexie est congéniale, en laissant écouler deux à quatre cuillerées de sang par les artères ombilicales, selon la force de l'enfant : Levret évalue une cuillerée à cet âge, comme comparable à une palette chez l'adulte.

L'apoplexie survient-elle plus tard ou persiste-t-elle, on mettra une ou deux sangsues à la tempe ou à la région mastoïdienne, du côté opposé à celui qui se convulsera plus fortement. Le sang devra être bientôt arrêté après leur chute.

L'artériotomie, pratiquée à la tempe, ne nous a presque rien fourni. J'ai voulu une fois inciser la suture fronto-pariétale du côté opposé à une hémiplégie opiniâtre : le crâne faisait saillie vers ce point ; mais je n'ai pas rencontré d'épanchement, et l'enfant a gardé la paralysie. Les vésicatoires n'ont produit aucun effet, non plus que les frictions mercurielles sur le crâne, etc.

A la nuque ou derrière les oreilles, les vésicatoires seraient peut-être plus utiles, dans le cas d'éclampsie prolongée (Guillemeau), de somnolence persistante.

Quand l'asphyxie survient par suite de l'apoplexie, elle n'en exige pas moins les mêmes soins que quand elle est primitive : l'insufflation d'abord, puis les bains et lavements stimulants, les frictions sur le thorax, le rachis, la plante des pieds, la paume des mains ; les aspersions de vin, de vinaigre ; la chaleur (linges chauds) et un léger courant d'air, l'électricité (*voy.* art. Ier, § Ier, A).

§ III. *Eclampsie.*

On nomme ainsi une affection convulsive qui se reproduit par accès dont la durée varie depuis quelques secondes jusqu'à une demi-heure, une heure même. Ces accès, caractérisés par les symptômes épileptiformes que nous avons énoncés dans le chapitre précédent, se répètent quelquefois très-fréquemment, de cinq en cinq minutes par exemple ; d'autres fois on n'en observe qu'un seul, ou bien ils ne se reproduisent qu'à plusieurs mois de distance.

On doit distinguer l'éclampsie en idiopathique et en symptomatique.

A. L'*éclampsie idiopathique* dépend d'une lésion propre de l'encéphale ; aussi fait-elle, pour ainsi dire, partie intégrante de l'apoplexie des nouveau-nés. Elle est quelquefois l'effet des suites de cette apoplexie, surtout chez les enfants qui approchent de la deuxième enfance : c'est ainsi qu'un épanchement dans le crâne, qui entretient une hémiplégie, amène aussi de temps à autre des accès d'éclampsie, lesquels finissent par dégénérer en épilepsie véritable ; il en est de même de certaines *microcéphalies* dont il a été question plus haut. Le traitement de l'é-clampsie idiopathique est le même que celui de l'apoplexie, plus quelques anti-spasmodiques administrés soit en frictions soit à l'intérieur.

B. L'*éclampsie symptomatique* est souvent peu grave ; les accès, quoique fréquents, sont courts et peu intenses : nous en avons observé près de quarante durant l'incubation d'une varioloïde des plus bénignes. La présence des vers dans le tube digestif, une dentition difficile, produisent quelquefois un effet analogue, mais parfois aussi amènent des accès d'une violence et d'une longueur alarmantes : c'est, en général, sur cette durée qu'il faut baser la gravité du pronostic. L'éclampsie, bien que symtomatique, peut alors en effet décider l'apoplexie, amener la mort ou laisser après elle une paralysie opiniâtre, une disposition fâcheuse aux récidives, etc. Dans de telles circonstances, le traitement devient semblable à celui de la précédente. Dans tout autre cas, on doit chercher d'abord à détruire la source des accidents ; puis on emploie les bains tièdes, les lavements avec l'infusion de valériane, la tisane ou l'eau distillée de tilleul, de feuilles d'oranger, de mélisse, de menthe, le sirop de pivoine, etc., les fomentations d'eau de pavot, de morelle, etc. ; mais on évitera les préparations d'opium, surtout à l'intérieur.

Le sirop d'opium, même à faible dose, a produit plus d'une fois l'éclampsie idiopathique, et plus souvent encore il a donné lieu à une irritation forte de l'estomac (vomissements, fièvres, etc.).

§ IV. *Tétanos.*

Maladie fréquente chez les nouveau-nés dans les pays très-chauds, et comme endémique dans les Antilles; fort rare chez nous, si ce n'est comme complication du sclérème. Produite, à ce qu'il paraît, par le froid, souvent et rapidement mortelle, elle réclame surtout les bains chauds, les embrocations avec des liniments opiacés. On en reconnaît l'invasion au trismus, c'est-à-dire au resserrement des mâchoires l'une contre l'autre; bientôt la roideur se propage aux muscles du tronc et surtout à ceux du dos. Le meilleur moyen de l'éviter paraît être de soustraire l'enfant à l'impression des vents froids et humides du soir et de la nuit. Ce tétanos des nouveau-nés m'a paru n'être qu'une forme de l'éclampsie, et dépendre spécialement de l'inflammation de l'arachnoïde.

ARTICLE IV. — Lésions des sens.

§ Ier. *Lésions de la vue.*

A. *Cécité congéniale.* Cette fâcheuse imperfection est souvent incurable (atrophie des yeux, opacité de la cornée): on pourrait la guérir par une incision, si elle dépendait d'une simple agglutination des paupières; mais le plus souvent il existe en même temps des adhérences entre ces voiles et la cornée, adhérences bientôt reproduites après leur destruction, ou qui laisseraient la cornée couverte d'une cicatrice opaque. Une cataracte congéniale, une occlusion primitive de la pupille, ont été plusieurs fois guéries par les mêmes opérations que chez l'adulte (Cheselden, Janin, etc.).

B. *Strabisme.* Les yeux louches peuvent être ainsi déviés

par l'effet de quelque maladie de l'encéphale, et ne sont
alors qu'un symptôme de plus ; c'est ainsi que le strabisme
annonce souvent l'invasion de l'éclampsie, etc. Il n'est
pas prouvé que la position oblique (par rapport au lieu
d'où vient le jour) du berceau d'un enfant soit réellement
une cause puissante de la production du strabisme ; cependant on doit toujours éviter cette cause réelle ou imaginaire, surtout si l'enfant semble prédisposé à cette difformité. Buffon a vu que souvent elle dépend de la portée
différente des deux yeux, et l'on a effectivement réussi à
la guérir, en fortifiant par l'exercice l'œil le plus faible et
dont le malade faisait auparavant abstraction sans s'en
apercevoir. Mais parfois aussi le strabisme tient à quelque
disposition organique en vertu de laquelle la vision distincte ne peut s'opérer dans la direction de l'axe optique,
mais bien selon une ligne oblique par rapport à cet axe ;
il est alors incurable, à moins peut-être qu'à l'aide de
verres plus épais d'un côté que de l'autre, on ne parvienne
à compenser et à rectifier ce défaut d'organisation. On a
abandonné l'usage des lunettes opaques et percées seulement d'un trou à leur centre ; on en a reconnu l'inef-
ficacité.

§ II. *Lésions de l'ouïe. — Surdi-mutité.*

A. La surdité congéniale entraine constamment le mu-
tisme, et l'un et l'autre sont incurables si la surdité
dépend d'une altération du nerf auditif ou de quelque
autre lésion organique profonde.

B. La surdité incomplète, la surdité complète qui dépend de l'oblitération de la trompe d'Eustache, peuvent
être guéries, et c'est surtout par la désobstruction de ce
canal, quand elle est possible, ou par la perforation de
la membrane du tympan qu'on y parvient. Les détails
de ces opérations appartiennent à la chirurgie proprement dite.

ARTICLE V. — Lésions de la digestion.

§ Ier. *Dentition difficile.*

Soit que les gencives présentent trop de fermeté, soit que la portion alvéolaire de la mâchoire inférieure résiste à la distension, on voit souvent la dentition retardée et difficile occasionner des douleurs assez indiquées par la salivation, les cris, l'insomnie, par l'introduction continuelle des mains ou d'un corps étranger dans la bouche, par l'agitation horizontale de la tête, le frottement des lèvres, du nez, de l'angle interne des yeux : on peut d'ailleurs se convaincre, par l'inspection, que le bord alvéolaire est tuméfié, rouge, tendu, réellement enflammé. Malgré la dénégation de quelques écrivains, on ne peut se dissimuler les effets sympathiques plus ou moins graves qui résultent d'une dentition pénible. La fièvre, la diarrhée, la soif, l'anorexie complète, divers érythèmes de la peau, tant de celle qui est mouillée par des humeurs plus concentrées et partant plus âcres (urine, transpiration), que de celle même du reste du corps, l'ophthalmie du côté où la dent veut paraître, se renouvellent chez quelques enfants à chaque éruption. Chaque éruption produit même une maladie sérieuse chez des sujets prédisposés : tantôt c'est une éclampsie, tantôt une fièvre catarrhale, un catarrhe pulmonaire avec angine laryngée ; tantôt ce sont des symptômes cérébraux des plus graves, chez les enfants à grosse tête et surtout chez les hydrocéphales. On a remarqué qu'une diarrhée légère semblait utile et prévenait les attaques d'éclampsie ; de-là le conseil bien motivé de tenir le ventre libre, non à l'aide des purgatifs, mais des lavements. Les bains généraux tièdes, la diète de tout aliment solide, les boissons abondantes, quelquefois les sangsues au cou, sont indiqués dans les cas graves ; les vésicatoires m'ont paru nuisibles, en rendant générale la surexcitation, ou en l'aggravant. Il suffit souvent de faire mâcher à l'enfant une racine de réglisse ou de guimauve, pour ramollir la gencive et en faciliter la perforation ; on soulage aussi l'enfant en pressant, avec le doigt porté dans la bouche, sur les gencives tuméfiées ; mais si les accidents sont violents, si l'éruption de la dent se fait trop attendre quoique imminente, une incision simple ou cruciale lui permet de se montrer au-dehors et fait cesser les douleurs qui résultaient, peut-être, plus encore de la gêne de la pulpe dentaire gonflée et serrée dans l'alvéole, que de la distension de la gencive. Dès le lendemain, fort souvent une grande partie de la couronne est sortie de ses enveloppes.

§ II. *Vomissement.*

A. Bien des enfants rejettent, sans efforts et sans inconvénients, quelques gorgées du lait qu'ils ont pris en trop grande abondance ; ce n'est pas là un véritable vomissement, et l'on peut mettre de pair ces *régurgitations* et les *éructations* sans coliques.

B. Mais quelquefois les aliments, le lait même, sont vomis presque en totalité sans cause connue ou en raison des qualités indigestes d'un lait trop ancien, etc., sans qu'il existe aucun symptôme fébrile ou inflammatoire qui accuse l'existence d'une gastrite. La peau n'est point chaude, la langue point rouge ni sèche, le ventre point douloureux ; cependant l'enfant se ramollit et s'amaigrit. Les anti-phlogistiques sont ici sans efficacité, et les antispasmodiques n'en ont guère. Ce sont les toniques qui m'ont le mieux réussi : le sirop de kina surtout a eu entre mes mains plusieurs succès complets.

C. Il est des cas où les aliments et le lait ne sont rendus qu'en petite quantité ; mais des glaires transparentes, incolores ou jaunâtres et comme bilieuses, sont assez fréquemment évacuées par le vomissement. Cette évacuation fait cesser le malaise qui la précède et suffit quelquefois pour sa disparition complète ; d'autres fois le soulagement n'est que momentané. On peut alors donner avec avantage quelques cuillerées à café de sirop d'ipécacuanha qui provoque des vomissements et des évacuations alvines ; on peut aussi faire prendre quelques grains de magnésie, qui agit ici comme laxative, même à la dose de huit à dix grains seulement par jour. Il faut bien se garder d'employer ces moyens sans nécessité, et surtout d'y revenir d'une manière aussi abusive qu'on le fait trop souvent.

§ III. *Hoquet.*

On l'observe quelquefois même pendant la vie intra-utérine, et on le reconnaît à des secousses régulières qui se répètent parfois presque tous les jours et durent une demi-heure au plus de suite. Après la naissance, il n'est pas plus inquiétant qu'avant ; il n'est pas vrai pourtant qu'il indique que l'enfant *profite :* il peut même l'incommoder, l'irriter, ou décider des régurgitations inutiles. Un peu d'eau sucrée, aromatisée avec celle de fleurs d'oranger, suffit pour calmer cette légère incommodité.

§ IV. *Coliques.*

Causes. L'enfant nouveau-né, soumis à un régime tout nouveau pour ses organes, ne s'y habitue pas toujours avec facilité ; il est des enfants qui, dans les circonstances les plus favorables, sont tourmentés de coliques pendant les premiers mois de l'allaitement. Plus souvent les coliques fréquemment répétées et presque continuelles viennent d'une alimentation peu convenable, soit que la nourrice, par le fait d'une nouvelle grossesse ou par toute autre cause, manque de lait (voy. *Agalactie*) et que l'enfant souffre de la faim, soit au contraire qu'on le fasse téter trop souvent, soit que le lait soit trop ancien, soit enfin qu'il possède des qualités inappréciables à nos sens, mais incompatibles avec l'organisation du nouveau-né : cette incompatibilité existe parfois même entre le nourrisson et le lait maternel. Les coliques passagères sont ordinairement dues à quelque aliment de digestion difficile, à quelque altération momentanée du lait de la nourrice (passion vive, etc.). La constipation, quelle qu'en soit la cause, produit fréquemment aussi des coliques, lorsqu'elle dure depuis plusieurs jours. La présence de matières acides dans les premières voies, supposée d'après l'odeur aigre de la transpiration et des excréments, d'après la couleur verte de ceux-ci, n'a point été constatée d'une manière exacte, et j'ai plusieurs fois observé que les matières évacuées en pareille circonstance ne rougissaient point le tournesol; mais, fussent-elles réellement existantes, ces matières acides ne seraient toujours que le produit de quelqu'un des dérangements indiqués ci-dessus.

Symptômes. Des cris et des pleurs exprimant autant l'impatience que la douleur, et accompagnés de rougeur de la face, d'efforts violents, de contorsions de tout le corps, d'agitation des membres inférieurs, le tout interrompu par des intervalles de repos complet : tels sont les signes auxquels on devine d'ordinaire l'existence des coliques ou tranchées. Souvent, en outre, il y a ballonnement du ventre, borborygmes, émission de vents suivie d'un soulagement passager, constipation ou bien expulsion de matières pulpeuses, de couleur verte ou verdâtre, semblables à des herbes cuites. Si les coliques se reproduisent à de fréquentes reprises et amènent un amaigrissement rapide, on doit soupçonner qu'elles dépendent de l'inanition; dans toute autre circonstance, l'embonpoint ne diminue pas ou fort peu.

Traitement. L'exposé des causes établit suffisamment certaines indications, comme en particulier l'éloignement des repas, lorsque leur répétition trop fréquente entrave la digestion, le changement de nourrice lorsqu'il y a agalactie ; pour un lait qui ne pèche que par un peu trop d'ancienneté, etc., il ne devient nécessaire de le changer que quand on le reconnait évidemment nuisible à la santé de l'enfant, quand on voit que ses organes ne peuvent s'y accoutumer. Quelquefois il suffit d'ajouter à son alimentation une ou deux crêmes de pain par jour pour voir cesser des coliques produites par un lait assez abondant, mais trop séreux, trop peu nutritif. Si la constipation est cause de ces douleurs, un sirop laxatif (chicorée, fleurs de pêcher, roses pâles), des lavements, y remédient. La magnésie agit peut-être plutôt comme telle que comme absorbante : nous avons vu, dans des cas où les purgatifs n'étaient pas indiqués, la magnésie, loin de neutraliser les prétendus acides morbifiques, augmenter la quantité, la liquidité des matières vertes, leur donner cette couleur à un degré plus intense, en redoublant les coliques.

Pendant que dure la tranchée, et dans les cas surtout où elle est accidentelle, on soulage l'enfant en le couchant sur le ventre, en y appliquant des linges ou des cataplasmes chauds, en faisant sur cette partie des fomentations avec la décoction de pavot, des embrocations avec quelque huile chaude et même opiacée, en plongeant le petit malade dans un bain plus que tiède. Si le mal est plus rebelle, on administre des demi-lavements avec l'eau de mauve et un peu de décoction de pavot; on donne par cuillerées l'eau de fleurs d'oranger ou de tilleul, unie au sirop de gomme, mélangée même avec l'huile d'amandes douces (surtout lorsqu'il y a constipation). Enfin, lorsque la douleur, quoique non inflammatoire, résistait à tous les autres moyens, nous en avons toujours obtenu la sédation par l'emploi d'une potion calmante donnée par cuillerées à café, jusqu'à la dose de trois ou quatre dans la première heure. Cette potion n'est autre chose que la décoction d'une demi-tête de pavot dans six onces d'eau édulcorée avec quantité suffisante de sucre : ce médicament n'a pas les inconvénients du prétendu sirop diacode, ou mieux sirop d'opium des officines.

§ V. *Diarrhée.*

A. *Diarrhée aiguë.* On pourrait aussi la nommer *catarrhale;* elle paraît dépendre d'une inflammation de la membrane muqueuse des intestins, et dans quelques cas où la mort était survenue durant sa durée, nous avons trouvé sur le cadavre des plaques rouges, formées par l'injection des capillaires les plus ténus à l'intérieur de l'intestin grêle et du gros (1). Cette diarrhée peut se lier à l'entérite; elle peut en être indépendante et offrir alors peu ou point de fièvre concomitante, peu ou point de sensibilité abdominale, etc. Les matières rendues sont moins glaireuses, plus liquides, plus mêlées, plus féculentes et plus fétides; elles sont d'ordinaire jaunâtres ou verdâtres.

La diarrhée catarrhale reconnaît pour cause, tantôt la dentition, tantôt quelque erreur de régime; souvent elle se dissipe d'elle-même, après quelques jours de durée : très-intense, elle affaiblit rapidement les enfants.

On doit l'attaquer par les préparations gommeuses, amylacées et mucilagineuses (riz, orge, guimauve, lin, etc.), soit en boissons, soit en lavements; le jaune d'œuf, l'amidon, entrent aussi avantageusement dans des clystères répétés fréquemment et à très-petite dose : le pavot ne doit en faire partie que quand la diarrhée dure depuis plusieurs jours; on pourrait même faire dissoudre alors un peu de diascordium dans l'eau des lavements. Si la

(1) Une rougeur uniforme n'est point un signe d'inflammation chez les nouveau-nés dont la peau est rouge; l'intestin l'est aussi dans toute son étendue, sans que rien ait indiqué durant la vie ni l'existence d'une entérite, ni celle d'une diarrhée catarrhale.

maladie tendait à passer à l'état chronique, on pourrait
ajouter aux boissons un sirop astringent, comme celui de
coings, ou bien la conserve de cynorrhodon, etc.

B. *Diarrhée chronique.* Qu'elle dépende ou non d'une
inflammation chronique de la muqueuse intestinale, elle
n'en est pas moins asthénique, et réclamerait plus particulièrement le traitement que nous venons d'indiquer en
dernier lieu pour la précédente ; peut-être même devrait-
on y joindre des toniques plus puissants (sirop de kina,
bains aromatiques, eau vineuse, etc.); mais le plus sûr
de tous les moyens, celui qui nous a plusieurs fois réussi,
c'est le régime et l'éloignement des causes qui ont produit
le mal. Or, ces causes sont généralement le séjour dans
un air vicié (hôpitaux), la malpropreté, la disette ou bien
un sevrage anticipé, l'abus de médicaments actifs sans
nécessité, l'usage d'aliments crus ou mal préparés, etc.

Le dépérissement graduel, la pâleur, la saleté de la
peau, annoncent assez quelle atteinte cette maladie porte
à l'organisme ; bientôt une fièvre peu intense mais continue, avec quelques exacerbations (fièvre hectique),
vient se joindre à la diarrhée, accélère le marasme et
amène la mort, dans des cas même où la diarrhée s'était
enfin arrêtée.

C'est en vain qu'à l'aide d'un traitement anti-phlogistique, on espère enrayer cette marche funeste : nous
avons eu plusieurs exemples de son inutilité ; d'ailleurs,
l'ouverture du cadavre ne nous a jamais alors présenté
des traces d'une inflammation réelle ou du moins intense.
L'intestin était blanc, mince, à follicules muqueux bien
visibles, mais sans engorgement notable, ou seulement
un peu plus gros que de coutume ; à l'intérieur de la
membrane muqueuse siégeait une couche de mucus blanchâtre, épais et pulpeux. Cet enduit, raclé sans peine, a
été quelquefois pris pour un ramollissement de la muqueuse qu'il cachait : le ramollissement véritable, et sur-

tout celui de toute l'épaisseur de l'estomac ou de l'intestin, appartient à un âge plus avancé (Cruveilhier). Le carreau, ou diarrhée avec tubercules des ganglions mésentériques, est également une maladie de la seconde enfance, et il en est de même des affections vermineuses, du rachitis, des scrophules, etc.

ARTICLE VI. — Vices des sécrétions.

§ Ier. *Ictère.*

A. L'ictère proprement dit a été depuis long-temps distingué de la teinte ictérique due au changement d'hématose du nouveau-né (Zuinger, Levret, Rosen, etc.); et c'est bien à tort que, plus récemment, on a confondu ces deux états (Breschet, Billard). Sans croire que la jaunisse soit due toujours à l'hépatite, on peut penser qu'elle tient du moins à une activité outrée du foie. Levret l'attribue à son engorgement, et conseille la saignée. Plusieurs modernes ont reproduit la même opinion, en l'appuyant sur les résultats de l'anatomie pathologique, mais en mettant cet engorgement sous la dépendance d'une gastro-entérite (Denis), ou en restreignant le nombre des cas où il existe (Billard) : nous l'avons vu souvent dépendre de la compression de cet organe sécrétoire par un bandage ou un maillot trop serré. Quoi qu'il en soit, la couleur verdâtre et non rougeâtre de la peau, la teinte jaune des conjonctives et des urines, tels sont, avec un état fébrile très-marqué, les symptômes de l'ictère; les matières fécales sont tantôt vertes, tantôt blanchâtres; le plus souvent il y a constipation.

Quelques laxatifs et un bon régime guérissent ordinairement l'ictère, après huit à quinze jours de durée; mais quelquefois la fièvre s'aggrave, l'enfant périt dans l'assoupissement et même avec des convulsions (Levret). On a trouvé alors la coloration jaune universellement répandue

(Baumes), et je l'ai trouvée surtout très-sensible dans la substance grise des ganglions encéphaliques *(corps striés*, etc.). J'ai vu deux fois la bile concrète et formant un coagulum peu volumineux et sans liquide dans la vésicule biliaire; peut-être, dans ces cas, aurait-on dû recourir à l'application de quelques sangsues à l'épigastre, aux cataplasmes, aux lavements et aux bains tièdes.

Les purgatifs ne peuvent être que nuisibles dans ces circonstances (Boër) : on ne trouve jamais ici ces *obstructions* que les anciens croyaient être la cause de l'ictère.

B. Chez les embryons ou fœtus abortifs nés morts, on observe quelquefois une coloration jaune des parties antérieures, et surtout des membranes séreuses (Wrisberg) : on lui a donné le nom de *kirronose* (Lobstein, Dubrueil). La nature, les causes et les effets de cette altération sont encore inconnus, et il nous semble que c'est à tort qu'on l'a comparée à l'ictère proprement dit (Billard).

§ II. *Hydropisies.*

A. L'*hydrothorax* et l'*ascite* ne se rencontrent que chez des enfants non viables, et nous nous en sommes occupé relativement aux difficultés qu'elles peuvent amener dans l'accouchement.

L'*anasarque* universelle est quelquefois congéniale, et indique des dispositions, des lésions plus graves et mortelles. *L'œdème* partiel est quelquefois dû à une compression circulaire autour d'un membre, ou à l'action du froid sur une partie, les mains, les pieds, par exemple : la chaleur suffit alors pour le dissiper en peu de jours. Il accompagne, précède ou suit souvent le sclérème, dont nous parlerons plus bas.

B. L'*hydrocèle* n'est pas rare chez les nouveau-nés : le canal inguinal, qui a donné passage au testicule, s'oblitère ordinairement à l'époque de la naissance; mais quelquefois il s'est accumulé, dans l'abdomen et dans la tunique vaginale, de la sérosité qui en empêche l'oblitération. D'autres fois cette oblitération a eu lieu, et le liquide est resté dans la tunique vaginale. Ce liquide se réduit dans l'abdomen dans le premier cas, et une compression légère sur l'anneau, jointe à la situation horizontale, en prévient le retour; dans le deuxième, une petite ponction peut être nécessaire, mais plus souvent des résolutifs suffisent pour procurer la résorption du liquide : tels sont l'alcool camphré, le vin, la farine de tan, l'acétate de plomb, etc.

C. Mais *les hydropisies du crâne et du rachis* sont, de toutes les hydropisies congéniales, les plus communes et les plus remarquables.

Division. Relativement à leur siége et à leur étendue, il faut en distinguer quatre genres principaux, qui seraient susceptibles eux-mêmes de subdivisions nombreuses.

1° L'*hydrocéphalorachie,* ou hydropisie cérébro-spinale complète, qui distend et déforme à la fois le crâne et le canal vertébral (*Ephémérides médicales,* tom. II, p. 512).

2° L'*hydrocéphalie* proprement dite, qui ne remplit que le crâne et le distend d'une manière uniforme.

5° L'*hydrencéphalocèle* (Corvinus), dont le siége primitif est la cavité crânienne qui reste parfois distendue, mais dont un des points, plus faible sans doute, s'est laissé développer en forme de sac, où l'on trouve à la fois de l'eau et de la substance cérébrale. Ici se rangent les tumeurs hydrencéphaliques ethmoïdales, frontales, bregmatiques, sincipitales, sus-occipitales, sous-occipitales.

4° Enfin l'*hydrorachis* ou *spina bifida,* qui peut compliquer l'hydrocéphalie, mais qui peut aussi exister seule. Elle écarte, déjette les lames vertébrales de deux, quatre vertèbres ou même davantage, et forme sous la peau une tumeur fluctuante. Son siége le plus fréquent est vers le sacrum, dont l'ossification est plus tardive que celle des vertèbres proprement dites; mais on la voit aussi au cou, au dos, aux lombes, au coccyx même (Genga).

Causes, formation, progrès. Une grande quantité d'eau dans l'amnios, l'état d'infiltration, d'hydropisie de la femme, une disposition héréditaire à l'hydrocéphalie, un âge avancé de la mère, telles sont les causes auxquelles nous avons pu assez souvent attribuer le développement de cette hydropisie chez le fœtus. Il ne paraît pas qu'elle se montre toujours à la même époque et fasse des progrès également rapides. L'hydrocéphalorachie est sans doute la plus précoce, aussi arrive-t-il rarement qu'elle se conserve jusqu'à la naissance : la poche qu'elle forme, mince et tendue, se rompt quelquefois durant le travail (Geoffroy Saint-Hilaire); plus souvent la rupture a eu lieu durant la grossesse, et il en est résulté une anencéphalie crânio-vertébrale, fort souvent avec destruction complète de l'encéphale et de la moelle épinière, quelquefois en conservant ces organes (notencéphalie, etc.); l'hydropisie était interne dans le premier cas, externe dans le second. L'hydrocéphalie peut aussi dater d'une époque très-voisine de la conception, faire des progrès rapides, rompre le crâne, et produire l'anencéphalie proprement dite ou bien la microcéphalie; souvent aussi elle persiste jusqu'à la naissance, et met obstacle à la parturition; parfois, enfin, elle n'empêche pas même la naissance spontanée, et ne fait des progrès marqués que dans les années qui la suivent. L'hydrencéphalocèle se conserve aussi fréquemment jusqu'à la naissance; mais c'est à une rupture intra-utérine de ces sortes de tumeurs qu'il nous a paru que l'on devait assigner la formation de la monopsie, de l'aprosopie, celle même de certaines encéphalocèles (podencéphalie, dérencéphalie de Geoffroy Saint-Hilaire).

Enfin, l'hydrorachis paraît d'une formation plus tardive, aussi est-elle souvent intacte à la naissance; quelquefois pourtant elle est aussi rompue, la moelle épinière est à nu ou détruite : une fois j'ai trouvé une cicatrice déjà faite.

Signes. La plupart de ces lésions sont accompagnées de difformités si visibles, que le diagnostic est sans difficultés. Il faut pourtant éviter l'erreur qu'ont quelquefois fait naître des tumeurs développées dans le tissu cellulaire. Un examen attentif de l'état des pièces osseuses mettra à l'abri de ces méprises, qui pourraient avoir une funeste influence. La grosseur de la tête n'est pas toujours non plus un signe certain d'hydrocéphalie : l'élargissement transversal du crâne, la saillie antérieure du front, l'élévation de la paupière supérieure qui met à découvert la moitié du globe de l'œil, la largeur des fontanelles, la fluctuation qu'on y sent quelquefois ; puis, quand l'enfant est plus âgé, la difficulté à supporter le poids de la tête, l'impossibilité de se tenir debout, la faiblesse des membres inférieurs, voilà autant de caractères particuliers à l'hydrocéphalie. Au nombre de ceux de l'hydrorachis il faut noter la paralysie des membres inférieurs et l'assoupissement, les convulsions que produit la compression de la tumeur.

Pronostic. L'hydrocéphalorachie paraît constamment mortelle, soit qu'elle ait amené la rupture, la destruction ou le déplacement des parties centrales du système nerveux, soit qu'elle ait conservé, jusqu'à la naissance, l'intégrité de ses enveloppes. L'exemple de prétendue notencéphalie observée récemment chez un adulte est plutôt sans doute un cas d'extrême difformité du rachis par l'effet du rachitisme.

L'hydrocéphalie rupturée n'appartient aussi qu'à des enfants non viables ; non rompue mais considérable, elle rend la viabilité également impossible ; médiocre, elle permet à la vie de se prolonger et peut même guérir. Nous avons vu, en effet, la tête très-volumineuse après la naissance, cesser de croître dans les mêmes proportions, se rapprocher peu à peu de ses formes normales, et en même temps les facultés de l'enfant se développer aussi par degrés, la station et enfin la marche devenir possibles, puis prendre toute la fermeté désirable. Dans les cas heureux, mainte et mainte secousse sont venues menacer les jours de l'enfant; le moindre mouvement fébrile, à chaque effort de dentition, augmentait la tension des fontanelles et produisait l'assoupissement, les convulsions, etc. (1).

Dans des cas moins heureux, on voit le crâne croître par degrés jusqu'à un volume énorme (56 pouces de circonférence, Monro), le malade perdre même ses facultés intellectuelles et périr à un âge plus ou moins avancé (quarante-cinq ans, Ekmark; cinquante-cinq, Gall), dans un état d'idiotisme complet.

Les hydrencéphalocèles rompues ou non rompues sont généralement mortelles; mais quelquefois elles permettent à l'enfant d'exister encore plusieurs mois après la naissance, rarement pendant plusieurs années (douze ans, Spurzheim). Peut-être seraient-elles curables dans les cas où, dépendant d'une hydrocéphalie externe, elles ne contiendraient aucune partie de l'encéphale. On doit toujours mal augurer de celles qui s'accompagnent d'une déformation quelconque, et surtout d'une réduction dans le volume du crâne avec soudure de plusieurs pièces osseuses, etc. On peut en conclure qu'une partie de l'encéphale a passé dans la tumeur.

L'hydrorachis laisse généralement quelques jours de vie à l'enfant; mais, lors même que les téguments sont intacts, il le fait bientôt périr dans un état soporeux et convulsif, soit que la tumeur conserve son intégrité mais s'enflamme à l'intérieur, soit qu'elle se gangrène et se déchire. On a cependant des exemples de sujets parvenus

____

(1) Les exemples de guérison, aussi bien que l'examen des cadavres d'hydrocéphales, prouvent que le cerveau n'est point dans un état d'imperfection embryonnaire, et que par conséquent il n'y a point là arrêt de développement, comme on l'a dit, et comme on veut en voir dans tous les cas de monstruosité.

à l'état adulte avec une semblable tumeur (Mœckel). On en a vu même guérir à la fois du spina-bifida et de l'hydrocéphalie qui le compliquait, par suite de la rupture du premier (Genga, Camper).

Traitement. Ce paragraphe ne peut évidemment avoir aucun rapport à l'hydrocéphalorachie; quant à l'hydrencéphalocèle, on pourra y faire l'application de ce que nous dirons ici de l'hydrorachis.

1° *Hydrocéphalie.* Nous avons dit ailleurs que, quand elle empêche la terminaison du travail, il fallait recourir à une simple ponction; voyons ce qu'il y a à faire quand l'enfant a pu naître sans cette opération préliminaire.

Si l'hydrocéphalie est encore assez considérable, si le péril est imminent, la *ponction* doit-elle être employée? Cette opération a plus d'une fois hâté la mort; on a pourtant cité des exemples de réussite après plusieurs ponctions faites à l'aide d'une aiguille à cataracte ou d'une lancette, en ne faisant sortir chaque fois qu'un peu de liquide (Vose, Holbroock): mais la récidive paraît avoir eu lieu, et de manière à amener promptement la mort (Monro), de sorte qu'on ne compte encore aucun cas de réussite permanente (Oppenheim). La *compression,* accompagnée de l'application de sangsues au cou, etc., semble avoir plus souvent réussi (Rivière, Blanc, Barnard). C'est au moyen du bandage nommé *capeline* qu'on l'a exercée; on s'est aussi servi de bandelettes agglutinatives.

Si la maladie est moins forte, les accidents peu intenses, il vaut mieux choisir une voie de guérison plus lente, mais peut-être plus sûre; les frictions mercurielles, celles avec la pommade d'hydriodate de potasse, les vésicatoires, les amers, m'ont paru offrir quelques avantages dans l'état de relâchement qui séparait les redoublements fébriles dont il a été question plus haut. Dans ces exacerbations, les bains, les sangsues aux tempes, les cataplasmes émollients sur la tête, m'ont paru indiqués, et ont hâté ou décidé la détente.

2° *Hydrorachis*. Une compression forte, une ouverture large, une ligature du sac, ont toujours été ici promptement funestes. Une compression modérée ou plutôt une simple protection de la tumeur a souvent conduit le malade à un âge avancé (jusqu'à cinquante ans, Mœckel). Un fil passé en forme de séton à travers la tumeur a eu des succès réels (Hoffmann, Cooper, Earle, Bozetti) et durables : c'est surtout, du moins on peut le croire, quand l'hydrorachis était externe et la moelle saine par conséquent. Plus la tumeur sera voisine du coccyx, et plus on aura de données pour espérer cet heureux résultat.

§ III. *Sclérème*.

Chaussier a ainsi nommé l'endurcissement du tissu cellulaire ; maladie dont la nature est peu connue, et qu'on a rangée parmi les hydropisies du tissu cellulaire ou œdème (Billard), dont elle paraît cependant différer essentiellement dans quelques circonstances.

Causes. Cette maladie, quelquefois congéniale, a été attribuée à tort à la syphilis. Elle est due généralement au froid et à une mauvaise nourriture : voilà pourquoi elle est si fréquente dans les hôpitaux. Je l'ai vu, en ville, résulter d'un faux système d'éducation relativement au froid. La faiblesse des nouveau-nés, leur naissance prématurée, les disposent singulièrement au froid et à ses effets, au sclérème par conséquent.

Symptômes, etc. — Première variété. Sclérème œdémateux. Le sclérème suit quelquefois l'œdème ; il est souvent borné comme celui-ci, et peut alors se guérir spontanément : on l'observe avec ces caractères quand il provient d'un refroidissement partiel et peu intense, mais prolongé. Un froid plus vif, plus universel, et prolongé aussi, peut causer successivement l'œdème et l'induration universelle mais plus marquée aux membres qu'elle envahit de l'extrémité vers le tronc, affectant surtout le mollet et la partie antérieure de l'avant-bras. Rarement la voit-on attaquer l'abdomen, le thorax et les joues. Les parties malades sont froides, violacées, gonflées, tendues, dures, mais conservant l'impression d'un doigt fortement appuyé.

Quelquefois le trismus et l'opisthotonos se joignent à cet état ; la dyspnée survient, la voix s'éteint ou devient sifflante, et le thorax rend un son mat à la percussion ; l'enfant s'affaisse et meurt sans secousses, après quatre à sept jours de maladie (Andry). Quelquefois, par l'effet d'un traitement convenable, la maladie s'arrête, la dureté disparaît, l'œdème seul reste et finit par se dissiper après huit, quinze jours, trois semaines de durée. Dans certains cas, une partie seulement reste dure (mollet, avant-bras, hypogastre), rougit davantage, s'enflamme et prend l'aspect de l'*engelure* ; elle cesse d'être froide et s'échauffe même plus que le reste du corps ; parfois la tumeur diminue et se résout ainsi peu à peu ; parfois elle suppure, dit-on (Gardien) ; enfin, la fièvre survient aussi quelquefois et fait périr l'enfant vers le quinzième jour (Hulme).

Deuxième variété. Sclérème concret. Celle-ci est l'effet ordinaire d'un froid violent et subit. Si l'autre paraît surtout chez les enfants faibles, à peau rouge, celle-ci affecte préférablement les enfants forts, gras et à peau blanche. Les joues, les jambes, les avant-bras, les cuisses, l'abdomen, le thorax et le cou, prennent, ou successivement ou simultanément, la dureté du bois ; ils ne cèdent point à la pression et offrent une température glacée que l'on parvient difficilement à dissiper. La peau est pâle ou jaunâtre, quelquefois pourtant livide. Le trismus, l'opisthotonos, le cri faible et sifflant, sont encore ici plus marqués que dans la variété précédente. Cependant l'appétit, la digestion sont en bon état dans le principe ; vers la fin, des matières vertes s'échappent, et l'enfant est trop faible pour téter. Il périt souvent ainsi dans une sorte d'asphyxie sans amaigrissement; mais convenablement soigné, il perd peu à peu cette dureté et avec elle la roideur tétanique, et il guérit bientôt si la pneumonie ne l'enlève pas après la disparition du sclérème. L'inflammation locale est plus rare que dans la variété précédente. Cependant, une fois, j'ai vu la suppuration s'ensuivre et l'abcès communiquer avec l'articulation enflammée du genou. L'ictère et surtout la teinte ictériforme du nouveau-né accompagnent souvent le sclérème concret.

L'examen anatomique fait voir le tissu cellulaire abreuvé de sérosité dans la première variété (Andry) (1), tout-à-fait dur et concret dans l'autre (Hulme, Marzari). Un cadavre soumis à la congélation offre le même aspect; la graisse n'a pas changé de nature. La boule des joues, observée par Camper, se trouve dans l'état normal, et Bichat l'a fort bien décrite.

On a trouvé quelquefois un épanchement sanguinolent dans le crâne; on a cru voir que le trou botal était plus ouvert que de coutume, que le canal intestinal était plus court (Breschet), ou enflammé à l'intérieur (Denis), etc. J'ai constaté qu'il en était quelquefois ainsi, mais que souvent il n'y avait avec le sclérème ni l'une ni l'autre de ces dispositions, et j'ai retrouvé ces dispositions sans sclérème. Dans cette maladie les vaisseaux de l'encéphale paraissent généralement gorgés de sang, et j'ai vu une fois une légère couenne albumineuse autour du cervelet (arachnitis). J'ai trouvé une fois aussi l'estomac vivement

---

(1) **Mais dans l'eau chaude** il ne se ramollit pas, et se concrète au contraire davantage (Delmas fils). Cette remarque s'accorde parfaitement avec celles des chimistes qui ont reconnu dans la sérosité du sclérème œdémateux, et jusque dans le sang des cadavres, une matière spontanément coagulable (Chevreul). Quant aux matières colorantes qu'on a aussi trouvées chez les enfants morts de sclérème (Lassaigne, Chevreul), elles ne paraissent devoir être rapportées qu'à la coloration ictériforme qui complique souvent cette maladie, sans en faire toutefois partie essentielle.

enflammé. Pendant un hiver, j'ai vu presque constamment l'engouement ou l'hépatisation du poumon, souvent aussi la pleurésie, comme Hulme et Marzari. Je croyais cet état constant, mais pendant deux autres hivers j'ai pu me convaincre du contraire; le poumon était presque sain (un peu engoué), même lorsque la voix avait été faible et sifflante : si l'engouement existait, quelques lotions rendaient au poumon son apparence normale, ce qui n'a pas lieu dans l'hépatisation suite de pneumonie.

Traitement. Le plus efficace de tous, c'est d'abord le lait d'une bonne nourrice, puis les bains de vapeur. Cinq à six bains de demi-heure dans la vapeur d'eau chaude, portée à la température de 56 à 42 degrés centigrades, suffisent d'ordinaire. Les enfants s'y trouvent fort bien, et y prennent beaucoup d'appétit. On doit les tenir ensuite sèchement et chaudement, dans des vêtements de laine, par exemple. A défaut de bains de vapeur, on peut obtenir des succès du bain chaud, simple ou alcoolisé, aromatisé d'une manière quelconque. La chaleur sèche ne suffit que dans des cas peu graves et des sclérèmes très-bornés. Le vésicatoire, recommandé par Andry, ne serait utile que si un noyau dur survivait, sans inflammation, au sclérème œdémateux ou concret, ou bien si l'œdème persistait opiniâtrément après le premier. L'inflammation qui peut succéder au sclérème ne demande pas d'autre traitement que le phlegmon ordinaire, et sans doute c'est dans de pareilles circonstances que les sangsues ont réussi (Paletta). Peut-être pourtant pourrait-on y joindre l'emploi de quelques résolutifs, tels que ceux qu'on met en usage contre les engelures, surtout si l'œdème persistait au voisinage (baume de Fioraventi, alcool camphré mêlé à l'huile; acétate de plomb, muriate d'ammoniaque ajoutés aux cataplasmes).

APPENDICE MÉDICO-CHIRURGICAL

SUR LA SAIGNÉE ET LA VACCINATION.

-oĝo-

Outre les opérations obstétricales proprement dites, il en est quelques autres qui sont du ressort de ce qu'on nomme la petite chirurgie, et dont la fréquente application dans l'exercice de l'art des accouchements a rendu la connaissance nécessaire même aux sages-femmes : je veux parler des diverses espèces de saignées et de la vaccination.

ARTICLE Ier. — Saignée locale.

On nomme ainsi toute opération dont le but est de tirer du sang hors des vaisseaux capillaires d'une partie déterminée, et ce par une ou plusieurs ouvertures immédiates.

§ Ier. *Sangsues.*

Ver très-contractile, composé de nombreux anneaux séparés par des sillons transverses, d'un vert foncé ou d'un brun noirâtre et rayé longitudinalement de jaune en dessus, verdâtre en dessous, terminé par deux disques contractiles qui servent à la succion et à la progression. L'antérieur, plus petit, contient la bouche et trois lamelles cornées ou dents qui font une piqûre trifide. On le trouve dans les ruisseaux et les marais; on le conserve dans l'eau pure, aérée et changée de temps en temps.

On applique les sangsues sur la peau ou les membranes muqueuses voisines de l'extérieur, soit en les tenant une à une, soit en les enfermant en nombre suffisant dans un verre à liqueur, un linge, etc. On les excite à piquer : 1° en les laissant dégorger plusieurs jours dans de l'eau souvent renouvelée ; 2° en les tenant à sec pendant quelques heures ; 5° en les essuyant et les chauffant au moment de s'en servir ; 4° en enduisant la peau du malade de lait, d'eau sucrée ou d'un peu de sang frais.

Lorsqu'elles se sont suffisamment remplies, elles se détachent d'elles-mêmes. Si elles restent trop long-temps adhérentes, on les fait tomber sans peine, en les saupoudrant de tabac, de sel, de poivre, de cantharides ou de toute autre substance irritante. Le vinaigre les fait périr promptement.

Quand elles ont tiré trop peu de sang, on en excite l'écoulement : 1° en appliquant une ventouse sur les piqûres ; 2° en lavant la partie avec de l'eau chaude ; 5° en la couvrant d'un cataplasme chaud.

Le sang coule-t-il trop abondamment, on l'arrête : 1° par des lotions d'eau froide, d'eau vinaigrée ; 2° par l'application de l'agaric et même l'introduction d'un petit flocon de cette substance dans chaque piqûre un peu large ; 5° par la compression ; 4° enfin, dans les cas opiniâtres, par la cautérisation des piqûres avec une pointe de nitrate d'argent ou un stylet rougi au feu.

L'application des sangsues irrite la peau, tout en désemplissant les capillaires ; quelquefois même elle cause un érysipèle. La déplétion s'étend plus loin que l'irritation : voilà pourquoi, dans l'ophthalmie aiguë, elles nuisent quelquefois appliquées aux paupières, et sont utiles appliquées aux tempes ou au cou. On les pose à l'anus pour produire une perte de sang universelle et diminuer la pléthore générale ; aux tempes, au cou, elles débarrassent la tête (convulsions, céphalalgie) ; à la vulve ou aux aines, elles soulagent les vaisseaux utérins ; sur le ventre, elles diminuent la plénitude des capillaires du péritoine.

On peut appliquer à la fois jusqu'à trente sangsues chez un adulte, si l'on veut produire des effets prompts et considérables ; deux ou trois au plus, et de grosseur médiocre, peuvent être appliquées, sans danger, chez un enfant nouveau-né (apoplexie, etc.).

§ II. *Ventouses.*

Vase ordinairement de verre et en forme de godet, dont l'ouverture est plus étroite que le fond.

Cette ouverture est appliquée sur la peau. L'air intérieur est raréfié : 1° ou par le moyen d'une pompe ou seringue aspirante ; 2° ou par la chaleur et la flamme de l'étoupe, de l'alcool, du papier, ou d'une petite mèche de veilleuse allumée dans l'intérieur, en prenant les précautions convenables pour ne pas brûler le malade. On augmente l'effet, en versant de l'eau froide sur la surface extérieure du godet, quand il s'est échauffé.

La peau est alors aspirée vers l'intérieur de la ventouse ; soustraite à la pression atmosphérique, elle se gonfle, rougit, le sang y afflue : si l'on s'en tient là, la ventouse n'a agi que comme rubéfiant. Le plus souvent on entame cette peau : 1° par la piqûre des sangsues ; 2° avec un bistouri convexe ou une lancette, dont le tranchant (non la pointe) entame l'épiderme et la superficie de la peau : on y pratique ainsi huit à dix scarifications linéaires ; 5° ou bien on en fait autant avec l'instrument à ressort nommé scarificateur.

On replace alors une deuxième ventouse qui aspire le sang fourni par les petites plaies, et en détermine un écoulement plus abondant.

Les ventouses ont un effet plus local encore que les sangsues ; on les emploie dans les mêmes circonstances et au défaut des premières.

ARTICLE II. — Saignée générale.

Opération destinée à diminuer notablement et rapidement la masse du sang par l'ouverture d'un vaisseau d'un certain calibre.

On distingue cette saignée en *artériotomie*, ou section d'une artère, et *phlébotomie*, ou section d'une veine. La première ne s'appliquait guère qu'à l'artère temporale; elle est abandonnée aujourd'hui pour la phlébotomie.

Celle-ci ne se pratique plus, de nos jours, qu'à trois régions : au pli du bras, au cou, à la malléole interne.

§ Ier. Saignée du bras.

A. Les *veines* sous-cutanées qu'on peut ouvrir au pli du bras, sont au nombre de trois principales : 1° la basilique est interne; 2° la céphalique est externe ; 3° la médiane est quelquefois double ou en V : elle naît des deux autres. Plus fixe, plus grosse, plus superficielle, celle-ci (surtout au voisinage de la céphalique) est celle qu'on ouvre le plus souvent.

B. *Appareil.* Deux bandes d'une aune de long à peu près, une compresse petite et carrée, un étui ou un corps cylindrique quelconque, une lancette, un vase pour recevoir le sang, des linges pour garnir le malade et l'essuyer, de l'eau pour laver la plaie, et du vinaigre en cas de lipothymie ou de syncope.

C. *Procédé opératoire.* 1° Le malade est assis ou couché ; le chirurgien, debout et vis-à-vis de lui, à droite pour saigner le bras droit, à gauche pour le gauche, saisit le bras et place la main du malade sous son aisselle gauche pour le bras droit, et réciproquement; il pose sur ce bras, à deux travers de doigt au-dessus du pli du coude, le milieu de l'une des bandes, en croise les chefs en arrière, les ramène en avant, et les entrelace d'un nœud simple à la partie externe du bras, laissant un des deux chefs plié sous l'autre en forme de boucle. Cette ligature sera suffisamment serrée pour suspendre le cours du sang dans les veines superficielles, non dans l'artère. Après quelques secondes, on choisira parmi les veines gonflées la plus grosse, la plus superficielle, la plus fixe, et l'on cherchera les battements de l'artère brachiale qui longe le côté interne du tendon du muscle biceps. Ces battements indiqueront qu'il ne faut point piquer en ce lieu, et que la ligature n'est pas trop serrée.

La veine choisie, la main du malade restant toujours fixée sous l'aisselle du chirurgien, celui-ci soutient le bras de la main gauche si c'est le droit, etc., ramenant le pouce en avant sur la veine à ouvrir et au-dessous du point qu'il veut piquer; il pousse le sang vers ce point, en frictionnant avec l'autre main la peau de bas en haut, et l'y retient avec le pouce soulevé à chaque friction.

La lancette, ouverte de manière que la lame fasse un angle droit avec la chasse, et tenue, par l'extrémité de celle-ci, dans la bouche, la pointe tournée du côté opposé à la main qui doit opérer, sera alors saisie de cette même main (droite pour le bras droit, gauche pour le gauche) par la moitié de la lame qui est voisine de la chasse, et tenue entre le pouce et l'indicateur; les trois autres doigts seront appuyés sur le côté interne du bras, pour servir de point d'appui; alors la lancette pénétrera doucement à travers la peau et la veine, et dans une direction un peu inclinée ou légèrement couchée vers l'avant-bras. Quand on jugera (d'après la profondeur présumée du vaisseau) qu'elle a bien pénétré dans la veine, ce que quelques gouttes de sang indiqueront d'ailleurs, on élèvera le poignet, s'appuyant toujours sur les trois doigts fixés sur le bras, et ainsi, la lancette, d'inclinée qu'elle était, deviendra perpendiculaire et même inclinée en sens opposé. Le premier temps ou ponction est destiné à ouvrir :

le deuxième ou incision, à agrandir l'ouverture de la veine et surtout celle de la peau.

Le sang jaillit ; mais le pouce, qui maintenait la veine et y retenait le sang, arrête momentanément ce jet, par une pression un peu forte (sans changer de place), jusqu'à ce que le vase ait pu être apporté et le bras convenablement dirigé.

On laisse alors couler la quantité de sang suffisante, se rappelant que plus l'ouverture est grande et le jet rapide, plus le sang est promptement évacué ; plus aussi les effets de la saignée sont prompts et rapides, plus la syncope est imminente, etc.

On facilite et on accélère l'écoulement du sang, en mettant dans la main un corps cylindrique et le faisant rouler avec activité par le malade, dont on soutient le bras, vers le poignet, avec la main qui a opéré, et vers le coude avec l'autre.

D. *Pansement*. La quantité de sang voulue étant sortie, on tire à soi le chef plié de la ligature, le nœud se détruit, la compression cesse, et le sang s'arrête ; quelquefois pourtant il faut que le pouce qui a déjà comprimé la veine recommence cet office, le bras étant tenu comme au moment de l'opération. Alors la compresse pliée en quatre (ou plus épaisse encore, si le sang a beaucoup de tendance à couler) est placée sur l'ouverture, en en rapprochant les bords convenablement essuyés et nettoyés. Le chirurgien la maintient avec les doigts de la main qui soutient le bras, et la fixe à l'aide d'un bandage en 8 de chiffre, dont les croisés appuient sur elle, et dont les anses embrassent le haut de l'avant-bras, d'une part, et de l'autre, la partie inférieure du bras.

Ce bandage, modérément serré, sera gardé pendant quarante-huit heures, et le malade évitera de faire aucun effort musculaire, au moyen du bras opéré.

Le sang, conservé dans le vase, ne tarde pas à se

coaguler en totalité ; quelques heures après il se sépare en deux parties, une séreuse, jaunâtre, et un gâteau ou caillot cruorique, plus abondant chez les sujets sanguins ou affectés d'inflammation. Chez ceux-ci le caillot se couvre souvent d'une couenne blanchâtre ; on la trouve chez les femmes enceintes les mieux portantes, ou seulement atteintes de pléthore ; elle est d'autant plus épaisse, que le vase est plus étroit, que le jet du sang a été plus rapide et opéré par une plus large ouverture.

E. Difficultés. 1° Les veines du bras sont quelquefois si petites, qu'on ne peut les apercevoir, ou qu'elles échapperaient à la pointe de la lancette, ou enfin qu'elles ne fourniraient que peu de sang. On peut éviter le deuxième inconvénient, en incisant la veine en travers et non en long ou obliquement comme les gros vaisseaux. On peut, en mettant le bras dans l'eau tiède, après l'apposition de la ligature, en gonfler les vaisseaux ; mais quelquefois on est forcé de piquer une veine de l'avant-bras ou même de la main, si elles paraissent plus grosses.

2° Il en est de même des cas où les veines sont si profondément situées (femmes, embonpoint), qu'on ne peut ni les voir ni les sentir. Le plus souvent on les sent sous forme d'un cordon élastique, qu'on distingue avec de l'habitude ; quelquefois même, sans offrir la couleur bleue et la saillie des veines superficielles, elles font une petite élévation reconnaissable pour un œil exercé. On marque alors avec l'ongle le trajet de la veine, avant d'enfoncer la lancette ; on la porte aussi plus profondément et plus perpendiculairement, de peur de passer par-dessus le vaisseau ; d'ailleurs l'élévation du poignet doit être presque nulle alors, sans quoi on ferait une trop grande ouverture.

3° Les vaisseaux sont quelquefois roulants, la veine céphalique surtout ; alors la lancette les pousse sans les ouvrir. On évitera ce désavantage : 1° en fixant la veine

avec le pouce plus exactement que de coutume et plus
près du lieu de la piqûre ; 2° en portant la lancette doucement, perpendiculairement et parallèlement à la longueur du vaisseau.

F. *Accidents.* — 1° *Ecoulement difficile du sang.* Il
dépend quelquefois de ce qu'une ligature trop serrée
intercepte la circulation dans l'artère ; la lividité et l'engourdissement du bras l'indiquent, et l'on y remédie en
desserrant un peu la bande. D'autres fois, au contraire,
c'est une constriction trop faible qui en est la cause ; on
le reconnaît au peu de saillie des veines : il faut serrer la
ligature. Cela peut dépendre encore d'une ouverture mal
faite : il faut alors y reporter la lancette, si elle est trop
petite ; il faut tirer la peau ou faire mettre le membre
dans diverses situations, si l'ouverture de la peau n'est
plus vis-à-vis de celle de la veine, soit qu'on l'ait tiraillée
pendant l'opération, soit qu'on ait trop fortement changé
la position du membre. Il arrive assez souvent que, la
veine bien ouverte et la ligature convenablement serrée,
le sang ne coule qu'en bavant et goutte à goutte. Cela
tient ordinairement à l'émotion morale du malade, et l'on
s'en assure, en tâtant le pouls du bras opposé, qui se
trouve alors lent et faible ; d'ailleurs, la face est pâle, etc.
Le sang ne tarde pas à jaillir, dès que le malade a repris
courage. On peut accélérer ce changement, en le couchant
à plat sur le dos, la tête aussi basse que le reste du corps,
en l'exposant à l'air libre, en lui jetant un peu d'eau
froide au visage, et en lui faisant respirer l'odeur du
vinaigre.

2° *Syncope.* Les mêmes moyens conviennent, à plus
forte raison, s'il survient une syncope après la saignée.
Ces moyens réussissent constamment, même quand une
syncope complète a été suivie de mouvements convulsifs
et de rougeur de la face, symptômes plus effrayants que
dangereux. On doit néanmoins suspendre tout écoulement

ultérieur du sang, si la syncope survient pendant la durée même de l'opération.

3° *Ecchymose et thrombus.* C'est ordinairement du défaut de parallélisme entre les deux ouvertures, quelquefois aussi de ce que la veine est percée d'outre en outre, ou bien de ce qu'un flocon de graisse bouche l'ouverture extérieure, que proviennent l'infiltration du sang et son épanchement sous la peau. L'ecchymose, peu grave, ne se manifeste que le lendemain de l'opération ; la tache bleue qui la constitue s'efface spontanément en quelques jours, comme celle des contusions. Il n'en serait pas de même d'un thrombus considérable qui pourrait causer un abcès ; aussi, dès qu'une tumeur un peu forte s'élève rapidement au voisinage de la piqûre, il faut se hâter d'enlever la ligature, et panser la plaie et la tumeur avec une compresse imbibée d'eau salée ou d'eau végéto-minérale. On doit saigner ensuite du côté opposé ; c'est en vain qu'on voudrait réparer du côté même la faute commise : les veines sont désemplies, et presque toujours on manquerait la nouvelle tentative. Les flocons de graisse qui bouchent l'incision, peuvent quelquefois être détournés avec la tête d'une épingle, ou enlevés avec des ciseaux.

4° *Saignée blanche.* Soit que le vaisseau soit petit, roulant, profond, soit que l'opérateur ait été trop timide, il manque quelquefois la veine. On la voit parfois à nu au fond de la plaie, et il est facile de l'ouvrir ; la saignée se fait alors en deux temps. Mais si le vaisseau a été à peine effleuré, le peu de sang qui s'écoule le cache, l'affaisse ; il faut recommencer sur l'autre bras.

5° Quelquefois, sans cause connue, plus souvent quand la lancette était malpropre, émoussée, il en résulte une inflammation locale, un *abcès* ou même une inflammation de la veine (*phlébite*), qui peut, de proche en proche, se propager à tout le membre, au tronc, et devenir mortelle. Les cataplasmes, les bains, les sangsues sont alors requis, ainsi que l'ouverture des abcès.

6° Un accident moins grave est la section d'un vaisseau lymphatique qui laisse une petite *fistule*; on la guérit par la compression et la cautérisation au moyen du nitrate d'argent.

7° La *piqûre d'un filet nerveux* n'est pas rare et ne peut être prévue, non plus que l'accident qui précède; elle est fort douloureuse, et peut même causer des accidents graves, si c'est le nerf médian qui a été blessé. Les anti-phlogistiques sont, comme dans l'inflammation de la veine, les moyens les plus sûrs et les plus sages qu'on puisse employer. Cette source d'accidents était autrefois confondue avec la piqûre du tendon du biceps, qui est insensible.

8° Mais l'accident de tous le plus grave, celui qui pourrait devenir le plus promptement mortel, c'est la *piqûre de l'artère brachiale.* Aussi ne doit-on jamais saigner sans avoir reconnu les pulsations de ce vaisseau, pour pouvoir s'en éloigner dans l'opération; ce n'est qu'à un chirurgien très-exercé, et capable d'ailleurs de parer aux événements, qu'il est permis d'ouvrir la veine accolée à l'artère. Trois genres de lésion peuvent être le résultat de la blessure de ce vaisseau.

a. Si l'ouverture est large et en rapport avec celle de la peau, hémorrhagie violente, et qui peut devenir promptement funeste. On reconnaît ce cas à la violence avec laquelle le sang s'échappe, à la projection étendue de l'arcade qu'il forme, à sa couleur d'un rouge très-clair, à sa prompte coagulation, aux secousses isochrones à celles du pouls, qui font jaillir le sang comme par bonds, au prompt affaiblissement du malade. Mais diverses circonstances peuvent en imposer, puisqu'une veine accolée à l'artère peut lancer le sang par bonds, que le sang, même veineux, est très-rouge chez certains sujets, etc.

Voici les signes caractéristiques : si l'artère est ouverte, comprimez la face antérieure de l'avant-bras, et le jet du sang n'en prendra que plus de force ; comprimez fortement la face interne et un peu antérieure du bras (trajet de l'artère reconnaissable à ses pulsations) , et le sang cessera de couler : le contraire a lieu quand c'est bien une veine qui est ouverte.

b. Si les deux ouvertures ne sont pas parallèles, le sang s'épanchera dans le tissu cellulaire sous-cutané; même après l'ablation de la ligature, cette tumeur s'accroîtra (quelquefois par secousses pulsatives); elle ne cessera de s'accroître que quand on comprimera le trajet de l'artère : c'est ce qu'on nomme anévrisme faux primitif, lequel, si le malade n'est pas secouru , peut devenir mortel en peu de temps.

c. Si l'artère n'a été piquée que légèrement ou bien à travers la veine, la cicatrice pourra avoir lieu ; mais, dans le premier cas , elle pourra se laisser distendre et faire un anévrisme faux consécutif; dans le deuxième cas, la communication entre les deux vaisseaux subsistant, le sang artériel dilatera la veine, et il en résultera ce qu'on nomme varice anévrismale.

Traitement de cet accident. On conseille de laisser tomber le malade en syncope, pour arrêter le sang plus aisément : il vaut mieux n'en laisser sortir que la quantité requise par la maladie qui exigeait la saignée. Pendant ce temps, on fait préparer plusieurs longues bandes et plusieurs compresses. Ces compresses seront graduées, c'est-à-dire qu'on en mettra sur la plaie une de la largeur de l'ongle, et sous elle un morceau d'agaric de même largeur, épais et un peu ferme, s'il est possible; une pyramide de compresses de plus en plus larges couvrira la première, et cette pyramide sera maintenue et fortement serrée par une bande en 8 de chiffre, faisant huit à dix circonvolutions complètes. Après cela, une compresse graduée

et longuette sera appliquée sur le trajet de l'artère brachiale, et convenablement serrée pour y amortir le cours
du sang. La piqûre est-elle fort étroite, on pourra guérir
ainsi le malade, sans oblitérer l'artère ; est-elle large,
l'oblitération est nécessaire, et les premiers soins pris
comme il vient d'être dit, il serait préférable de faire lier
ce vaisseau par un chirurgien habile. Cette ligature serait
opérée moyennant une incision pratiquée sur le trajet du
vaisseau vers le milieu du bras.

9° Une perte de sang bien moins dangereuse a lieu
quelquefois après l'application du bandage. Elle provient
souvent de la constriction exercée au-dessus du pli du
bras par une manche trop étroite, quelquefois même par
un bandage trop serré ; d'autres fois, au contraire, elle
dépend de la laxité du bandage ou de son dérangement,
de la trop faible épaisseur de la compresse, etc. On
remédie à ce léger accident en enlevant les causes de
constriction, en serrant convenablement le bandage, et
en couvrant la petite plaie d'une compresse épaisse,
graduée même, ou d'un peu d'agaric. Il faut que la compresse soit bien sèche ; car une compresse mouillée ne
contient guère l'écoulement ultérieur du sang.

G. *Usages de la saignée du bras.* On l'emploie toutes les
fois qu'on veut diminuer la pléthore, prévenir ou guérir
les hémorrhagies actives, l'apoplexie, l'éclampsie, guérir
les inflammations des viscères et des membranes internes
(pneumonie, métrite, péritonite, etc.).

§ II. *Saignée du cou.*

La veine jugulaire externe est la seule qui puisse être
ouverte à cette région. Dirigée du milieu de la clavicule
vers l'angle de la mâchoire inférieure, elle n'est recouverte que par la peau et le muscle thoraco-facial ou
peaucier.

Une bande d'un mètre et demi, plusieurs compresses, une carte, une lancette et un vase quelconque constituent l'appareil. Le malade assis ou couché, le chirurgien se place du côté de la veine à ouvrir, la comprime au-dessus de la clavicule, à l'aide d'une compresse graduée soutenue par le milieu de la bande, dont les chefs sont noués sous l'aisselle opposée. De deux doigts de la main gauche, il fixe la veine et maintient la peau ; de la droite il enfonce et relève la lancette, comme pour la saignée du bras, en faisant l'ouverture extérieure bien large. Pour mieux réussir, il est bon de couper en travers les fibres du muscle, et, en conséquence, de faire une incision oblique de bas en haut et de dedans en dehors : on a un peu plus de facilité en se servant de la main gauche pour le côté gauche.

On excite le sang à couler en faisant mouvoir la mâchoire inférieure. Le sang sort souvent en bavant ; on le reçoit alors dans la carte creusée en gouttière, et celle-ci le conduit dans le vase.

La ligature supprimée, le sang s'arrête, et l'on panse la plaie avec un peu de taffetas gommé ou d'agaric, soutenu d'une compresse et d'une bande circulaire ou d'une simple cravate modérément serrée. Cette opération expose à peu d'accidents. Le plus grave serait la lésion d'un filet nerveux du plexus cervical superficiel, qui croise la veine vers le milieu du cou ; on l'évite en opérant au-dessus ou au-dessous de la partie moyenne.

La saignée de la jugulaire est rarement employée ; on peut la pratiquer pour procurer un prompt dégorgement des vaisseaux de l'encéphale (apoplexie, convulsions, arachnitis, etc.). Elle n'a pas les effets fâcheux qu'on lui a attribués, en se fondant sur une prétendue attraction du sang vers la tête.

§ III. *Saignée du pied.*

C'est ordinairement au-dessus et en avant de la malléole interne que cette opération se pratique. On trouve là ordinairement une grosse veine nommée saphène interne ; mais elle est quelquefois si petite et si profonde, qu'il faut piquer quelque vaisseau sur le coude-pied, ou bien la saphène ou malléolaire externe, qui est moins constante et plus petite.

Une ou deux bandes d'un mètre et demi à deux mètres, une compresse, de l'eau chaude pour baigner le pied et la jambe, une lancette, doivent être préparées d'avance.

Le bain de jambes est nécessaire, en effet, pour gonfler les vaisseaux et favoriser l'écoulement du sang. Le malade est assis en face du chirurgien, la ligature serrée fortement à trois pouces au-dessus des malléoles, et le pied de nouveau plongé dans l'eau chaude ; on l'en tire après quelques minutes, on l'essuie, et l'opérateur en appuie la plante sur le genou qui est vis-à-vis du membre. D'une main, il maintient la peau et la veine ; de l'autre, il ouvre largement le vaisseau par le même procédé que pour le pli du bras. De même aussi il saigne de la main droite la saphène droite, et réciproquement ; ce serait le contraire pour la saphène externe.

L'ouverture faite, on replonge le membre dans l'eau chaude, et l'on juge approximativement (et par estimation de la rougeur de l'eau, de la force du jet et du temps depuis lequel on a piqué) de la quantité de sang évacué ; on pourrait aussi laisser le membre hors de l'eau, et recevoir le sang dans un vase, comme pour la saignée du bras. Cela fait, on détache la ligature, on essuie le membre, et l'on pose le talon sur le genou qui a déjà soutenu le pied pendant l'opération ; une compresse est mise sur la petite plaie et soutenue par un bandage en 8 de chiffre nommé *étrier*, dont les anses supérieures embrassent le bas de la jambe et couvrent la compresse ; les inférieures embrassent la plante, et les croisés couvrent le dos du pied.

La saignée du pied a peu d'inconvénients ; mais le sang coule souvent avec peine, et s'arrête en peu d'instants, de manière à fournir une évacuation très-insuffisante ; en outre, il est fort difficile d'apprécier la quantité de cette évacuation. On l'emploie, tantôt contre les affections de la matrice et tantôt contre celles de la tête, d'après quelques idées purement théoriques ; elle peut être généralement remplacée par la saignée du bras, sinon par l'application des sangsues.

ARTICLE III. — Vaccination.

§ Ier. *Définitions, etc.*

La *vaccine* est une éruption boutonneuse qui se déclare sur le pis de certaines vaches, soit spontanément, soit par le contact de l'ichor qui s'écoule des pieds de chevaux affectés du mal connu sous le nom d'*eaux aux jambes*. Cette éruption ne se transmet à l'homme que par inoculation.

On nomme *vaccin* l'humeur produite par les boutons, et qui sert à pratiquer l'inoculation de la vaccine ou *vaccination*.

Le *vaccin* se recueille par l'ouverture simple ou multiple des boutons ; le plus souvent on y trempe immédiatement la pointe d'un instrument piquant, et on l'inocule sur-le-champ : c'est ce qu'on appelle vacciner de bras à bras ; c'est la méthode la plus sûre. Veut-on le conserver et le transporter, 1° on charge des lancettes de ce fluide, qu'on laisse sécher sur leur pointe et qu'on humecte au moment de s'en servir ; 2° on le fait monter dans des tubes capillaires renflés au milieu, on l'y enferme en fondant les deux bouts du tube, et on le souffle hors du tube lorsqu'on veut l'employer ; 3° on le dépose entre deux plaques de verre, dont les bords sont scellés ensuite avec de la cire. Pour être de bonne qualité, il doit être recueilli du sixième au neuvième jour après la vaccination. Il faut qu'il soit transparent, incolore ou légèrement jaunâtre, visqueux et filant, se mêlant difficilement avec le sang, s'il est liquide, ou d'apparence gommeuse ou vitreuse, s'il est desséché.

§ II. *Procédé opératoire.*

On ne pratique plus aujourd'hui la vaccination en enlevant l'épiderme au moyen du vésicatoire ou d'une incision, pour insinuer des fils ou du coton chargés de vaccin. On se sert généralement d'une lancette ou d'une aiguille à pointe plate et large et trempée dans ce liquide. La lancette doit être tout-à-fait ouverte, la lame en ligne avec la chasse. Le chirurgien, assis de manière à avoir le jour à sa gauche, tient la lancette à plat et de la main droite entre le pouce et les deux doigts qui le suivent; le sujet lui présente alternativement l'un et l'autre côté.

De la main gauche, l'opérateur saisit le bras par la face interne, tend la peau de la face externe, appuie perpendiculairement sur cette peau la pointe de la lancette, traverse ainsi l'épiderme, couche à plat l'instrument, et le pousse sous l'épiderme jusqu'à une ligne environ de distance du lieu de la première piqûre. La lancette restera ainsi quelque temps immobile, et permettra au vaccin de s'imbiber dans les tissus entamés; puis on la retirera, en appuyant le pouce de la main gauche sur la plaie, afin d'essuyer en quelque sorte l'instrument entre ses lèvres.

On fait ordinairement quatre piqûres à chaque bras, en mettant au moins neuf lignes ou un pouce de distance entre elles. Chez les enfants en bas âge, on peut n'en faire que trois.

Quelques opérateurs font, au lieu de piqûres, une scarification de trois à quatre lignes, dans laquelle ils déposent ensuite le vaccin. Nous préférons le premier procédé, qui est moins douloureux, qui expose moins au développement de la fausse vaccine, et n'est pas moins sûr.

On peut vacciner des sujets de tout âge ; mais il vaut mieux ne pratiquer cette opération que quelques semaines, un mois et demi, par exemple, après la naissance. Les nouveau-nés sont rarement atteints de la variole, et leur santé n'est pas encore assez consolidée pour leur permettre de supporter impunément la fièvre vaccinale.

§ III. *Marche de la vaccine.*

Première période. Incubation. Elle dure jusqu'à la fin du troisième jour : vers cette époque commence la *deuxième période,* celle d'*éruption.* Un peu de démangeaison l'annonce : la petite plaie, qui s'était desséchée et cicatrisée, rougit ; ses lèvres sont un peu tuméfiées ; bientôt elles représentent un petit bourrelet d'un rouge grisàtre, inégal, une sorte de disque déprimé au centre.

Ce bourrelet grandit par degrés, devient de plus en plus blanc et argenté, luisant, quoique inégal : ces inégalités tiennent à sa structure, qui est composée d'un grand nombre de loges ou vésicules ; aussi le nomme-t-on *bourrelet vésiculaire.* Si on le pique (ce qui est sans douleur), le *vaccin* s'en échappe sous forme de gouttelette limpide et incolore ; il faut le taillader pour l'épuiser en totalité. A mesure qu'il s'accroît, ce bourrelet s'entoure d'une légère auréole rosée.

Troisième période. Suppuration. Vers le septième ou le huitième jour, la douleur devient plus forte ; l'auréole plus large, plus rouge ; le vaccin plus jaune, plus abondant : la dépression centrale s'efface quelquefois, et il n'est pas rare que le bourrelet vésiculaire se rompe et laisse échapper le liquide qu'il renfermait. Vers le neuvième et le dixième jour, la base du bouton se tuméfie et devient fort douloureuse ; les glandes de l'aisselle s'engorgent :

l'opéré se plaint d'un malaise général, de frissons et de chaleur, de céphalalgie, d'inappétence, de nausées, de sueurs légères, etc. : ce sont les symptômes d'une fièvre de résorption nécessaire au but qu'on se propose. A cette même époque, le vaccin se trouble et devient puriforme, la dépression centrale brunit et se dessèche.

Quatrième période. Dessiccation. Du onzième au douzième jour, les symptômes inflammatoires et fébriles diminuent d'intensité; la dessiccation fait des progrès et marche du centre à la circonférence. Vers le seizième jour, le bouton est remplacé par une croûte en forme de disque, épaisse, d'un brun noirâtre, et fort adhérente à la peau; elle a un peu moins d'étendue que le bouton.

Cinquième période. Desquamation. C'est vers le vingt-cinquième jour que la croûte se détache; elle laisse une cicatrice enfoncée, rouge, inégale. Par la suite, cette cicatrice devient très-blanche; elle conserve un aspect pointillé ou réticulé, une forme circulaire, et le plus souvent elle est un peu déprimée au-dessous du niveau de la peau environnante.

Anomalies. 1° La marche que nous venons de tracer n'est pas toujours soumise aux mêmes règles, surtout pour la durée; aussi n'avons-nous pas absolument précisé les époques du commencement et de la fin de chaque période. Nous avons vu la vaccine ne paraître que huit jours après l'inoculation; nous l'avons vue naître au commencement du troisième jour. Les autres périodes sont généralement plus régulières; elles sont plus lentes par un temps froid que par un temps chaud : nous avons vu le froid auquel on s'était imprudemment exposé faire avorter une vaccine commençante, et nous avons vu aussi les boutons à peine éclos arrêtés dans leur développement par des sueurs abondantes.

2° Il est fort ordinaire de voir se développer moins de boutons que l'on n'a fait de piqûres; il arrive quelquefois qu'il ne se développe qu'une seule pustule ; la vaccination n'en est pas moins efficace, si ce seul bouton produit la fièvre de résorption de la troisième période. Il faut, en pareil cas, se garder de l'ouvrir et d'évacuer le vaccin.

Les boutons peuvent manquer tout-à-fait, soit que le vaccin ait été de mauvaise qualité (purulent), soit que l'opération ait été mal pratiquée, soit que l'individu ne soit point apte à contracter la vaccine ni la variole, comme on le voit quelquefois. Cette inaptitude n'est pas toujours durable ; elle peut cesser après quelques mois, quelques années.

5° La grandeur des boutons parfaits varie depuis deux lignes jusqu'à quatre de diamètre ; elle dépend assez généralement de la force de l'individu ; chez les nouveau-nés les boutons sont rarement bien larges. Ils n'en sont pas moins préservatifs de la variole.

§ IV. *Accidents.*

Nous les diviserons d'après les périodes auxquelles ils se montrent.

1° *Inoculation, incubation.* On a accusé la vaccination de transmettre à l'individu vacciné les vices et virus dont était infecté le sujet qui fournit le vaccin. Le contraire est démontré pour les vices scrophuleux, herpétique, etc. ; quant aux véritables virus, le psorique, le syphilitique, il est infiniment probable que le vaccin n'en est nullement chargé, pas plus que les pustules de la gale ne sont chargées de matière syphilitique chez un individu affecté en même temps de maladie vénérienne, et que les chancres vénériens ne fournissent le virus psorique chez le même individu. Le vaccin, pris sur des individus affectés simultanément de variole et de vaccine, n'a transmis que la dernière de ces éruptions. Ce fait est péremptoire.

2° *Eruption, fausse vaccine.* Soit que l'opéré ait été déjà vacciné ou qu'il ait eu la petite-vérole, soit que le vaccin ait été employé trop tard, soit que l'instrument ait pénétré trop profondément, ou bien qu'étant émoussé ou rouillé, il ait déchiré la petite plaie, ou enfin que les ongles du malade aient produit cet effet, quelquefois aussi sans cause connue, on voit se développer la fausse vaccine. Il est important de la distinguer de la véritable, car elle ne met pas à l'abri de la contagion de la variole.

a. Elle diffère de la vraie par la marche et la durée. Elle paraît le lendemain ou le surlendemain de la vaccination : la suppuration se montre sur-le-champ, et la dessiccation commence du cinquième au huitième jour. La croûte est plate, quelquefois soulevée par du pus ; elle tombe et se reproduit à plusieurs reprises, et laisse parfois une ulcération difficile à guérir.

b. Par la forme des boutons. Ceux-ci sont toujours uniloculaires ; une seule piqûre les vide en totalité : ils ne contiennent d'ailleurs jamais que du pus et non du vaccin transparent. L'auréole est généralement peu étendue, l'engorgement de la base des boutons nul ou peu considérable. La vésicule qui les couronne est tantôt hémisphérique, mais molle, jaune et sans dépression centrale (première variété, Husson); tantôt elle est conique et pointue (deuxième variété).

c. Par l'absence ou la faiblesse de l'engorgement axillaire et de la fièvre, par la précocité de leur développement (quatrième ou cinquième jour), et par la vivacité du prurit ici bien plus considérable.

d. Enfin, par l'apparence de la cicatrice. Quand il y a eu des ulcérations, la cicatrice est irrégulière, blanche, égale, peu déprimée ; quand il n'y a pas eu d'ulcération, la cicatrice est presque nulle et non déprimée, non pointillée ; elle s'efface à la longue.

5° *Suppuration*. *a*. A l'époque où la fièvre se développe, il n'est pas rare de voir des enfants d'un âge trop tendre violemment affectés, commencer à maigrir et être dès-lors frappés d'un dépérissement promptement funeste. Cette conséquence s'observe surtout chez ceux qui sont nourris au biberon ; voilà pourquoi nous avons recommandé d'attendre un âge qui donne à la constitution plus de force et de résistance.

b. On a quelquefois observé que, de même que la variole inoculée, la vaccine ne bornait point son éruption à l'endroit des piqûres. A l'époque de la fièvre de suppuration, des pustules se sont montrées sur diverses régions du corps. Ce phénomène est fort rare ; il a toujours été sans danger.

c. Il en est de même des éruptions, soit urticaires, soit miliaires, que nous avons vues quelquefois accompagner la fièvre de résorption. Elles exigent seulement plus de soins hygiéniques et l'emploi des boissons adoucissantes, des bains, etc. : moyens que nous avons souvent dirigés avec succès contre une fièvre trop intense, même sans exanthème secondaire.

d. Un érysipèle, un abcès, soit au lieu piqué, soit sous l'aisselle, peuvent résulter de la confusion des auréoles de boutons trop rapprochés, du déchirement de la base des boutons, opéré soit par les ongles du malade, soit par la lancette du chirurgien qui recueille le vaccin : il faut donc éviter ces déchirements. Les bains, les cataplasmes guérissent ordinairement ces accidents. L'érysipèle est quelquefois devenu mortel chez les nouveau-nés.

4° *Suites de la vaccine.* L'individu conserve pendant quelques semaines un peu plus de susceptibilité, et réclame, par conséquent, quelques attentions relativement au régime et surtout à l'excès du froid ou du chaud. Du reste, les maux consécutifs qu'on a attribués à la vaccine après sa desquamation, sont tout aussi chimériques que ceux qu'on attribue au lait, quand la lactation a cessé complétement.

§ V. *Appréciation de la vaccine.*

On voit, par cet examen, que les accidents qu'elle peut produire sont faciles à éviter, s'ils sont sérieux, et de nulle importance, s'ils sont légers. Ces faibles inconvénients ne sauraient balancer l'immense avantage qu'elle procure, en substituant une maladie sans conséquence à une maladie grave, souvent fatale et funeste par ses suites, même lorsqu'elle n'est pas mortelle; une maladie qui cause d'horribles difformités, des mutilations déplorables, et dont personne ne peut se dire exempt, s'il n'en a pas été frappé : la variole, en un mot. C'est là, en effet, le seul avantage réel de la vaccine, et l'on doit peu compter sur ses bons effets contre les scrophules, l'ophthalmie chronique, etc.

Cet effet principal, constaté par une multitude d'expériences, a été remis en doute par suite d'observations récentes et assez nombreuses. La vaccine, en effet, paraît avoir une grande analogie, une sorte d'identité avec la variole; et de même qu'un variolé peut, dans quelques cas rares, être repris de la variole (de Haën, etc.), de même un vacciné peut être pris de la petite-vérole; mais ce cas n'arrivera peut-être qu'une fois sur cinq cents. Telle est à peu près l'opinion même des médecins d'Edimbourg, qui les premiers ont révoqué en doute l'efficacité constante de la vaccine. Ajoutons qu'on a remarqué que les varioles développées chez des sujets vaccinés ont été fort bénignes et souvent même douteuses et fort voisines de la varicelle (varioloïde). Dans l'épidémie de Marseille (1828), la variole faisait périr un individu sur cinq, et la varioloïde un sur cent.

Peut-être d'ailleurs, au bout de plusieurs années, l'influence préservative de la vaccine cesse-t-elle, et a-t-elle besoin d'être renouvelée (*Essai sur la nat. de la fièvre*, etc., tom. II, pag. 255). J'ai vacciné quelques personnes déjà vaccinées une douzaine d'années auparavant, et sur deux j'ai obtenu une nouvelle éruption vaccinale. Chez plusieurs autres, il n'en est résulté que de la fausse vaccine, comme cela a lieu chez les individus variolés antérieurement.

On a quelquefois tiré des conclusions défavorables de faits mal observés, et qu'il est bon de rappeler pour faire éviter de nouvelles erreurs.

1° La vaccine ne détermine dans l'économie le changement constitutionnel propre à rendre impuissant le virus variolique, qu'après l'époque de la fièvre de résorption : donc, si la variole attaque un individu vacciné nouvellement, si son incubation commence avant que la fièvre vaccinale soit terminée, il est évident qu'elle continuera ses progrès ; les deux maladies se fondront alors, et, comme nous l'avons observé nous-même, les boutons vaccins prendront un accroissement considérable en largeur, s'entoureront d'une foule de pustules varioliques et ne se dessécheront qu'avec elles. On a donc eu tort d'objecter de semblables faits à la certitude de l'efficacité de la vaccine.

2° La fausse vaccine prise pour vraie a pu faire attaquer à faux encore cette efficacité : nous avons donné plus haut les signes distinctifs qui pourront faire éviter cette erreur.

3° Les individus déjà variolés, comme les vaccinés, ne sont pas moins exposés que ceux qui n'ont éprouvé ni l'une ni l'autre de ces éruptions, à la *varicelle* ou petite-vérole volante. La varicelle paraît généralement dans des épidémies de variole. Elle est quelquefois contagieuse ; mais le plus souvent elle ne peut se transmettre par inoculation, et paraît due à l'action affaiblie du virus variolique : action affaiblie 1° par une disposition naturelle (1), 2° par une variole ou une vaccination antérieure. La

(1) En pareil cas, le virus variolique produit quelquefois une fièvre sans éruption : c'est ce qu'on a nommé *variola sine variolis*.

varicelle ressemblera d'autant moins à la variole, que le virus aura moins de prise sur le malade; elle y ressemblera d'autant plus, qu'elle en aura davantage : aussi les effets d'une variole ou d'une vaccine déjà fort ancienne, peuvent-ils être tellement affaiblis par le changement de constitution qu'entraîne le changement d'âge, ou des maladies fébriles intermédiaires, que le virus variolique produira une éruption presque pareille à la petite-vérole (varioloïde), ou une toute pareille, mais plus bénigne, comme nous l'avons dit (1). Il serait donc bon de revacciner de dix en dix ans, par exemple, les sujets qu'on voudrait préserver avec certitude.

Voici, du reste, un court parallèle de la variole et de la varicelle, qui aidera à éviter l'erreur dont il a été question tout à l'heure.

La *variole* commence par trois à quatre jours de fièvre; l'éruption est à peu près simultanée pour toutes les pustules (à la face d'abord, aux pieds en dernier lieu); sa marche est régulière. D'abord petites, rouges, ombiliquées ou déprimées au centre, ce n'est que trois à quatre jours après leur éruption que les pustules commencent à contenir du pus; elles sont d'une forme semblable, d'une grosseur égale, suppurent en produisant un nouveau mouvement fébrile, puis se dessèchent dans l'ordre de leur apparition. Enfin, la chute des croûtes laisse des cicatrices déprimées.

La *varicelle* paraît quelquefois sans fièvre ou après un jour de fièvre; les boutons se développent irrégulièrement, et contiennent du pus dès leur première apparition. Pendant que les uns se dessèchent, on en voit d'autres qui ne font que de naître; et en tout, la durée en est fort courte. Les uns sont grands, hémisphériques, mais non ombiliqués; les autres petits comme une tête d'épingle,

____

(1) Sur des individus presque inattaquables, le virus variolique produit quelquefois des pustules isolées aux joues ou aux mains (garde-malades).

quoique en pleine suppuration ; la peau qui les entoure est peu rouge, jamais tuméfiée. La varicelle n'est jamais confluente et ne développe jamais, comme la variole, des pustules sur la membrane muqueuse de la bouche, des yeux, etc. : elle ne laisse point de cicatrice durable. On a donné, comme caractère de la varicelle, la nullité de la contagion ; cependant elle semble parfois contagieuse, et quelques varioles très-bénignes (varioloïdes) semblent parfois ne point l'être. Du reste, la *varioloïde* elle-même ne diffère de la variole que par l'absence de la fièvre de suppuration et la promptitude du desséchement.

FIN.

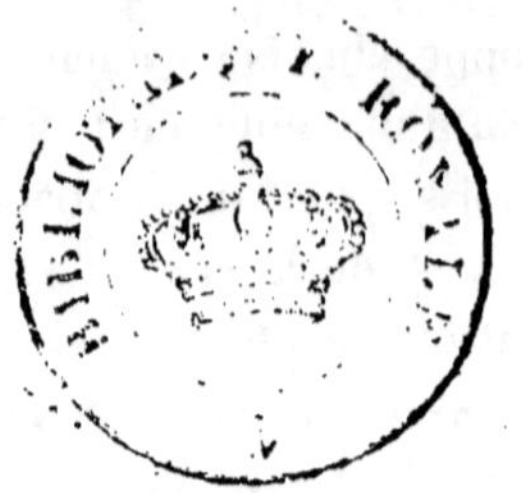

EXPLICATION DES FIGURES.

—

—

Figure 1ʳᵉ. Bassin de femme vu de face, la femme supposée debout. A, sacrum percé de huit trous, surmonté de sa facette et de ses apophyses articulaires. C, détroit supérieur ou ligne de séparation entre le grand bassin B et l'excavation pelvienne DEF, dont les parties latérales appartiennent aux os coxaux BCF. EDF, région ischio-pubienne offrant les trous sous-pubiens fermés par leur ligament D, les cavités cotyloïdes E, les tubérosités sciatiques F, et entre elles l'arcade pubienne G.

Fig. 2. Bassin d'homme vu de même. Détroit supérieur plus étroit, région ischio-pubienne plus haute, arcade pubienne plus étroite, trous sous-pubiens ovales, etc.

Fig. 3. Coupe verticale d'un bassin de femme vu de profil, avec son inclinaison naturelle, le sujet étant debout. On y voit la coupe des apophyses épineuses du sacrum A, le canal sacré B, le corps des vertèbres sacrées et coccygiennes C, la grande échancrure sciatique D, l'épine sciatique et le petit ligament sacro-sciatique qui s'y attache E, l'ischion et l'attache du grand ligament sacro-sciatique F, l'union du pubis et de l'ischion G, le trou sous-pubien H, la facette articulaire du pubis I, l'union des trois pièces de l'os coxal J, le détroit supérieur K, la fosse iliaque interne L.

Fig. 4. Même figure. AC, axe du corps. DS, plan du détroit supérieur. DI, plan vulvaire du détroit inférieur. SI, ligne courbe représentant en haut l'axe du détroit supérieur, en bas celui du plan vulvaire, et au milieu l'axe courbe de l'excavation. P, partie postérieure du détroit inférieur fermée dans l'état frais par des parties molles (plan coccy-périnéal).

Fig. 5. Représentation idéale de la portion du cylindre courbe que constitue l'excavation pelvienne.

Fig. 6. Contour du détroit supérieur S, mis en parallèle avec celui de l'inférieur I, dans leur situation respective.

Fig. 7. Coupe verticale du bassin et des organes génitaux d'une femme déjà mère. AA, la peau et le tissu cellulaire sous-cutané. B, aponévrose des muscles abdominaux. CC, péritoine. D, épiploon. E, intestin grêle. F, colon iliaque. G, fin de la veine-cave inférieure avec la coupe de la veine et de l'artère iliaques primitives droites. H, corps des deux dernières vertèbres lombaires suivies du sacrum et du coccyx. I, canal vertébral avec les nerfs sacrés. J, apophyses épineuses des vertèbres et du sacrum avec les parties molles intermédiaires et l'aponévrose qui les couvre. K, ombilic. L, mont-de-Vénus. M, vessie et urètre. N, facette articulaire du pubis. O, corps du clitoris replié devant le pubis. P, nymphe bifurquée vers le clitoris pour en former le prépuce. Q, grande lèvre. R, caroncules myrtiformes au-dessus desquelles est le vagin, et plus haut encore, la matrice. S, périnée. T, anus, et au-dessus, la partie inférieure du rectum. U, espace coccy-périnéal fermant la partie postérieure du détroit inférieur (*fig.* 4, P). V, la trompe et l'ovaire dégagés, par la dissection, du ligament large, et posés sur la partie supérieure du rectum.

Fig. 8. Coupe de la matrice d'une vierge adulte vue de face, *demi-grandeur naturelle.* A, corps. B, orifices des trompes. C, col et orifice cervico-utérin. D, vagin (d'après Rœderer).

Fig. 9. Ovaire, *demi-grandeur naturelle,* fendu en deux, les lambeaux écartés; on y voit les vésicules dites de De Graaf et un *corps jaune* déjà ancien (Hunter).

Fig. 10. Partie de la face interne de l'utérus vis-à-vis de l'insertion du placenta. A, orifice d'un sinus utérin. B, une artère utéro-placentale (Hunter).

Fig. 11. Ovules de chienne, *grosseur naturelle,* trouvés dans les trompes, au huitième jour après la conception (Prévost et Dumas).

Fig. 12. Œuf du même animal, *grandeur naturelle; fig.* 12 *bis, grossi* cinq fois en diamètre. A, cicatricule. B, filament nerveux, rudiment de la moelle épinière ? (Prévost et Dumas.)

Fig. 13. Animalcules spermatiques du chien, *grossis mille fois* (Prévost et Dumas).

Fig. 14. Coupe idéale de l'œuf et de l'embryon humain, vers le deuxième mois de la gestation, pour donner une idée de la superposition de ses enveloppes. A, lame extérieure de l'épichorion, continue à la membrane pulpeuse A'A' du placenta CC. B, lame interne de l'épichorion, laissant entre elle et la précédente un espace ou sinus triangulaire au bord du placenta. D, chorion. E, vésicule ombilicale. F, amnios. DF, cavité intermédiaire à l'amnios et au chorion; allantoïde. G, embryon. H, ventricule du cœur. I, aorte. J, oreillette. K, veine ombilicale. L, estomac. M, rectum. N, vessie. O, ouraque. P, artère ombilicale. Q, canal vitellin.

Fig. 15. OEuf et embryon humain de six semaines environ (Hunter); l'œuf est ouvert et dépourvu d'épichorion, *grandeur naturelle*. A, tomentum vasculaire du chorion, rudiments du placenta. B, lambeau de l'amnios. C, vésicule ombilicale. D, cordon renfermant des circonvolutions d'intestin grêle.

Fig. 16. Organes circulatoires du fœtus, *de grandeur naturelle*, parcourus par un courant idéal représentant la marche du sang. Le cœur est vu de profil et en situation naturelle; il est censé ouvert du côté droit; le jet du sang dans les cavités gauches est représenté par un simple trait pointillé, comme étant caché par la cloison des ventricules et des oreillettes.

En partant du point VO, terminaison du cordon ombilical, on suit le courant dans la veine ombilicale, puis dans le canal veineux CV. Il se réunit à celui de la veine cave *inférieure* CI, soit directement, soit indirectement à travers les anastomoses de la veine porte avec les veines hépatiques PH. Le jet commun pénètre ensuite dans la fosse F et le trou B de Botal; il traverse les cavités gauches du cœur, marche dans l'aorte *ascendante* AA et se distribue, par les quatre artères céphaliques et brachiales, à la tête et aux membres supérieurs, d'où il revient, par la veine cave *supérieure* CS, dans l'oreillette droite O et le ventricule droit du cœur C. De-là, il monte dans l'artère pulmonaire AP qui croise l'aorte ascendante, et se jette, par le canal artériel CA, dans l'aorte *descendante* AD. Celle-ci en donne une partie aux viscères abdominaux et aux membres inférieurs, d'où elle revient par la veine cave inférieure; le reste passe par les artères ombilicales A0, pour aller se vivifier dans le placenta , et reprendre , avec de nouveau sang, le chemin de la veine ombilicale.

Fig. 17. Coupe de l'utérus vu par derrière ; il est développé par une grossesse de cinq mois, et entouré de ses annexes (Hunter). A , lig. larges. B , lig. ronds. C , trompes et ovaires ; sur l'un de ceux-ci est la trace d'un corps jaune. D, cavité du col encore libre. E, portion du vagin avec ses rides, le méat urinaire, le clitoris F et les nymphes G. On y voit aussi la face fœtale du placenta H encore adhérent, entouré de ses membranes et muni d'une portion de son cordon ombilical I.

Fig. 18. Face utérine d'un placenta à terme , ses cotylédons, ses sillons, ses trois membranes et son cordon ombilical (Bidloo).

Fig. 19. Tête sèche d'un fœtus à terme vue de profil. A, occipital. B , pariétal. C , frontal. D, fontanelle mastoïdienne. E , temporal. F, mâchoire inférieure. G, éminence nasale.

Fig. 20. Figure idéale représentant le conoïde constitué par la tête du fœtus , et dont la face forme la base.

Fig. 21. Ovale sup. de la tête.

Fig. 22. Coupe de l'utérus A distendu, vu de face (*fig. de* Hunter). B , portion des membranes repliées sur la tranche de la matrice. C , cordon ombilical coupé et lié. DD, lambeaux des parois abdominales. EE, cuisses. F, périnée et moitié postérieure de la vulve (la moitié antérieure est enlevée, ainsi que les pubis dont on voit la coupe en GG). HH , vaisseaux cruraux.

Fig. 23. Le même enfant dont la tête est mise en rapport avec le bassin sec et coupé par-devant. Le forceps est appliqué d'un côté du front à la région mastoïdienne opposée. Cet instrument est vu de face , géométriquement et dans des proportions exactes (un quart).

Fig. 24. Première position du vertex , *premier temps*. La tête se fléchit et l'occiput descend le premier. Coupe verticale (la mère vue de profil) du bassin, de l'utérus et des autres parties molles changées par la grossesse (comparez la *fig.* 7) et par un commencement de travail. A , le haut du vagin, l'orifice utérin et la poche des eaux. BB, eaux de l'amnios qui entourent l'enfant. C, vessie repoussée au-dessus des pubis.

Fig. 25. Le même enfant en rapport avec le bassin sec. Forceps appliqué sur les côtés de la tête. Cet instrument est vu de trois quarts du côté de son bord convexe. Une flèche droite, n° 1, indique qu'il doit être tiré d'abord dans la direction de l'axe du détroit supérieur qu'il occupe; une flèche courbe, n° 2, indique la rotation qui devra ensuite ramener le bord convexe directement vers le sacrum; une autre flèche, n° 3, indique que l'instrument devra être enfin amené dans la direction de l'axe du plan vulvaire, comme il l'est dans la figure suivante.

Fig. 26. Première et deuxième positions du vertex, *deuxième temps.* Bassin de profil; arcade pubienne occupée en partie par l'occiput; orifice utérin franchi; vessie comprimée; rectum aplati; organes génitaux externes un peu distendus. Forceps appliqué sur les côtés de la tête, et son bord convexe vers le sacrum; il est vu exactement de profil.

Le *troisième temps* est figuré par le trait ponctué de la tête, dont l'occiput se renverse au-devant des pubis. Le périnée et l'anus sont figurés de même. Une flèche indique la marche des crochets du forceps, pour produire ce troisième temps.

Fig. 27. Deuxième temps des troisième et quatrième positions : le front commence à remonter derrière les pubis.

Fig. 28. Première position de l'extrémité pelvienne, *premier temps.* Le crochet mousse du forceps est appliqué sur l'aine qui est en avant, pour agir selon l'axe du détroit supérieur.

Fig. 29. Mêmes objets, *deuxième temps.* Crochet sur l'aine qui est en arrière, pour agir selon l'axe du détroit inférieur. Les fesses avancent; les membres inférieurs se déploient devant le tronc; un bras s'élève près de la tête; l'autre est retenu en place par la matrice (d'après Smellie).

Fig. 30. Manière de tourner en arrière la face vicieusement dirigée en avant, lorsque le tronc est sorti (*fig.* d'après Mᵐᵉ Boivin).

Fig. 31. Manière dont la tête sort la dernière, la face vers le sacrum. Occiput déjà relevé au-dessus des pubis. Forceps appliqué pour produire cet effet. Une flèche indique comment ses crochets doivent marcher pour dégager la face.

Fig. 32. Bassin vu de face et ouvert. Deuxième position franche et primitive de la face, *premier temps.* Forceps appliqué sur les côtés de la tête. Une flèche indique qu'il doit d'abord être tiré selon son axe, puis relevé de gauche en avant.

Fig. 33. Bassin vu de profil. *Deuxième temps* des positions de la face ; menton dans l'arcade pubienne. Forceps placé sur les côtés de la tête et du bassin. Une flèche indique la marche ultérieure des crochets, pour produire le *troisième temps*. Ce troisième temps est indiqué par le trait ponctué de la tête.

Fig. 34. Attitude du fœtus présentant l'épaule gauche en première position avec sortie du bras (d'après Smellie).

Fig. 35. Détroit supérieur réniforme et rétréci.

Fig. 36. Détroit bilobé.

Fig. 37. Détroit triangulaire.

Fig. 38. Détroit trapézoïde.

Fig. 39. Détroit ovalaire.

Fig. 40. Détroit trilobé (1).

Fig. 41. Compas d'épaisseur.

Fig. 42. Spéculum brisé de Mme Boivin.

Fig. 43. Levier modifié.

Fig. 44. Crochet aigu.

Fig. 45. Térébellum, ou nouveau crâniotome.

Fig. 46. Crâniotome de Levret.

FIN DE L'EXPLICATION DES FIGURES.

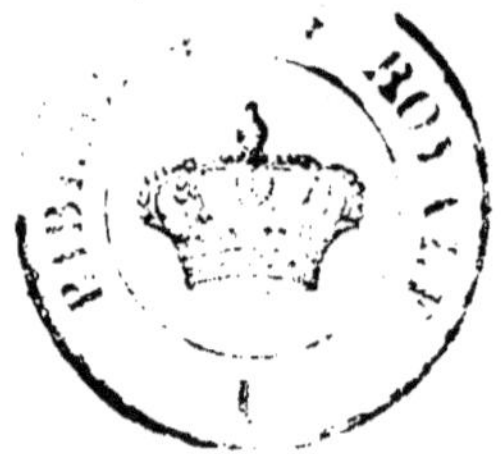

(1) Les *figures* 35 à 40 ont été calquées à l'envers ; ce qui est à droite dans le dessin est à gauche sur l'objet même.

TABLE ANALYTIQUE

DES MATIÈRES.

PREMIÈRE PARTIE.

ANATOMIQUE.

DEUXIÈME PARTIE.

PHYSIOLOGIQUE.

SECTION PREMIÈRE.

NUBILITÉ.

SECTION DEUXIÈME.

GROSSESSE.

SECTION TROISIÈME.

ACCOUCHEMENT.

SECTION QUATRIÈME.

LACTATION.

TROISIÈME PARTIE.

HYGIÉNIQUE.

SECTION PREMIÈRE.

SOINS RELATIFS A LA NUBILITÉ.

SECTION DEUXIÈME.

SOINS RELATIFS A LA CONCEPTION ET A LA GROSSESSE.

SECTION TROISIÈME.

SOINS RELATIFS A L'ACCOUCHEMENT.

SECTION QUATRIÈME.

SOINS RELATIFS A LA LACTATION.

QUATRIÈME PARTIE.

PATHOLOGIE DE LA FEMME.

SECTION PREMIÈRE.

NUBILITÉ.

SECTION DEUXIÈME.

CONCEPTION ET GROSSESSE.

SECTION TROISIÈME.

PARTURITION MORBIDE.

CINQUIÈME PARTIE.

PATHOLOGIE DU NOUVEAU-NÉ.

SECTION PREMIÈRE.

LÉSIONS DE CONTINUITÉ.

APPENDICE

FIN DE LA TABLE.

M. Risueno-d'Amador, professeur à la Faculté de médecine de Montpellier. Montpellier 1838, in-8. avec tableaux...   F. 3 50

GOLFIN. De l'occasion ou de l'opportunité en matière de thérapeutique. Montpellier 1839, in-8...................... 1 25

JOLY. La géologie et la minéralogie considérées dans leurs rapports avec la théologie naturelle ; abrégé et traduit de l'anglais du Rev. W. Buckland , 2e édit. revue et augmentée. Montpellier 1838, in-8. br........................... 2 50

JOLY. Histoire d'un petit crustacé (*artemia salina* , Leach) auquel on a faussement attribué la coloration en rouge des marais salins méditerranéens , suivis des recherches sur la cause réelle de cette coloration. Montpellier 1840, in-4. br.......... 2 50

JOLY. Observations générales sur les plantes qui peuvent fournir des couleurs bleues à la teinture , suivies de recherches anatomiques, physiologiques et chimiques sur le *polygonum tinctorium*, et spécialement sur le *chrozophora tinctoria*, in-4. Montpellier 1840... 3

KUHNHOLTZ. Idée d'un cours de physiologie appliquée à la pathologie. Montpellier 1839, in-8. br................... 2 50

LESCELLIÈRE-LAFOSSE. Histoire de la cicatrisation, de ses modes de formation et des considérations pathologiques et thérapeutiques qui en découlent. Montpellier 1836, in-4. F. 2

LESCELLIÈRE-LAFOSSE. De l'étude des fluides normaux et anormaux au point de vue chirurgical. Montp. 1840, in-8o.. 2

LORDAT. Exposition de la doctrine médicale de Barthez , et mémoire sur la vie de ce médecin. Montp. 1818, in-8. br.. 5 50

MOQUIN-TANDON. Monographie de la famille des hirudinées, Montpellier 1827, in-4., fig. br..................... 9

MOQUIN-TANDON. Essai sur les dédoublements ou multiplications d'organes dans les végétaux. Montpellier 1827, in-4., fig. br.. 2 50

POUJOL. Essai de thérapeutique basée sur la méthode analytique, suivi d'une notice sur le choléra-morbus et les méthodes curatives, et d'un coup-d'œil sur l'emploi des anti-phlogistiques. Paris 1832, in-8. br................................. 6

PUJOL (Alexis). OEuvres diverses de médecine-pratique. 1801, 4 vol. in-8. br...................................... 10

RIBES. Fondements de la doctrine médicale de la vie universelle. Paris 1825, tom. i, in-8. br......................... 3 50

SAUVAGES (F.-B. de). Nosologie méthodique, distribution des maladies en classes, en genres et en espèces, suivant l'esprit de Sydenham et la méthode des botanistes, trad. du latin par Gouvion ; suivi de l'ouvrage du chevalier Van-Linné , intitulé *Genera morborum* , avec la traduction française à côté, 10 vol. in-12......... 20

SAUVAGES. OEuvres diverses, 2 vol. in-12................. 6

THOMAS. Essai historique et descriptif sur Montpellier, pour servir de guide dans cette ville et dans les environs. Montpellier 1836, in-8... 2 50

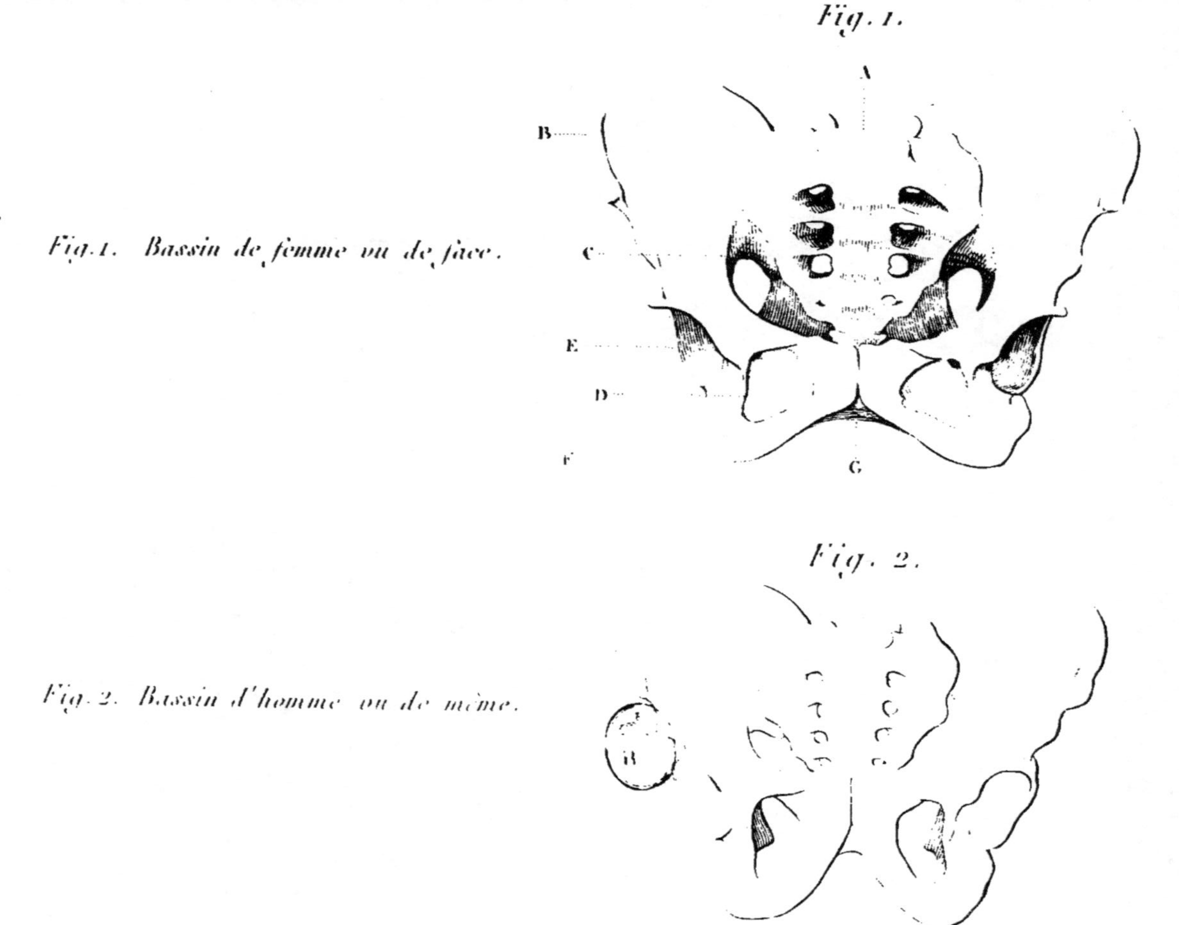

Fig. 1. Bassin de femme vu de face.

Fig. 2. Bassin d'homme vu de même.

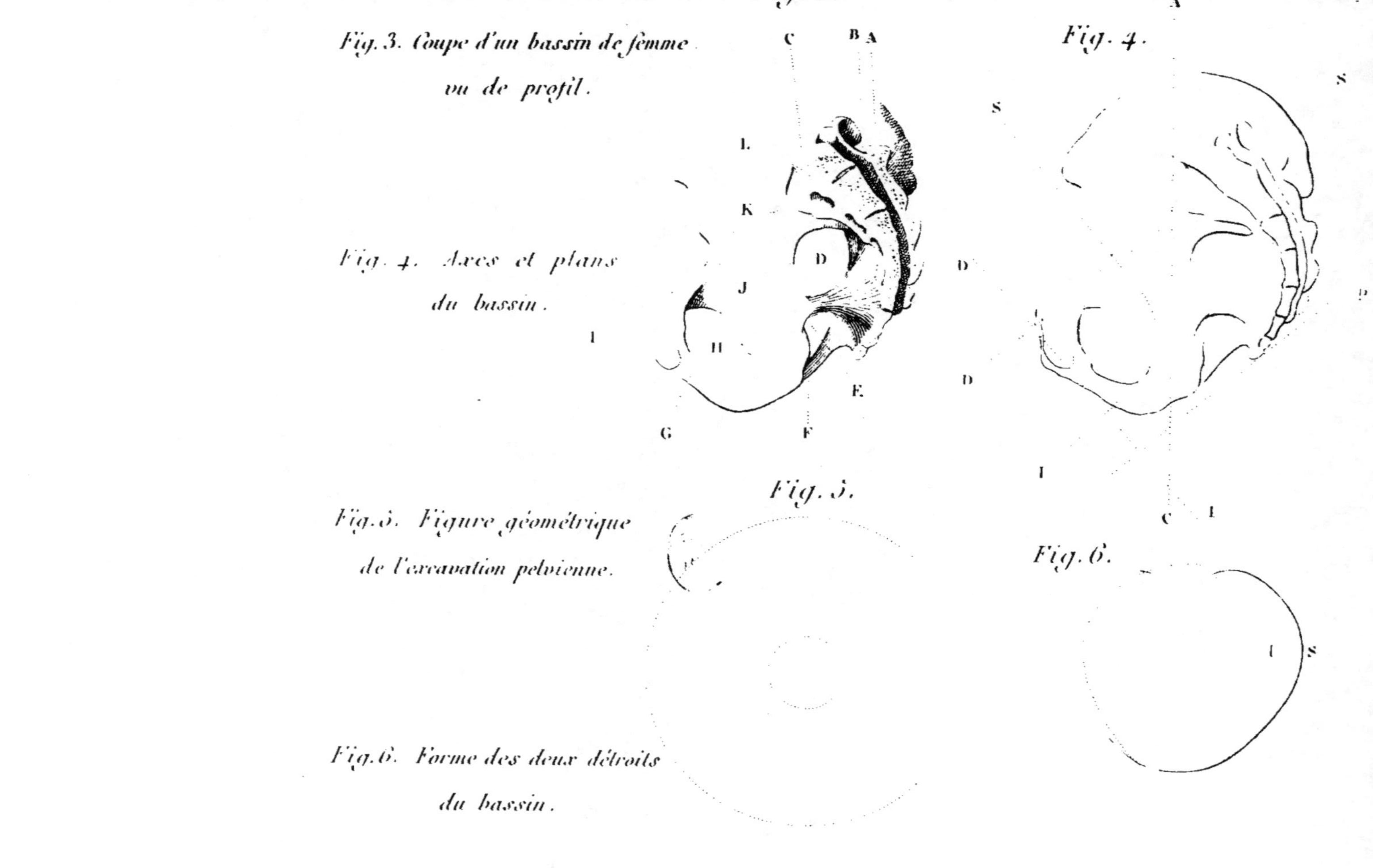

Fig. 3. Coupe d'un bassin de femme
vu de profil.

Fig. 4. Axes et plans
du bassin.

Fig. 5. Figure géométrique
de l'excavation pelvienne.

Fig. 6. Forme des deux détroits
du bassin.

A J I H G C F E D C B A
Fig. 7
K
L
M
N
O
P
Q
V
U
T
S

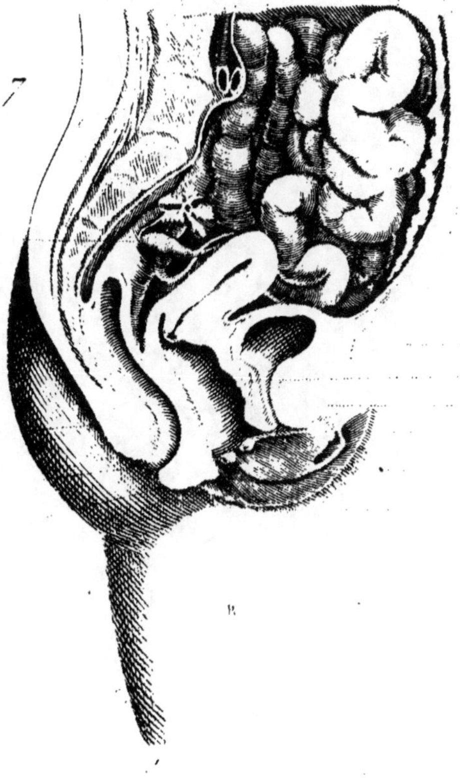

Fig.8. Coupe de l'utérus vu de face.

Fig.9. Ovaire fendu en deux.

Fig.10. Artère utéro-placentale.

Fig.11 Ovules de chienne.

Fig.12. id. plus avancé.

Fig.12 bis. id. très grossi.

Fig.13. Animalcules spermatiques.

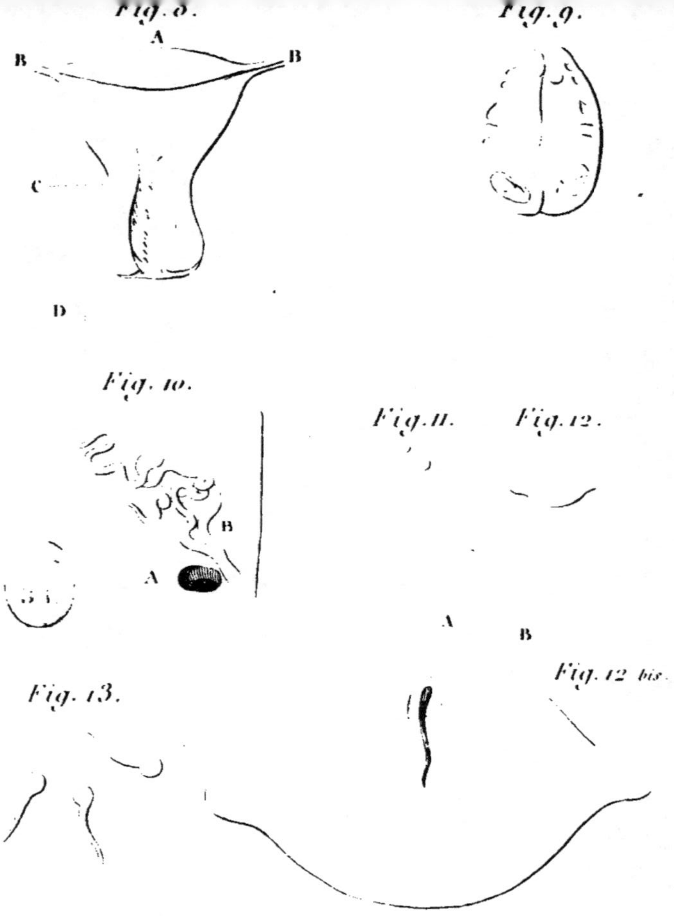

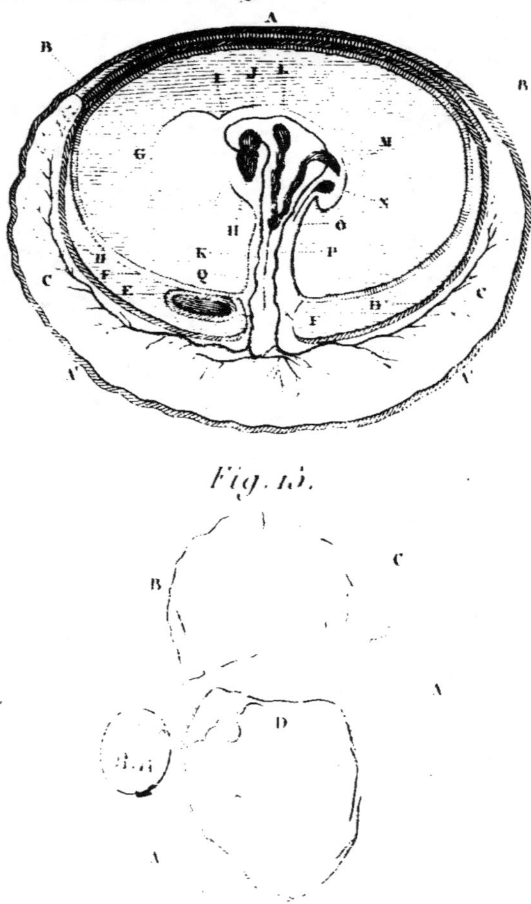

Fig. 14. Coupe idéale de l'œuf humain.

Fig. 15.

Fig. 15. Œuf et embryon.

Fig. 16.

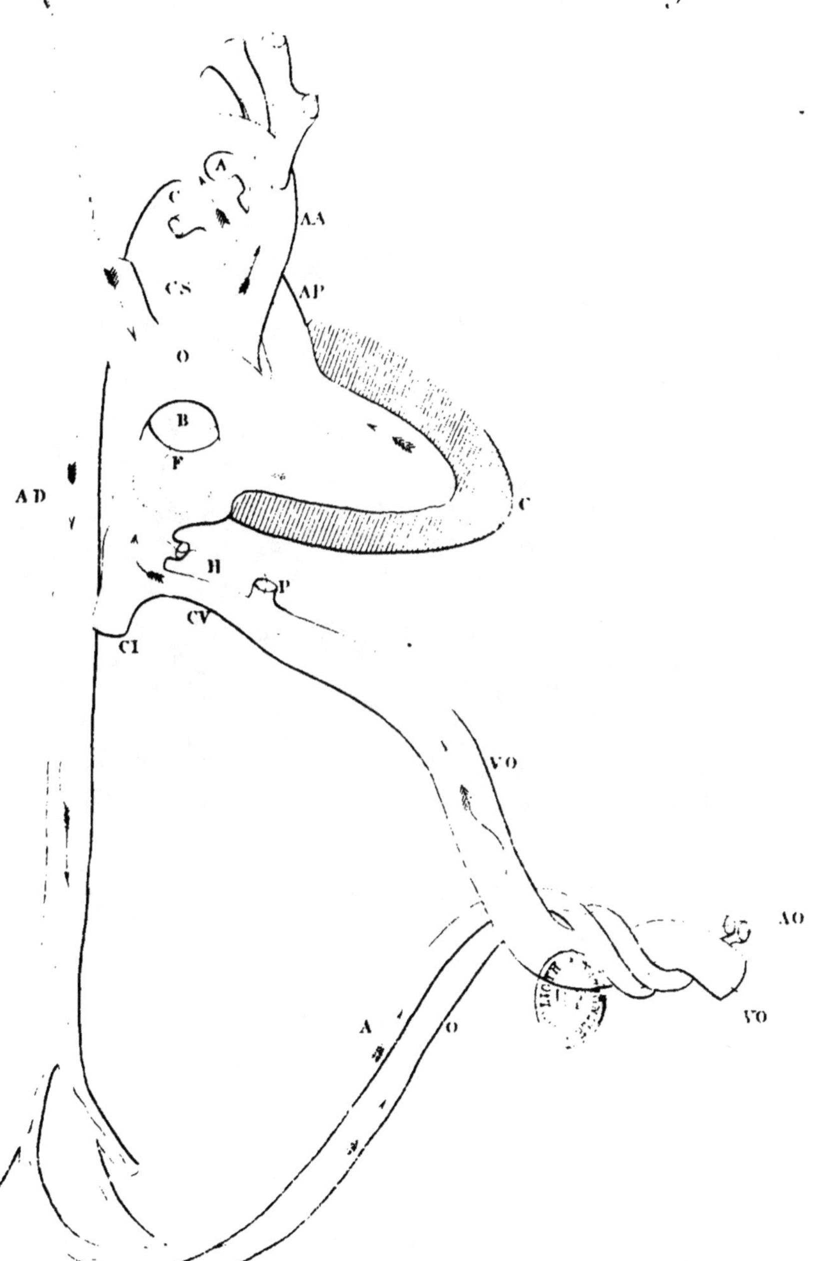

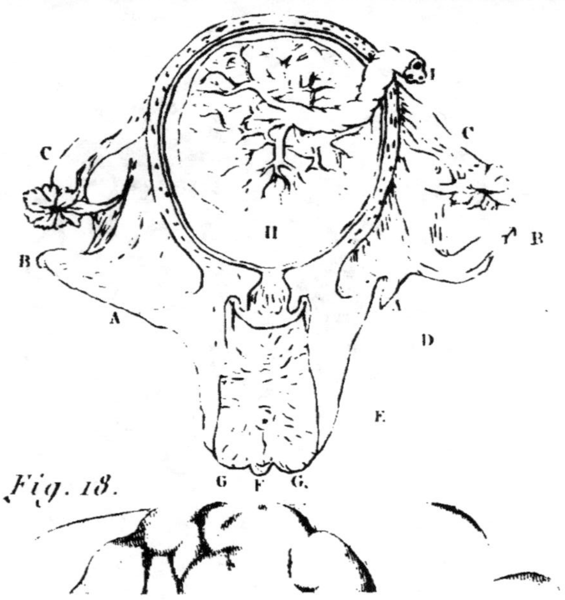

Fig. 17. Coupe de la matrice
à 6 mois de grossesse.

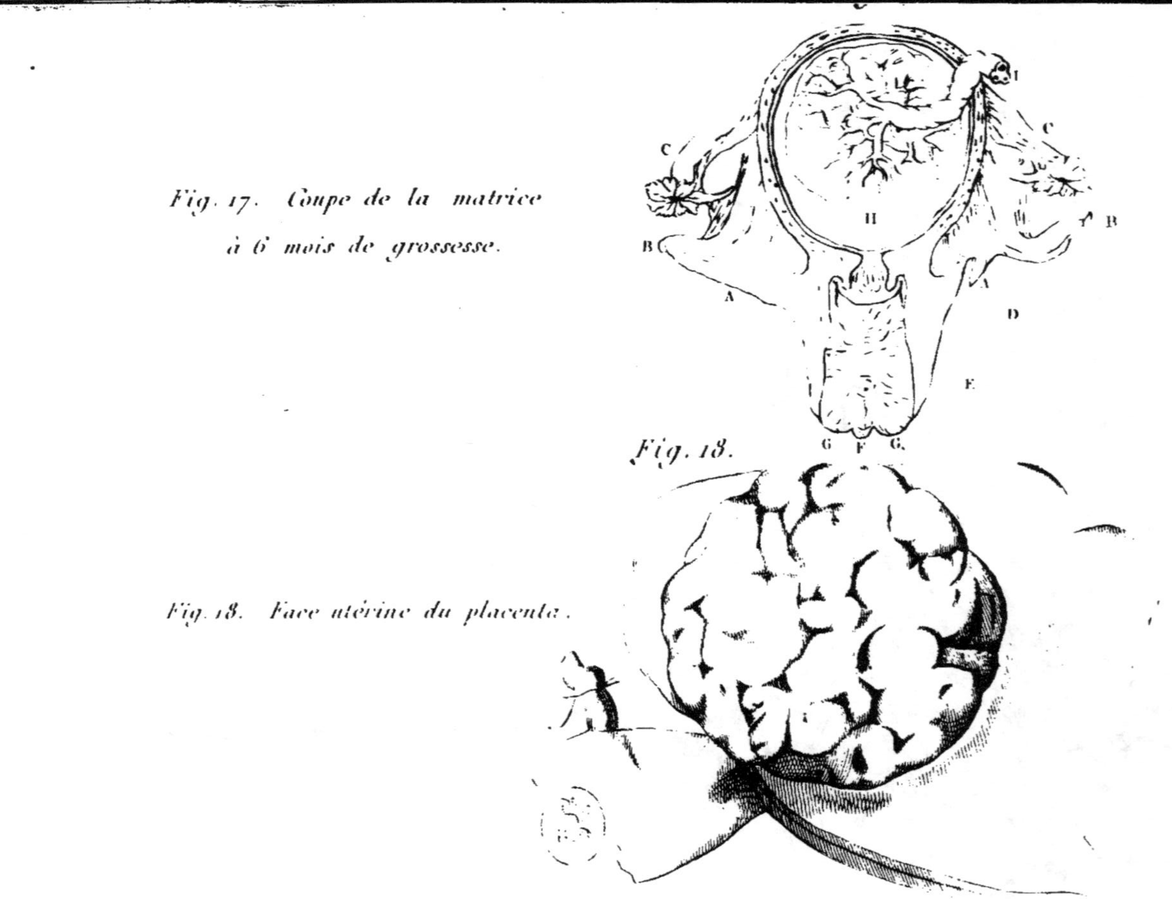

Fig. 17. Coupe de la matrice
à 6 mois de grossesse.

Fig. 18.

Fig. 18. Face utérine du placenta.

Fig. 19.

Fig. 20.

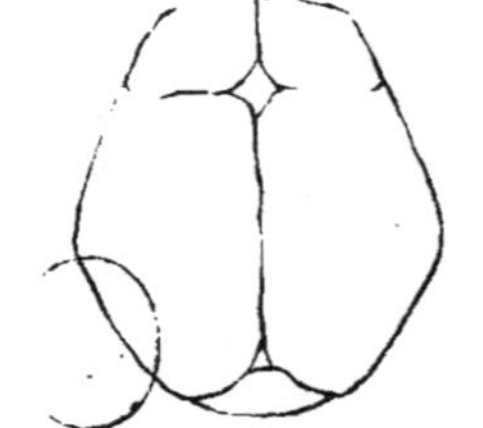

Fig. 19. Tête de fœtus
vue de profil.

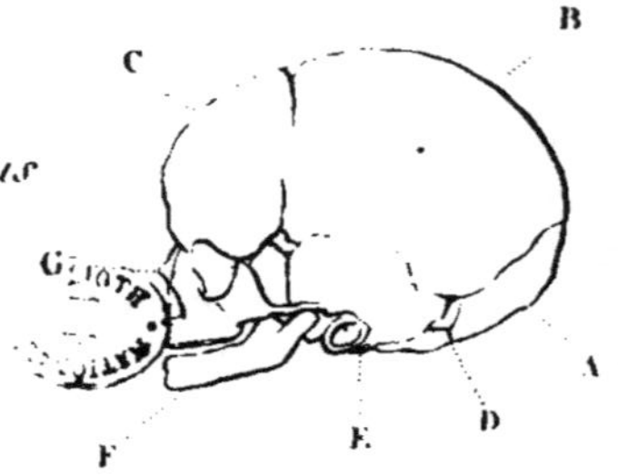

Fig. 20. Figure géométrique de la même.

Fig. 21.

Fig. 21. La même vue en dessus.

Fig. 22.

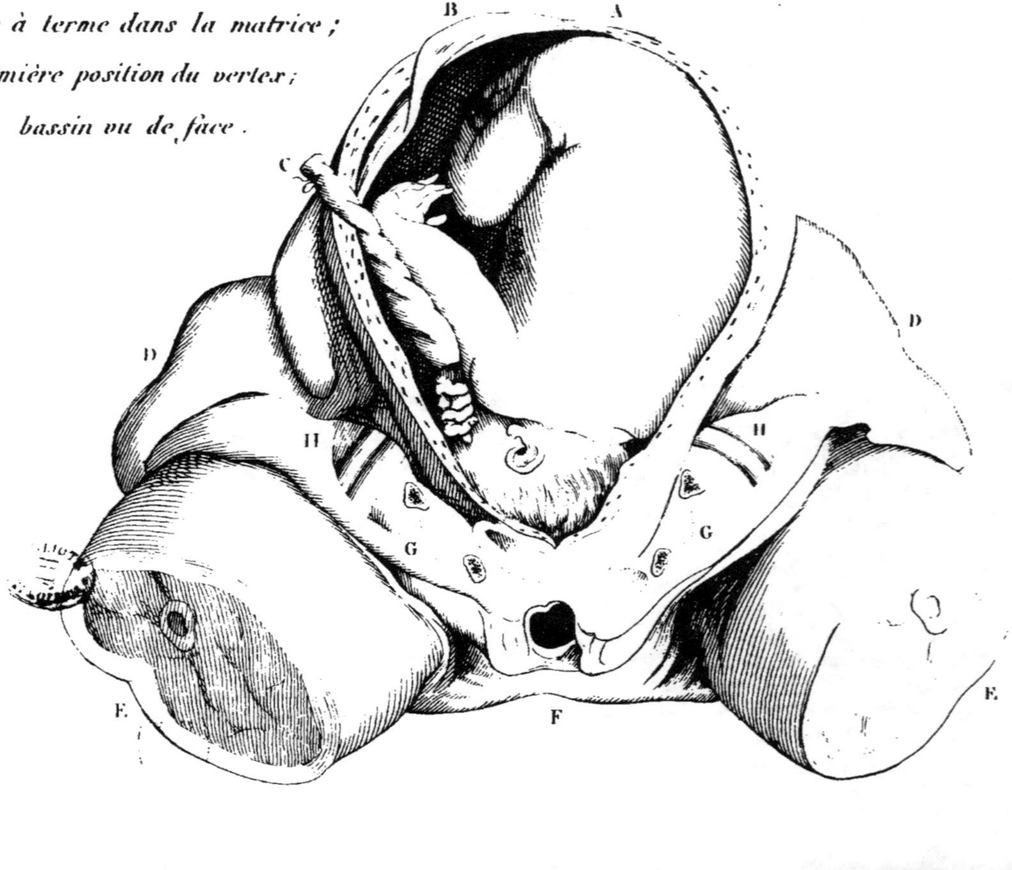

Fœtus à terme dans la matrice ;
première position du vertex ;
bassin vu de face.

Fig. 23.

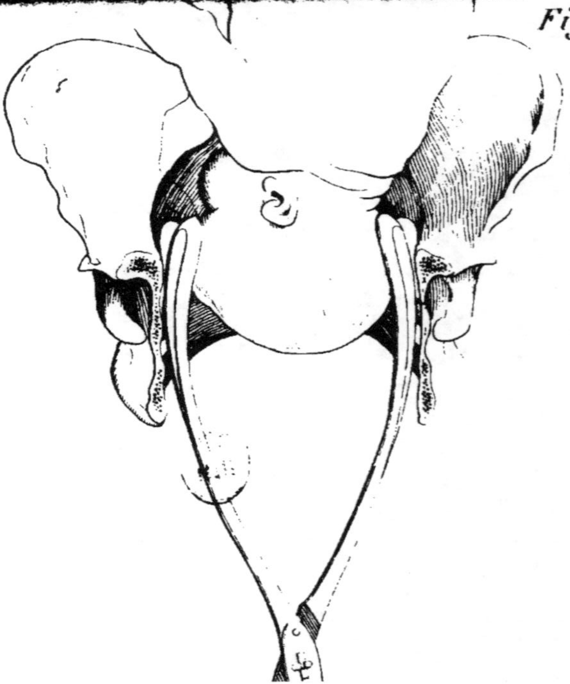

1ère position du vertex; bassin vu de face
application du forceps.

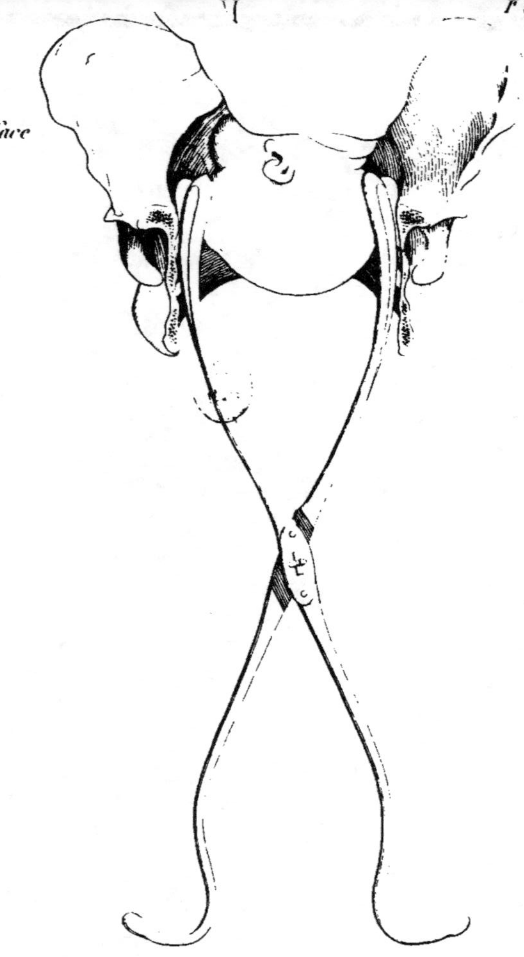

1ʳᵉ position du vertex; bassin vu de face

application du forceps.

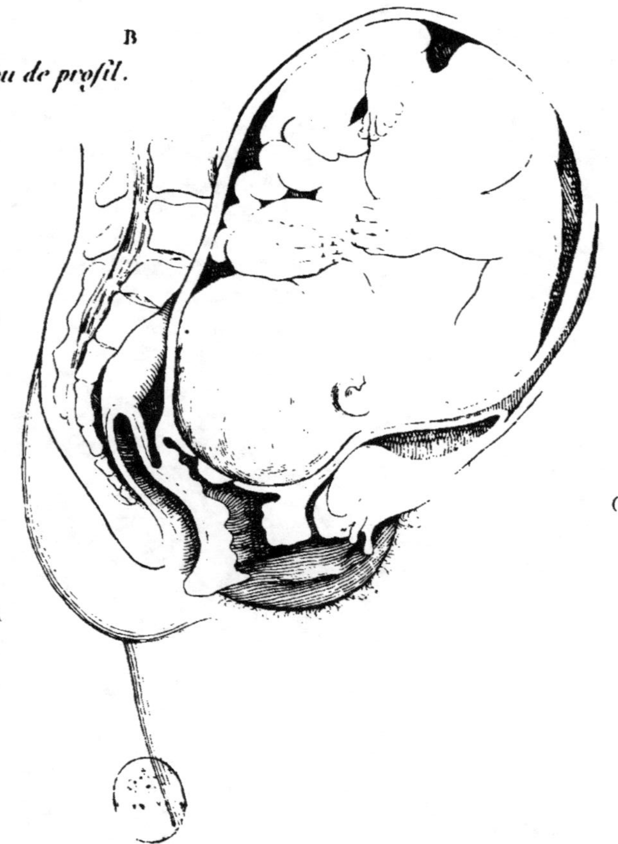

1ʳᵉ position du vertex, bassin vu de profil.

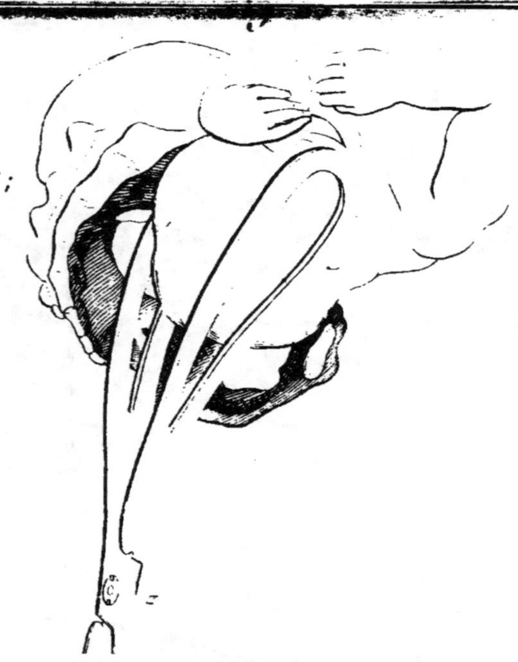

1re position du vertex, bassin vu de profil ;

application du forceps.

1re position du vertex, bassin vu de profil ;
application du forceps.

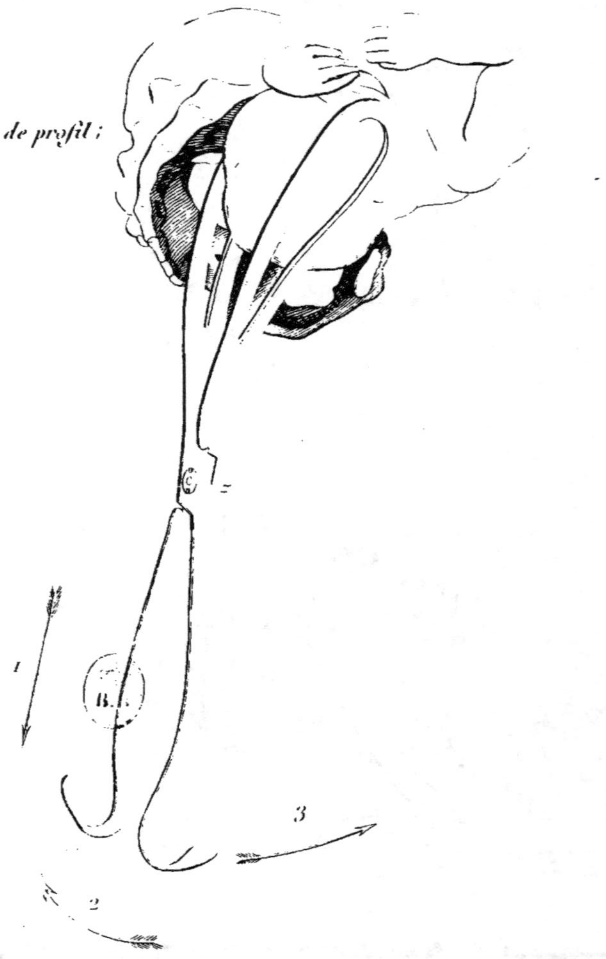

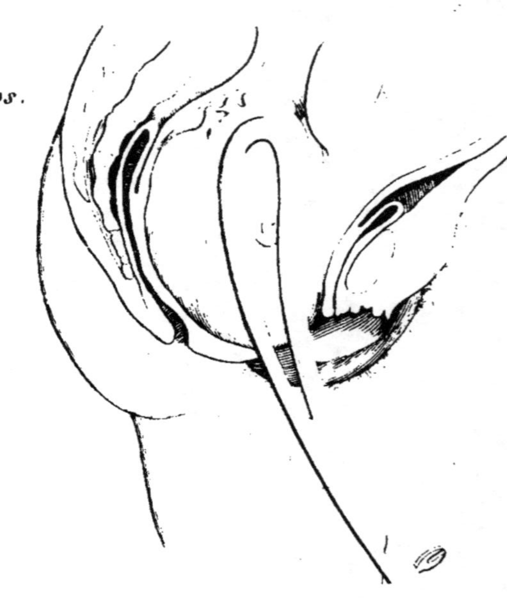

1res et 2^e positions du vertex, 2^e temps.

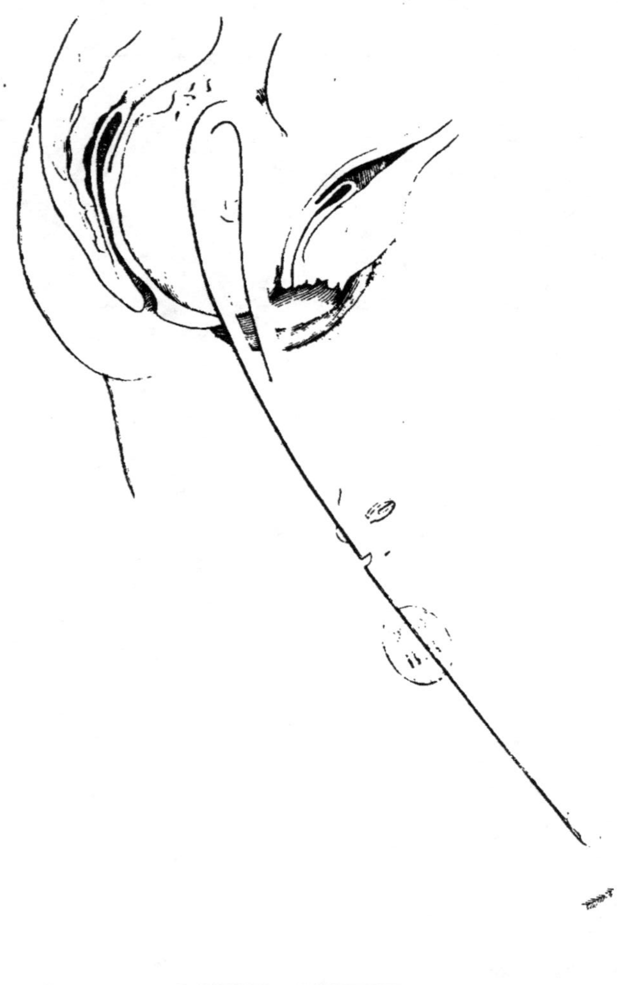

1re et 2e positions du vertex, 2e temps.

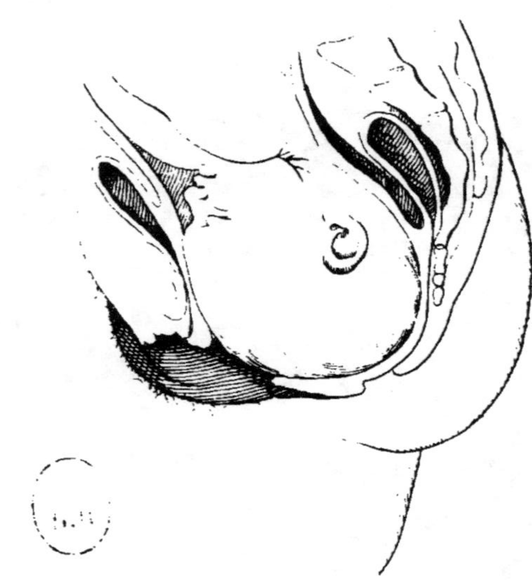

3ᵉ et 4ᵉ positions du vertex, 2ᵉ temps.   Fig. 27.

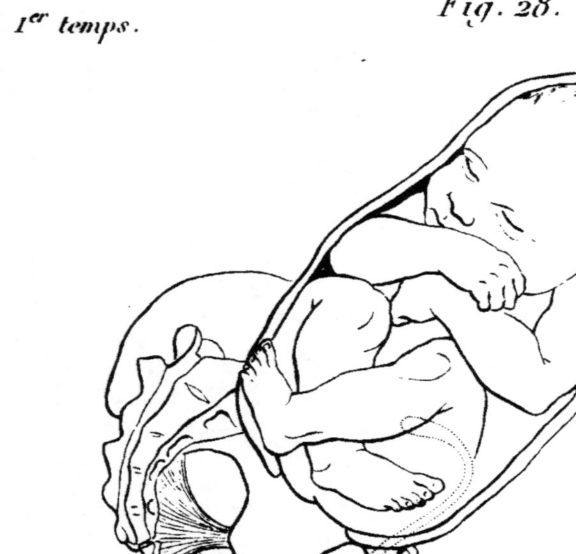

1re position du pelvis, 1er temps.

Fig. 28.

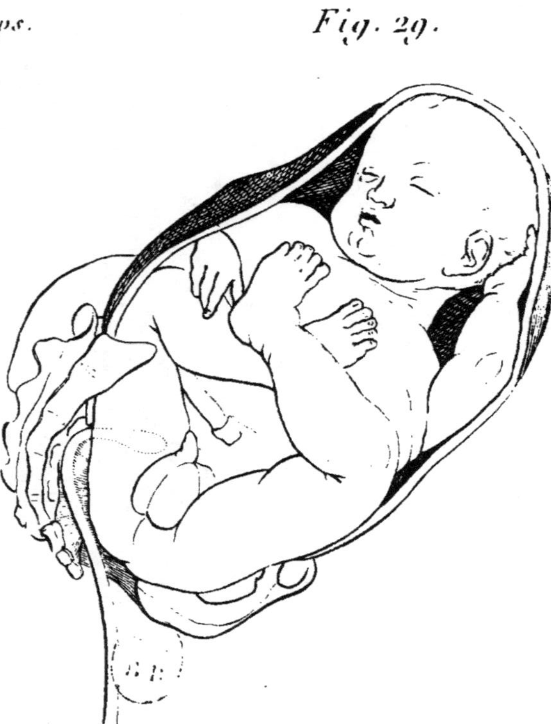

1re position du pelvis, 2e temps.　Fig. 29.

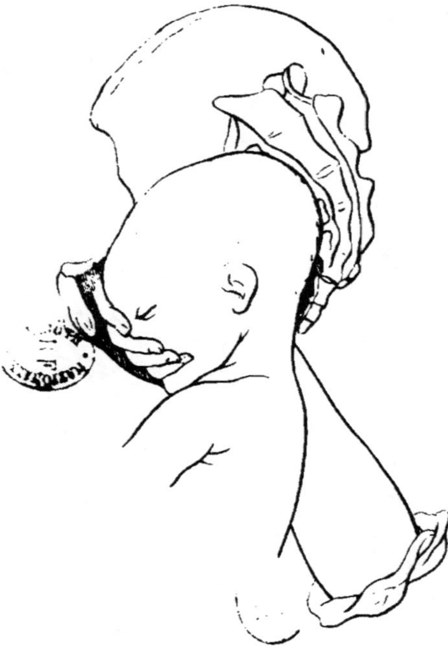

Fig. 30.

Manière de tourner la face en arrière.

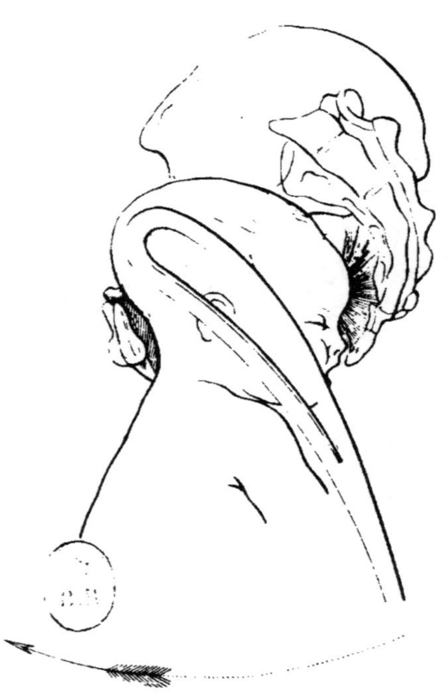

Fig. 31.

Sortie de la tête après le tronc.

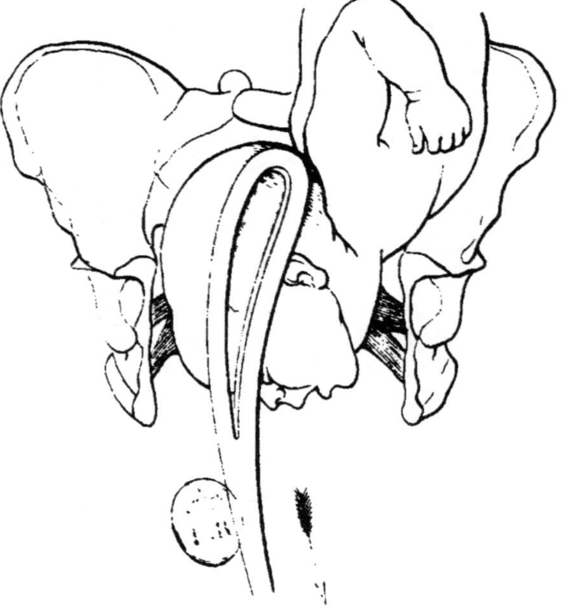

Fig. 32.

2ᵉ positionsde la face, 1ᵉʳ temps
bassin ouvert par devant.

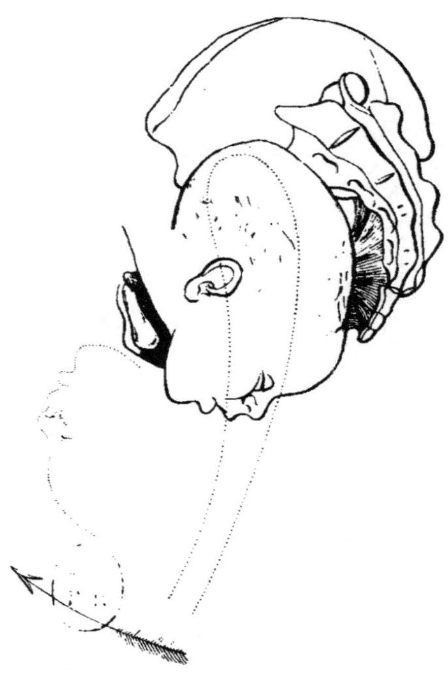

Fig. 33.

Positions de la face, 2ᵉ et 3ᵉ temps ;
bassin de profil.

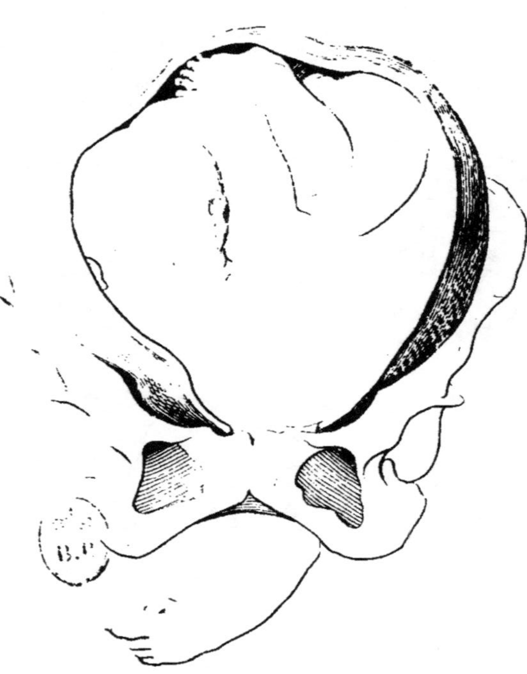

1ère position de l'epaule gauche.   Fig. 34.

*Détroits supérieurs
difformes.*

Fig. 36.

Fig. 35

Fig. 38.

Fig. 37.

Fig. 39.

Fig. 40.

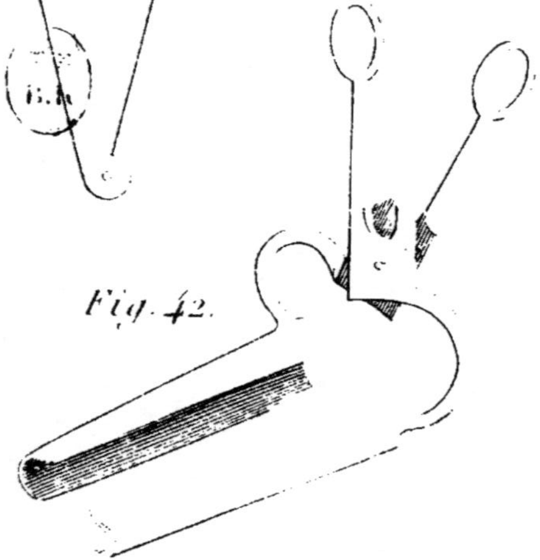

Fig. 41. Compas d'épaisseur.

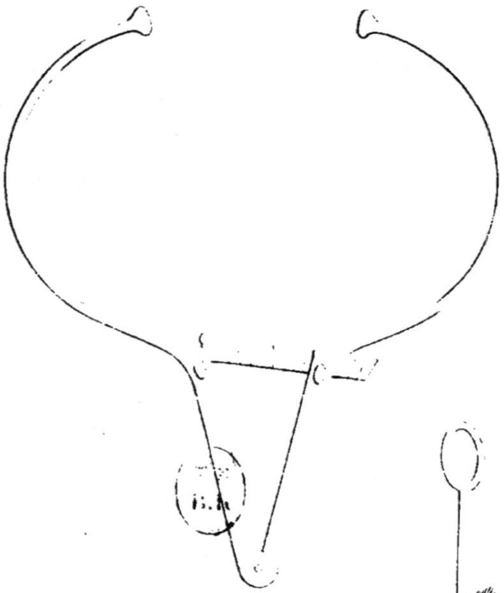

Fig. 42. Speculum.

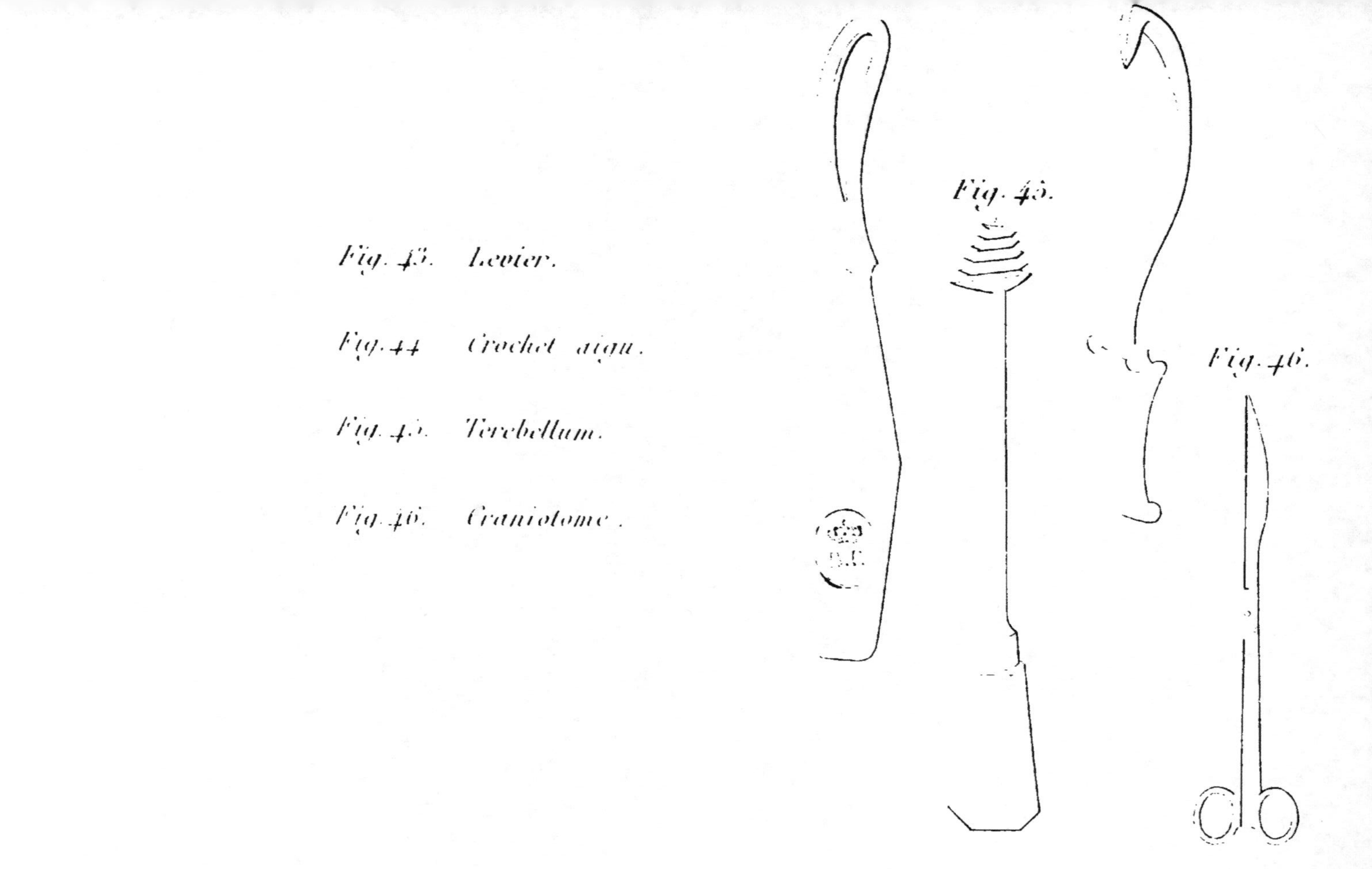

Fig. 43. Levier.

Fig. 44 Crochet aigu.

Fig. 45. Terebellum.

Fig. 46. Craniotome.